●全国大学生素质教育规划教材

人体的奥秘与保健

主　编　卢洪煊

副主编　黄　丽　王海斌　宋跃华

浙江大學出版社

全国大学生素质教育规划教材

《人体的奥秘与保健》

编委会成员

主　编　卢洪煊

副主编　黄　丽　王海斌　宋跃华

编　委　(以姓氏笔画为序)

王海斌　杭州师范大学医学院
应志国　宁波大学卫生职业技术学院
卢洪煊　杭州师范大学医学院
叶明泉　湖州师范学院医学院
宋跃华　绍兴文理学院医学院
余文富　衢州学院医学院
张巧玲　杭州师范大学医学院
张婧忻　杭州师范大学医学院
杨最素　浙江海洋学院医学院
倪金喜　杭州师范大学医学院
黄　丽　杭州师范大学医学院

前　言

21世纪两大科学领域仍有许多不解之迷,一是浩瀚的宇宙,二是人类自身。人类经过四个阶段的进化,出现在地球上已有400万年的历史。由于长期的进化发展,人体结构功能极其复杂,尤其是人脑高度发达,进而演化成为具有思想和语言几近"完美"的高级生物。本书共分两篇,第一篇为人体奥秘,以简洁的语言阐述、揭示正常人体基本的形态结构和生理功能。形态结构是指组成人体各系统、器官的位置、形态以及组成各器官的组织、细胞的微细结构。生理功能是指正常的生命活动规律和物质代谢的基本过程。本书还阐述人体的胚胎发生,以了解人体形态结构的发生和演变。第二篇为人体保健,包括生理保健、常见病防治和心理卫生等三部分。其目的是在了解正常人体基本结构功能的基础上,适当联系生活实际、"性"的知识及性病和其他临床疾病,以便了解常见疾病防治的基础知识,以及自我保健的常识,提高生活质量。

时代在发展,社会在变迁,心理问题逐渐突现。本书系统介绍了心理卫生常识、大学生心理特点以及各年龄段的心理卫生知识,意在提请人们引起重视,提高克服心理障碍的能力,以便健康愉快地学习、工作、生活,高质量地渡过自己的一生。该内容特请黄丽教授撰写完成。

随着社会的发展,人们对医学的企盼不仅只是认识和祛除躯体、心理疾患,更是提高对生存环境和社会环境的整体认识,增强自身保健意识,预防疾病发生,改善生理、心理活动,激发人体潜能,延缓衰老过程,以达到健康、长寿,并为社会多作贡献之目的。因此,人与自然,人与社会的关系,也被列为本书的内容。

作为校际选修课教材,本书始写于2000年,根据反馈的信息,已经三易其稿。为了满足越来越多的选修该课程的大学生的需要，我们在出版前，对该书作了较大的修改，并增加了心理学方面的基本知识。

本书适用于非医学类大学生选修之用，同样适用于社会上老、中、青各年龄人群阅读，以便为个体、家庭和社会的保健，预防和治疗疾病，增进人类健康以及人类有计划地生育提供科学的、有益的医学基础知识。生命是这般顽强又如此脆弱。如果学习、阅读本书内容后能获得人生的启迪，实际的帮助，这是对我们最好的安慰和回报。

本书中插图由王海斌副教授计算机制作，各章、节的编写人员体现了淡化系统性、专业性，强化科普性、可读性的宗旨；对他(她)们付出的辛勤劳动，表示感谢。

本课程的开设，教材的编写，得到了杭州师范大学领导、教务处领导和老师们的大力支持、关心和帮助，在此深表谢意。

由于课程开设时间短，教材内容编排格式新，加上编者知识的深、广度尚需不断拓展，因此书中内容欠妥，甚至错误之处在所难免，恳请医学专家和广大读者指正。

卢洪煊

2005年7月于杭州

目　　录

第一篇　人体奥秘

第二篇　人体保健

第一篇　人体奥秘

第一章 总 论

第一节 人类演化

狗比人的嗅觉灵，豹比人奔跑得快；动物的皮肤毛发五彩缤纷，人的皮肤毛发只有黑、白、棕和黄几种；但当今地球上的动物永远不会变成人，而动物却是人

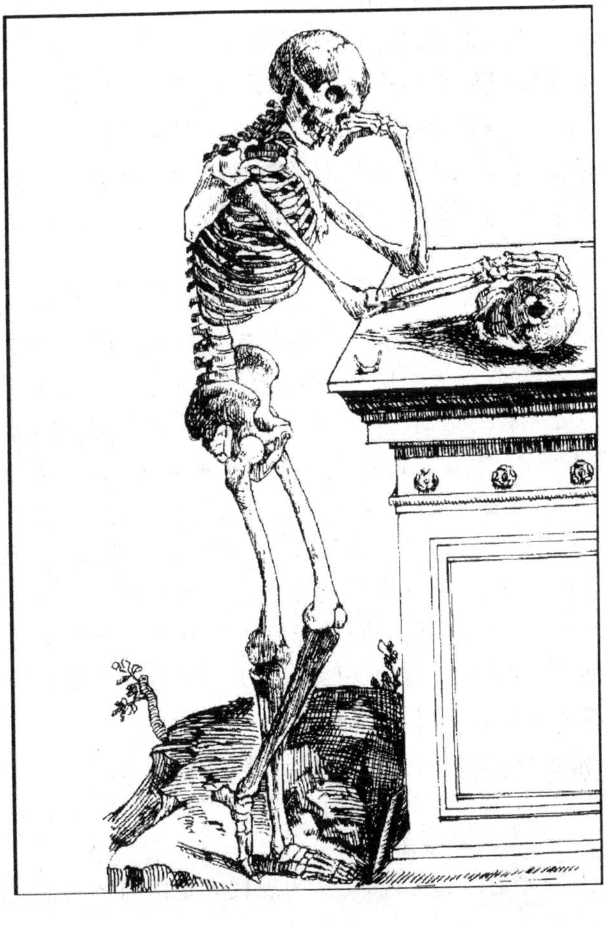

类的祖先；由于长期生存斗争而使人脑高度发达，才使人演化成为“万物之灵”。

一、人类演化的阶段

人类演化大约分四个阶段：

1. 猿　距今400万年前。

2. 直立“人”（直立的猿人）　距今300万～400万年。

3. 制造工具人（古人）　距今200万～300万年。

在考古学上讲能制造工具的就是人，不能制造工具的就是人类的祖先。目前知道人类最早的工具是石器，一旦打制出一块石器，猿就变成了人，就具有社会、意识、语言、自觉能动性等特点。两足直立行走发生在制造工具之前，因此猿和直立的猿人并非真正意义上的人，而是人类演化过程中的两个阶段。恩格斯为了强调劳动在人类发展过程中的作用，提出了“劳动创造了人本身”的论点，当然人类的诞生不能脱离自然界的影响，以及人类为了生存斗争的需要不断地改变、完善自己。

4. 智人（现代人）　距今20万年前。

人类演化的每一个阶段都是漫长而复杂的，都经历过从量变到质变的过程。因此，人类演化是一个延续的、动态的、不断发展的过程。

关于人种起源有两种学说。

（1）出非洲说　1987年美国分子生物学家卡恩（R. L. Cann）等人通过对线粒体中DNA的检测，提出现今全世界人的祖先均是20万年前生活在非洲南部一位妇女的后裔。大约在2万～8万年前，大批人走出非洲迁徙到世界其他地区，取代了这些地区原有的早期（古）人类。具体迁移路线是从东非迁移到中东，然后到达南亚和东南亚，接着来到新几内亚和澳大利亚，最后进入欧洲和中亚。线粒体仅存在于生物的细胞质中，含有一定的遗传物质；在人的受精过程中，由于卵细胞中含大量线粒体而精子中含量极少，因而个体细胞中的线粒体可认为仅来自母亲，可用线粒体DNA来研究母系遗传。线粒体DNA在遗传给下一代时并不发生变化，除非产生随机变异；变异发生的概率相对较小，因此可以作为研究人类进化史的“分子钟”。通过这种方法，众多科学家坚持认为，现代人都源于非洲，并且不断提出新的证据。

但这些研究的可靠性存在争议。存有异议的科学家指出，运用DNA技术的古人类学家通常只关注线粒体中DNA序列“控制区”，而这只占整个DNA的70%，其他区域的变异情况却被忽略了。

（2）直接演化说（多地区起源说）　认为现代人是由当地的猿人演化而来的，

各人种很久以前即已分化，各自平行发展，演化成现代人。从中国北京周口店等地发现的人类化石以及安徽繁昌人字洞发现距今200万～240万年的远古人类活动遗迹的发现来看，从猿人到现代人，在形态上有明显的连续性。

1974年，古人类学家阿兰·索恩等在澳大利亚东南部新南威尔士州蒙戈湖附近发现了“蒙戈人”的遗骨。20多年来，古人类学家针对这具遗骨的研究一直没有停止，并随着检测技术的更新，不断得到新的发现。近年来，科学家更多地将DNA（脱氧核糖核酸）测试技术用于考古。他们成功地从“蒙戈人”的骨骼中提取出DNA，并进行了分析测试，得出“蒙戈人”最新的“年龄”——死者生活在距今约5.6万～6.8万年前。索恩称，这是迄今为止科学家们从古人类遗体中提取出的年代最为久远的DNA。索恩小组通过对“蒙戈人”的研究，还对一度流行的生活在欧洲等地区的“尼安德特人”是人类祖先的观点提出不同看法，提出“尼安德特人祖先说”的人类学家，通过对1856年以及此后在德国西部的尼安德特山谷找到距今约4万年的尼安德特人遗骨的研究，得出有别于“出非洲说”的理论，认为欧洲等地也可能是人类起源之地。索恩小组的研究认为，“蒙戈人”同“尼安德特人”也不存在任何关联。因此，“蒙戈人”不是“尼安德特人”的“迁移后代”。索恩等提出的名为“地区连续性”的现代人类起源新理论认为，起源于非洲的直立人在过去150万年间不断地迁徙到非洲以外的其他地区并形成不同分支，这些分支通过混合繁衍，在10万至15万年前分别在非洲、欧洲、东亚和西亚等地进化为现代人。但是，索恩认为，对“蒙戈人”的研究成果表明，很可能，澳大利亚也是人类的起源地之一。科学家长期以来一直就尼安德特人是否与现代人类有关进行争论，近来由纽约大学人类学家哈尔瓦蒂主持的一项研究认为，10万年前遍布欧洲的尼安德特人并非现代人类的始祖。研究人员对在尼安德特人与现代人类、早期现代人类以及其他类人猿的15个脸部和颅骨部的特征进行对比后，发现人类与尼安德特人之间的差别远大于任何生物物种的亚种之间的差别，甚至还大于人类与某些类人猿之间的差别。

英国人类学家基恩（Arthar Kaith）提出以脑的容量在750毫升作为人和猿的分界标志，以上为人，以下为猿（动物）。但现在的大猩猩最大的脑容量可超过750毫升，而早期人类的脑量远小于此标准。因此，脑的重量不是区别人与动物的唯一标准，不仅要看脑细胞量的多少，更重要的应看脑细胞质的变化。现代人脑重量在1200～1500克之间，众多脑细胞之间的联系日趋复杂，形成立体网络结构。人类的不断优化得益于神经系统，尤其是大脑的高度发达，才使人的特征日趋明显。以脑的重量来衡量人种优劣的标志，是种族主义者的谬论。

第二节　如何认识人体

有生命的物质称为生物，它包括植物、动物和人类。所有生物都遵循着生长、繁殖、新陈代谢、衰老和死亡的规律。人体的形态结构和生命活动是一种高级的物质运动形式，它既服从于最基本、最一般的物质运动规律，又有其独特的、更复杂的生物运动形式，而且还受到社会、心理因素的深刻影响。正确认识人体，应以辩证唯物主义思想为指导，客观地、辩证地认识和理解人体的结构、功能和疾病。

一、进化发展的观点

人类的祖先是灵长类的古猿，经过长期进化发展才演变成现代人。现代不同人体器官的位置、形态结构基本"相同"，但也会出现畸形及返祖现象，如尾人、毛人等。

随着社会的进步，人体自身也在不断优化组合，发挥潜能。尤其在高科技时代，人脑的开发将更为充分，因此一代比一代聪明、能干，这是历史的必然。

二、人体与环境协调平衡的观点

当环境气温下降时，人体的皮下小血管收缩，血流量降低，散热减少；骨骼肌紧张性提高，内脏代谢增强，产热增多，使体温不致下降；人类还可通过增加衣着、安装取暖设备等，以达到御寒的目的，从而使人体与环境协调平衡。作为生态系统的重要组成部分的人体，其结构和功能必然受到社会、心理因素的影响。完满的社会适应、良好的心理素质是人体健康的重要组成部分；不良的社会环境和心理刺激均可损害健康，直接或间接引起疾病。所以，应从生物的、心理的、社会的水平去观察和理解人体的生命活动。

三、结构与功能相互影响的观点

人的上、下肢与四足动物的前、后肢为同源器官，形态结构相仿，功能相似。由于长期劳动，直立行走，使得前、后肢功能逐渐演变。上肢外形轻巧，运动灵活，手指细长适宜于握持工具，从支持体重、行走中解脱出来，成为劳动的器官；而下肢则变得粗壮，足长方形适宜于支持体重和行走。一定的形态结构决定一定的功能，而长期的功能改变，又可引起形态结构的变化。坚持体育锻炼，可使肌发达，骨粗壮；长期卧床，则导致肌萎缩，骨疏松。

四、局部与整体统一的观点

人体是由诸多器官或局部所组成，通过神经调节和神经-体液的调节成为一个统一的有机整体。人体各个器官或局部的结构和功能都是互相联系又互相影响的。

要学好人体结构与功能，必须理论与实践相结合，需要有具体形象的实物观察以及科学实验加深对理论的认识。因此，医学院校的学生除了观看人体图谱、模型、组织切片外，还要观看尸体标本，亲手解剖尸体；应用动物来进行各种生理、生化实验。

第三节　人体分部

人体按其外部形态可分为头、颈、躯干和四肢 4 部分。

头的前部为面部，有眼、鼻、口腔等器官；后上部为颅腔，容纳脑；两侧有耳。

颈的前部有喉、气管、食管等，还有大的血管、神经通过；后部称为项部。

躯干分为胸部、腹部和盆部。胸部内有胸腔，容纳心、气管、支气管、肺、食管等器官；其后称背部。腹部有腹腔，容纳胃、肠、肝、胰、脾、肾等器官；其后称腰部。盆部有盆腔，与腹腔连通，容纳膀胱、大肠末段，在女性还有卵巢、输卵管、子宫等；其后为臀部，下为会阴部。

四肢包括上肢和下肢。上肢又可分肩、臂、前臂和手四部；下肢又可分臀、大腿、小腿和足四部。

第四节　人体的组成

一、组成人体的物质

（一）元素

人体由约 90 种元素所组成，其中 C、H、O、N 这 4 种元素含量约占总量的 99.4%；P、S、Cl、Ca、Na、Mg、Fe 等含量较少；此外，还有一类体内含量很低的微量元素，如 Cu、Zn、I、Co、Sr、Ba 等。但不管何种元素缺乏或过多，都会导致机体的病理性改变。

（二）化合物

所有元素在人体内都以无机化合物和有机化合物的形式存在，无机化合物包括水和无机盐；有机化合物主要有糖类、脂类、蛋白质和核酸等生物大分子，还有酶和维生素等生物活性物质，其中以蛋白质和核酸最为重要，它们是生命现象的物质基础。核酸有两类,一类是核糖核酸(RNA),另一类是脱氧核糖核酸(DNA),为双股螺旋状结构。DNA 结构上的功能片段称为基因,人类基因已知达 3 万多。基因携带遗传密码,随着基因的破阅,人类生、老、病、死的奥秘将不断揭示。

人类为什么会说话?一项新的研究发现,引起了人们浓厚的兴趣。一个名为 *FOXP2* 的基因存在于所有哺乳动物中,它的变异使人类在语言能力上区别于黑猩猩等动物。人类 *FOXP2* 基因关键片断上有 715 个分子,黑猩猩只有 2 个分子与人类不一样。但这个极其微小的差别,却产生了深远的影响。大约经过 500 到 1000 代人,或者说在 1 万到 2 万年间,变异的基因完全替代了人类体内原始的基因。这种变异正好发生在 20 万年前现代人出现的时候,之后,现代人就取代了原始祖先,并排挤掉其他原始的竞争对手,主宰了地球。发生的机理是:基因掌握着蛋白质形成的"密码",而蛋白质是生物体内一切运动的杠杆和传动装置。*FOXP2* 基因上的变异明显改变了相关蛋白质的形态,因此,某种程度上使得人脑中控制面部、喉部肌运动的中枢发育,使发音与语言相关的肌接受更为复杂的信息,使肌的运动协调发育产生语言。当然,这些发音器官的活动,是受到端脑语言中枢调控的。

二、组成人体的基本结构

人体由大约 1800 万亿个细胞所组成,这个数字每天都处在动态变化之中。细胞与细胞之间的一些细胞产物称为细胞间质;许多形态结构和功能相似的细胞,借细胞间质结合在一起,称为组织。由不同的组织结合成具有一定形态和功能的器官,如心、肝、脾、肺、肾、脑等。许多结构相似,功能相关的器官结合起来,共同连接完成某一方面的功能,称为系统,人体有运动、消化、呼吸、泌尿、生殖、脉管、感觉、内分泌、神经等系统。

(一)细胞

1.概述

细胞是人体形态结构和功能的基本单位,由蛋白质、糖、脂类和核酸等主要物质组成。细胞的形态与其功能相适应,如血液中的红细胞呈两面微凹圆形,有利于在血管内流动运输 O_2 和 CO_2;肌细胞细长有利于收缩,神经细胞长有突起,能接受刺激传导冲动(图 1-1)。人体中最大的细胞是卵细胞,但也不超过 0.2mm;因此人体中细胞一般都要借助显微镜才能观察得到,通常用 μm(微米)、nm(纳米)或 Å(埃)度量(1mm = 1000μm,1μm = 1000nm,1nm = 10Å)。

除成熟的红细胞无细胞核以外,人体细胞都由细胞膜、细胞质、细胞核三部分所组成(图 1-2)。

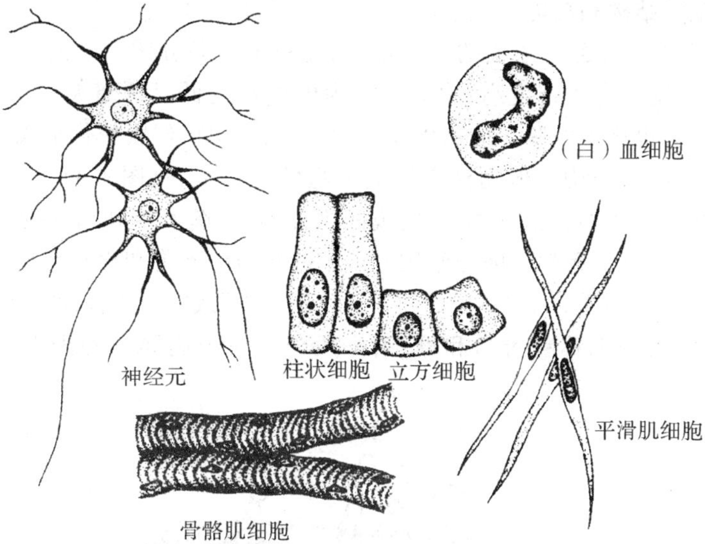

图 1-1 细胞种类图

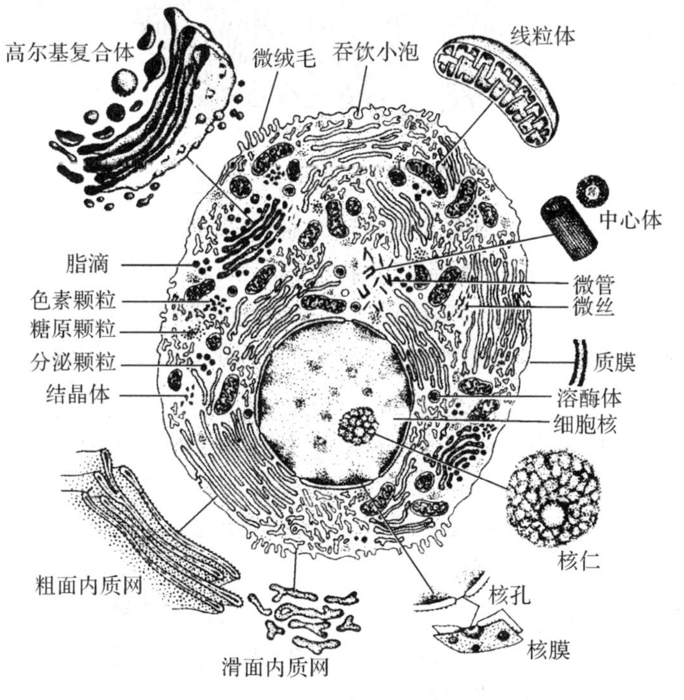

图 1-2 细胞的电镜结构

2.细胞的结构和功能

(1)细胞膜　是细胞表面的一层薄膜,光镜下不易分辨。电镜下,细胞膜的切面内、外两层为电子密度高,中间一层为电子密度低呈两暗夹一明的3层结构,称单位膜,也称生物膜。应用生物化学技术,证明单位膜的化学成分有类脂、蛋白质和多糖,其结构一般用液态镶嵌模型学说来解释(图1-3)。每一类脂分子有亲水和疏水两端,其亲水端朝向膜的内外两侧,疏水端朝向膜的中央,相对排列成双层的类脂"骨架";因为脂质分子中的脂肪酸不饱和程度高,故在正常体温下呈液态。蛋白质分子不均匀地嵌入"骨架之中"或附于内表面。多糖与蛋白质和类脂结合,分别称糖蛋白和糖脂,一般分布在细胞膜的外表面,构成细胞外被。

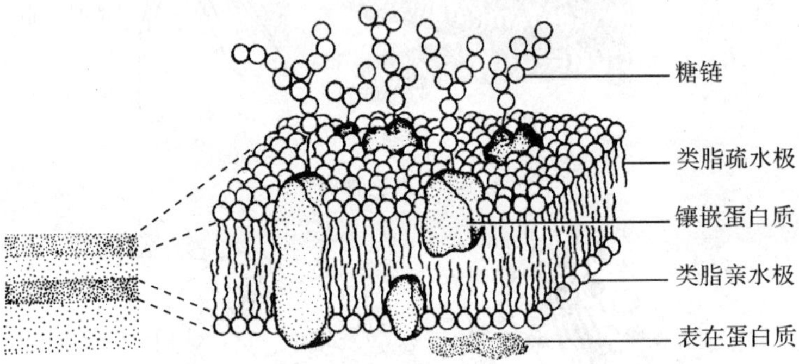

图1-3　生物膜分子结构图

细胞膜通过入胞和出胞的方式转运细胞内、外的大分子物质。细胞膜上的某些蛋白质具有识别与结合特定化学物质,并具有向细胞内转发信息的作用,此类蛋白质称为受体。因此,细胞膜尚有调控细胞内活动的功能。

(2)细胞质　细胞膜和细胞核之间的物质称细胞质,包括细胞器、内含物和基质。

1)细胞器　细胞器是细胞质中具有一定形态结构并执行一定生理功能的重要结构。细胞器分两类,表面具有单位膜,称膜性细胞器,包括线粒体、内质网、高尔基复合体、溶酶体;表面无单位膜,称非膜性细胞器,包括核蛋白体、中心体、微丝和微管。

①线粒体　光镜下用特殊染色的标本可见线粒体呈线状或粒状。电镜下,线粒体呈圆形或椭圆形,具有双层单位膜,内层膜折叠形成嵴。线粒体内有多种酶,参与生物氧化,为细胞活动提供能量。

②内质网　电镜下,内质网呈囊管状。根据内质网表面有否核蛋白体附着,

可分粗面内质网和滑面内质网。粗面内质网表面有核蛋白体附着，主要功能是参与合成蛋白质(如酶、抗体等)。滑面内质网表面无核蛋白体附着，不同细胞内的滑面内质网功能不同，主要参与脂类和糖的代谢及合成类固醇激素。

③高尔基复合体　又称内网器。光镜下，特殊染色显示高尔基复合体呈网状；电镜下，高尔基复合体呈多层扁平囊泡状结构。主要功能是加工浓缩粗面内质网合成的蛋白质，部分形成分泌颗粒，部分成为溶酶体。

④溶酶体　呈圆形或卵圆形，内含20余种酸性水解酶。当溶酶体与细胞内的异物或衰老死亡的细胞器接触融合时，能将它们分解清除。因此，溶酶体被称为细胞内的消化器。

⑤中心体　在细胞核的一侧附近有两个小粒状结构称为中心粒。中心粒是由9组微管组成的筒状结构，两个中心粒互相垂直，共同组成中心体，参与细胞分裂。

⑥核蛋白体　电镜下呈细小的致密颗粒，化学成分是核糖核酸(RNA)和蛋白质，有大小两个亚单位，状如葫芦，具有合成蛋白质的功能。

⑦微丝　电镜下呈实心丝状结构，与细胞的运动相关。

⑧微管　电镜下，微管是一种中空直管，与细胞内物质的运输有关。

2)内含物　存在于细胞质内有一定形态的各种代谢产物，有糖元、脂滴、色素颗粒等。

3)基质　指细胞质中除细胞器和内含物以外的所有物质，生活状态下呈液态，故又称细胞液，主要由大量糖类、蛋白质、无机盐、水和一些吸收的可溶性物质组成。

(3)细胞核　由核膜、染色质及核仁等构成。

1)核膜　电镜下，核膜由内、外两层单位膜构成，两层膜之间的间隙称核周隙。外层核表面附有核蛋白体，核膜上有核孔。核孔是细胞核与细胞质之间进行物质交换的通道。

2)染色质和染色体　染色质化学成分主要是脱氧核糖核酸(DNA)和蛋白质。DNA带有遗传密码的基因能自我复制。染色质分常染色质和异染色质，用苏木素和伊红染色(HE染色)着色浅的称常染色质，被染成深蓝色呈粒状或块状的称异染色质。

当细胞进入分裂期时，染色质高度螺旋化而变形缩短成为一条条的染色体。每一条染色体由两个染色单体借着丝点相连而成。因此，染色质和染色体化学成分一致，只是在细胞周期中不同阶段的不同表现形态。

人的染色体共23对，其中22对称常染色体，1对称性染色体。性染色体分

X 染色体和 Y 染色体,与性别有关,男性的染色体为 XY,女性为 XX。

3)核仁 化学成分由核糖核酸(RNA)和蛋白质组成。代谢旺盛和生长迅速的细胞,核仁往往较大。核仁的功能主要是参与蛋白质的合成。

3. 细胞周期 细胞从分裂间期开始到细胞分裂期结束称为一个细胞周期,这种细胞周期是循环往复、周而复始、复杂有序地进行。人体细胞除生殖细胞进行成熟分裂为减数分裂外,其他体细胞的成熟分裂均为等数分裂,主要以有丝分裂的形式进行(图 1-4)。

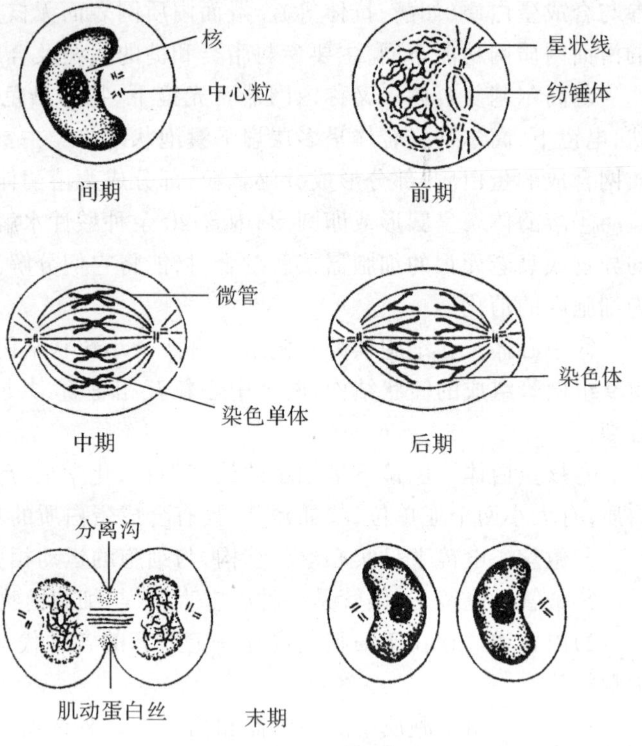

图 1-4 细胞有丝分裂

(1)细胞分裂间期 此期主要进行 DNA 复制以及 DNA、蛋白质合成等代谢活动,在分子水平上进行着生物化学的变化,以诱发细胞进入分裂期。

(2)细胞分裂期 ①前期,DNA 高度螺旋化,从而使染色质变形缩短形成一条条的染色体,核仁、核膜解体消失。中心体中的两个中心粒逐渐向细胞两端移动并出现纺锤丝;②中期,染色体整齐排列在细胞的正中平面处,中心粒移向细胞两极,纺锤丝与染色体相连;③后期,染色体受中心粒牵拉而纵裂为二并移向细胞两极,细胞正中缩窄呈哑铃状;④末期,高度螺旋化的 DNA 松解,染色体恢复成染色质,核的形态又恢复到间期,两个子细胞形成。

(二)基本组织

人体中有四类基本组织,即上皮组织、结缔组织、肌组织和神经组织。

1. 上皮组织 根据分布部位和功能的不同,上皮组织可分为被覆上皮、腺上皮和感觉上皮。具有分泌功能的上皮称腺上皮,以腺上皮为主要成分所组成的器官称腺，包括外分泌腺和内分泌腺。外分泌腺也称有管腺，分泌的物质经导管排出到特定的部位，如唾液腺、肝、胰、胃腺、泪腺、汗腺等。内分泌腺也称无管腺，其分泌物称激素，直接进入血管或淋巴管，经血液或淋巴液运送，作用于靶细胞，如垂体、甲状腺、肾上腺等。感觉上皮包括视网膜上的视细胞、舌黏膜上的味蕾，内耳中的位觉和听觉感受器的上皮等。被覆上皮简称上皮（图 1-5），通常分布于身体表面或囊、管、腔的内表面，具有支持、保护、分泌、吸收等功能，其基本结构特点是细胞多、细胞间质少、排列紧密。

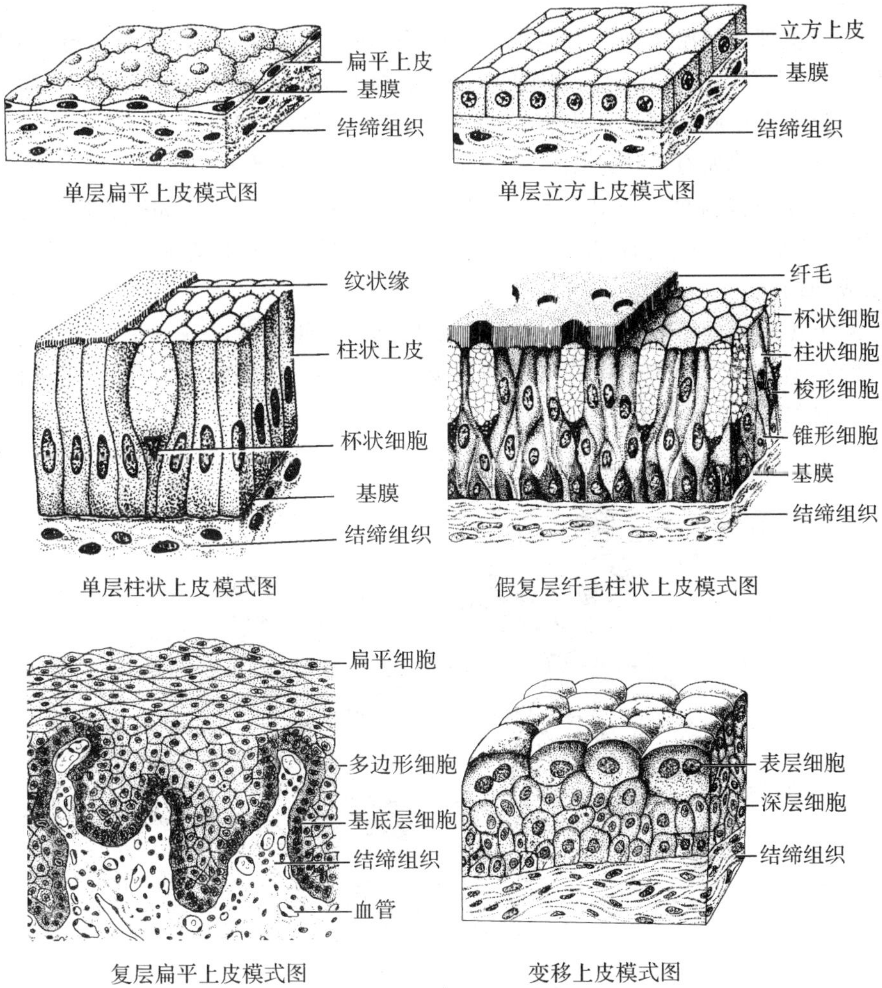

图 1-5　被覆上皮的模式图

(1)被覆上皮的分类和分布

- 被覆上皮
  - 单层上皮
    - 单层扁平上皮　　囊、管腔的内表面等
    - 单层立方上皮　　甲状腺腺泡壁等
    - 单层柱状上皮　　胃、肠内表面等
    - 假复层柱状上皮　　呼吸管道内表面等
  - 复层上皮
    - 复层扁平上皮　　皮肤、阴道等
    - 变移上皮　　膀胱、肾盂等

(2)被覆上皮的特殊结构

1)上皮细胞的游离面　有微绒毛和纤毛,在电子显微镜(以下简称电镜)下观察发现,它们是上皮细胞的细胞膜和细胞质向细胞游离面的指状突起。微绒毛主要分布在小肠和肾近曲小管,扩大了细胞吸收的表面积;纤毛主要分布在气管、支气管,能快速有节律地朝一个方向摆动,以清除呼吸道的灰尘和分泌物。

2)上皮细胞侧面　细胞邻接处有紧密连接、中间连接、桥粒和缝管连接等结构,防止细胞外大分子物质从细胞间隙进入组织内,在细胞间起粘合作用及传递信息或冲动。

3)上皮细胞的基底面　通过基膜与深层结缔组织相连。

2.结缔组织　基本结构特点是细胞少,细胞间质多,细胞排列分散,无极性;在生活状态下,呈蜂窝状、固体状或液状。结缔组织的分类和分布(图 1-6)如下:

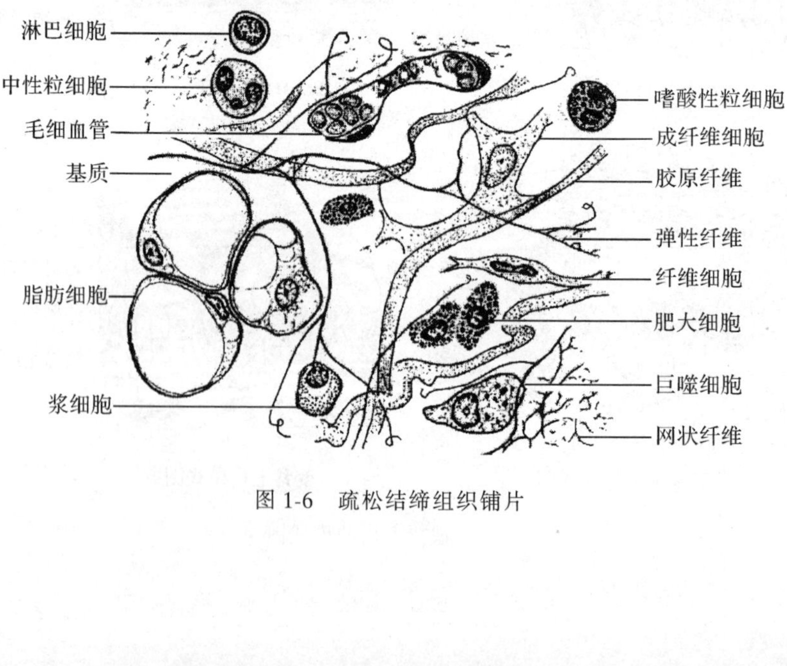

图 1-6　疏松结缔组织铺片

- 结缔组织
  - 固有结缔组织
    - 疏松结缔组织　　皮下，器官、组织、细胞之间等
    - 致密结缔组织　　肌腱、韧带、真皮和骨膜等
    - 脂肪组织　　网膜、系膜、皮下等
    - 网状组织　　淋巴结、脾、骨髓等
  - 软骨组织
    - 透明软骨
    - 弹性软骨
    - 纤维软骨
  - 骨组织
  - 血　液

3. 肌组织　肌组织由肌细胞构成，长似纤维状，故称肌纤维，具有收缩功能。肌组织有骨骼肌、心肌、平滑肌三种（图 1-7）。

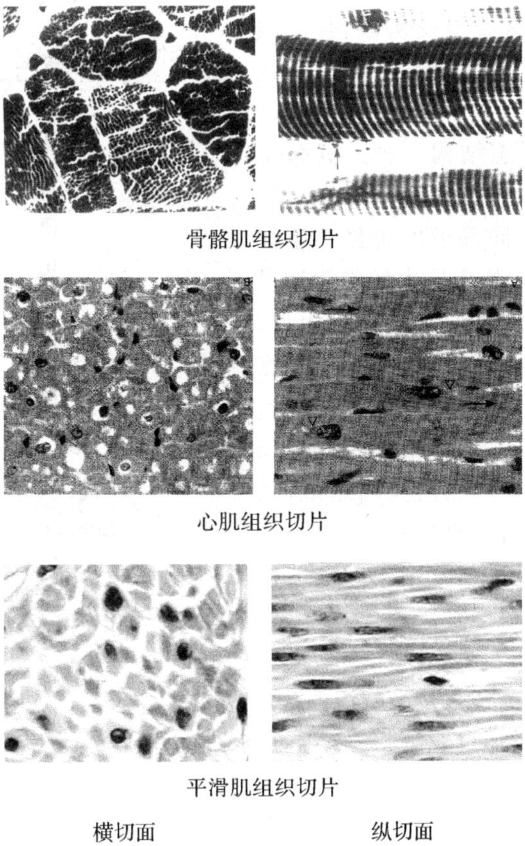

图 1-7　肌组织

三种肌组织的特点比较如表1-1所示。

表1-1 三种肌组织的比较

名称	分布部位	肌纤维形态	细胞核	神经支配
骨骼肌	附着在骨面上	长圆柱状	多达百余个,扁椭圆形,靠近肌膜	躯体运动神经(随意肌)
心肌	位于心壁	短柱状,有分支,有闰盘	核1~2个,位于细胞中央	内脏运动神经(不随意肌)
平滑肌	胃、肠道管壁、子宫及血管壁等处	梭形	核1个,椭圆形,位于细胞中央	内脏运动神经(不随意肌)

4.神经组织　神经组织由神经细胞(又称神经元)和神经胶质细胞所组成。

(1)神经元　具有接受刺激,传导或传递冲动的功能,是神经组织中的基本结构、功能单位。

1)神经元的形态结构　神经元包括细胞体和突起两部分(图1-8)。

①细胞体　不同部位的神经元胞体形态各有不同,如大脑皮层内的细胞体呈锥体形,脊髓灰质中的细胞体呈多边形,神经节内的细胞体呈圆形。它们的细胞核均为圆形,着色浅,核仁明显。细胞质内有许多嗜碱性小块状物质,称嗜染质(或尼氏体),主要由粗面内质网组成,其功能与神经递质的合成有关。

②突起　分接受刺激传入冲动的树突和传出冲动的轴突两种。

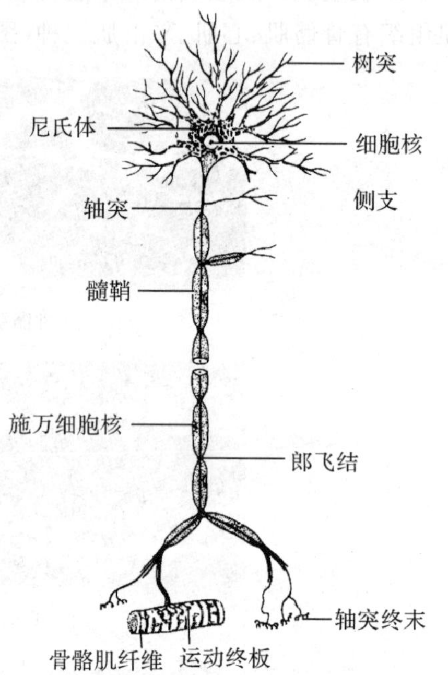

图1-8　神经元和神经纤维结构模式图

树突　一个神经元可以是一个或多个树突,树突及分支愈多,接受刺激的范围愈广。

轴突　一个神经元只有一个轴突,轴突长短差异显著,短的仅数微米,长的则可达1米以上。

2)神经元的分类　根据突起多少可将神经元分为三类。有多个突起的称多极神经元;只有两个突起,分别位于细胞体两极的称双极神经元;只有一个突起,但很快分成两支(短的称中枢突,长的称周围突)称假单极神经元(图1-9)。

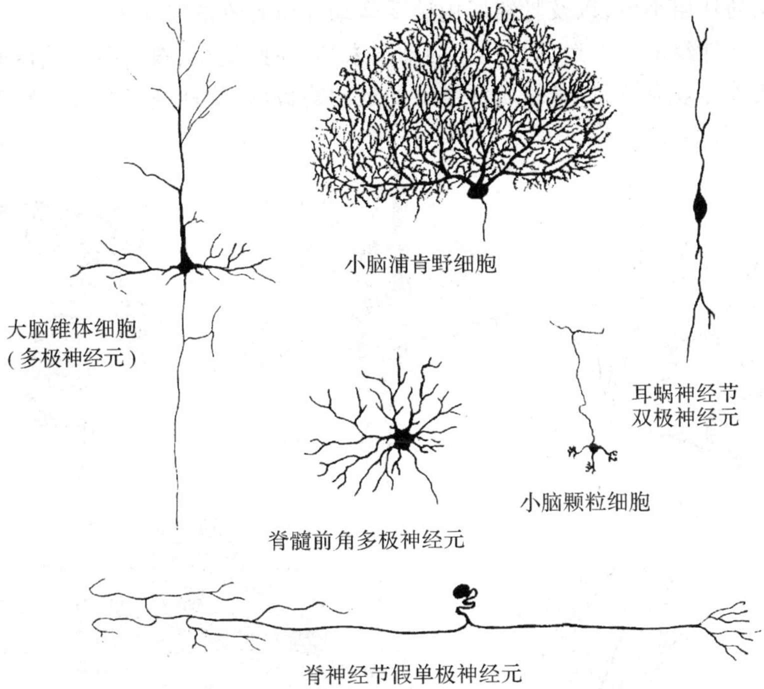

图 1-9 神经元分类

根据功能也可将神经元分成三类。把感受器接受的刺激传入中枢的神经元，称感觉神经元（或传入神经元）；将冲动从中枢传到效应器的神经元，称运动神经元（或传出神经元）；介于感觉和运动神经元之间起联络作用的神经元，称联络神经元（或中间神经元）。

3）突触　神经元之间或神经元与非神经细胞（如肌细胞、腺细胞等）之间的一种细胞连接称突触。电镜下，突触由突触前膜、突触后膜及两膜之间宽约 15～30nm 的突触缝隙三部分组成。神经冲动的信息传递是通过化学递质的释放来实现的。

4）神经纤维　由神经元的轴突（或假单极神经元的周围突）和包在其表面的神经膜细胞组成。有的神经膜细胞的细胞膜呈同心圆层层包裹在神经纤维表面，构成髓鞘，这是一种起绝缘作用的脂质结构。

5）神经末梢　周围神经纤维的终末部分在皮肤、肌组织、腺体等处所形成的各种装置，称神经末梢，分感觉和运动神经末梢两种。

①感觉神经末梢　感觉神经元周围突末端形成能感受刺激并转变成神经冲动的装置称感受器，如皮肤中感受痛觉的游离神经末梢，感受触觉的触觉小体，

感受压觉的环层小体，以及骨骼肌内感受运动和位置觉的肌梭等。

②运动神经末梢　运动神经元的轴突末端，在肌组织、腺体中形成传递神经冲动的装置称效应器，如骨骼肌纤维上的运动终板（亦称神经肌接头），管理骨骼肌的运动（图 1-10）。

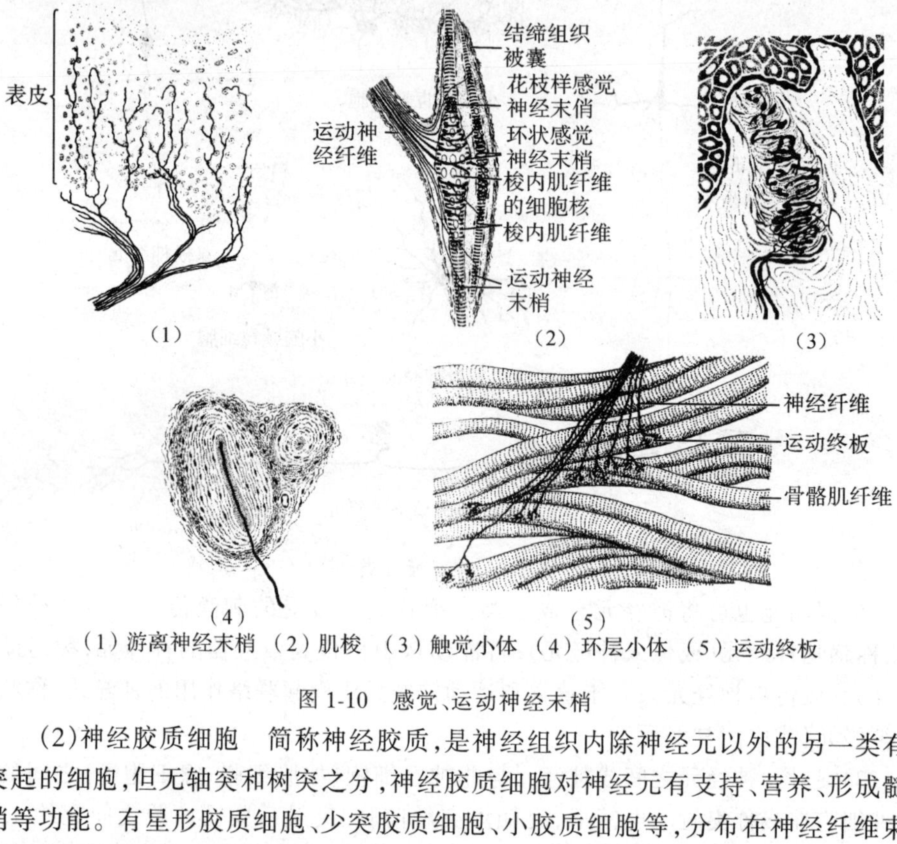

（1）游离神经末梢　（2）肌梭　（3）触觉小体　（4）环层小体　（5）运动终板

图 1-10　感觉、运动神经末梢

（2）神经胶质细胞　简称神经胶质，是神经组织内除神经元以外的另一类有突起的细胞，但无轴突和树突之分，神经胶质细胞对神经元有支持、营养、形成髓鞘等功能。有星形胶质细胞、少突胶质细胞、小胶质细胞等，分布在神经纤维束内的有神经膜细胞（或雪旺氏细胞）。神经胶质细胞的数量远比神经元多。

第五节　人体功能与基本生命活动

一、人体功能

（一）生存功能

生物的生存法则是适者生存，不适者淘汰。人类为了被动地适应内、外环境，必须具备这种本能。这种能力来源于两个方面。

1.先天遗传 如婴儿吸吮,哺乳动物都具有这种能力。

2.后天获得 如儿童穿衣,通过教育才能具备这种能力,多数动物是不能获得的。

(二)创新功能

这是在主动改造内、外环境,不断认识未知的过程中获得的人类独有的能力。其基本目的有两方面。

1.自身健康 使机体与内、外环境始终保持动态平衡。如空调、净水器的发明和使用。

2.改造外部环境 不断发现和总结人体与自然界的活动规律,探索新的方法,创造新的生活方式,提高生活质量,发明新的技术,推动社会发展。

1945年世界上第一台计算机在美国诞生以来发展迅猛。近十多年来北大方正使中国出版印刷市场发生根本变革:①告别铅与火;②告别传统的报纸传真;③告别传统的电子分色机;④告别纸和笔。计算机的诞生和不断更新,极大地改变了人们的生活方式,推动了社会的发展。另一方面也应看到无论结构还是功能,电脑永远不如人脑,这是人这个高智商生物所特有的创新精神所决定的,电脑产品只有更好,没有最好。

(三)能力有限

尽管人类是生物中的"万物之灵",但并非宇宙中主宰一切的"上帝"。限于当今的科技水平,人类自身以及自然界仍有许多不被认知的现象,人类也无法控制和预防。如地震、飓风、火山喷发以及艾滋病的根治等;思维、记忆的机理,UFO(飞蝶)、外星人是否存在,都尚需探索。

(四)功能调节

1.神经调节 指通过中枢神经系统的活动,经周围神经系统对人体各部器官功能发挥的调节作用,人体的一切生命活动多经过神经系统的调节实现的,其调节的基本方式是反射。反射是指人体对内、外环境的刺激,通过神经系统所作出的反应,如强光照眼时瞳孔缩小,血液 CO_2 浓度升高时呼吸运动增强等。反射的结构基础即神经通道是反射弧,它由感受器、传入神经纤维、反射中枢、传出神经纤维和效应器5个部分组成(图1-11)。

简表如下:

感受器	→	传入神经纤维	→	反射中枢	→	传出神经纤维	→	效应器
(接受刺激)		(传导冲动)		(分析整合)		(传导冲动)		(作出反应)

内、外环境的刺激作用于特定的感受器,转换成电能后,即以动作电位的形式(又称神经冲动),经传入神经纤维传到中枢,中枢对传入的电信息加以分析综

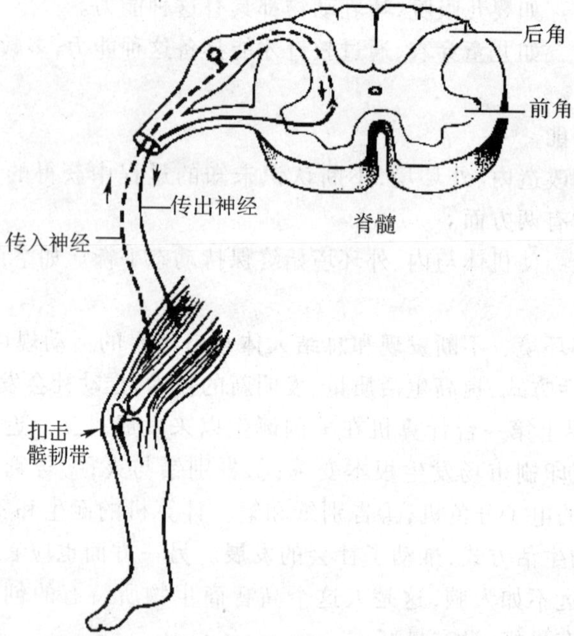

图 1-11　膝跳反射的反射弧示意图

合后，再发放神经冲动沿传出神经纤维传到效应器，引起反射效应。反射弧中任何部分的破坏，反射就不能实现。

2. 体液调节　指能传递信息的化学物质，经过体液的运送，对人体各器官的功能发挥调节作用。化学物质有激素等全身性体液因素和乳酸、CO_2 等局部性体液因素。无论激素的分泌，还是体液的流动，都离不开神经系统的调节，因此单纯的体液调节是不存在的，应为神经-体液调节，

3. 自身调节　指去除神经支配和体液因素影响以后，内、外环境变化时，细胞、组织、器官的功能自动产生的适应性反应。如在适宜范围内，心脏收缩前，心肌纤维愈长则其收缩力愈强。

综上所述，人体是由细胞→组织→器官→系统→神经系统调节成为一个整体。细胞内的 DNA 分子带有遗传物质(基因)，分子是由原子组成的，原子是由原子核和外围的电子构成。研究 DNA 分子的结构与功能的科学称为分子生物学，研究电子结构和功能的科学称为量子生物学。但对部分或不同层面的研究不能代替对人这个结构复杂、机能完善的整体研究。人与周围的环境有着密切联系，要充分而全面地认识人体，还需要从人与人，人与环境之间的关系去研究。这就需要从个体→种族→社会→生态系统→生物圈等不同生命层面去研究人的

生命活动，从而出现了医学模式从生物医学模式向生物→心理→社会医学模式的转变。这就需要注重人体的整体性、相关性、有序性和动态性。

二、基本生命活动

（一）新陈代谢

新陈代谢是机体在与其周围环境之间不断地进行物质交换和能量转换的基础上进行的自我更新过程，它包括合成代谢和分解代谢两部分。合成代谢是指机体在生命活动过程中，不断地从外界摄取营养物质，并将其转变成自身的组成成分，以实现生长、发育和组成成分的更新，同时贮存能量。合成代谢又称同化作用；分解代谢是指体内的组成成分不断地被分解，转化成代谢终产物，并将其排出体外，同时释放能量供机体利用。分解代谢又称为异化作用。

人体内的物质不断分解、合成并相互转化，如分解代谢大于合成代谢人就会瘦，如合成代谢大于分解代谢，人就变胖。因为能量储存的方式，主要是脂肪。所谓的啤酒肚就是吃得多，消耗少，大量脂肪存积在腹部皮下组织中的结果。日常食物中的淀粉（米、面等）为多糖，分解成双糖，最终分解成单糖，它经过三羧酸循环（体内生化反应）变成 ATP（三磷酸腺苷），H_2O 和 CO_2。脂肪最终可转化成糖而分解，糖过多，同样可转化为脂肪；因此，长年吃素的人，体内也存在脂肪。减肥的正确方法当然需要改变食谱、控制饮食，但不主张“饥饿疗法”，科学的方法是增大运动量，消耗能量，从而达到减肥之目的。

（二）兴奋性

当机体内、外环境的变化达到某一阈值时，其功能活动也会发生相应的变化。通常把引起机体组织发生反应的环境变化称为刺激，机体组织接受刺激后所出现的功能活动变化称为反应。机体或组织具有的对刺激发生反应的能力或特性称为兴奋性，如神经传导加速，腺体分泌增多，肌纤维的收缩增强，表示兴奋；反之即为抑制。机体对刺激反应的基本形式是兴奋和抑制。当机体接受刺激后，由生理静息状态转变为活动状态或生命活动由弱变强称为兴奋；反之，机体接受刺激后，由活动状态转为生理静息状态，或生命活动由强变弱称为抑制。

（三）生　殖

任何生物个体的寿命都是有限的，一切生物体生长发育到一定阶段后，都能够产生与亲代相似的子代个体，使种系得到延续繁衍，这称为生殖。人体生殖是通过精子与卵子结合后形成受精卵开始的有性繁殖。当今科技已经能够通过体细胞“克隆”出与亲代完全一样的子代，如羊、牛，甚至人类。但人类克隆仍被世界各国所禁止，而完全用于治疗疾病来克隆胚胎干细胞、早期胚胎，在我国也已实施。上述的“克隆生殖”并非属于人体的基本生命活动范畴。

第六节 人体与环境

(一)机体内环境

机体内环境主要是指细胞在人体内生活的液体环境。人体内的水分及其中溶解的物质总称体液,约占成人体重的60%;其中约2/3分布于细胞内,称为细胞内液,是细胞进行代谢活动的场所;约1/3存在于细胞外,称为细胞外液,包括血浆、组织液、淋巴液、脑脊液、房水等,它是细胞直接生活的机体内环境。

(二)机体外环境

人体的外环境包括自然环境和社会环境,它是人体赖以生存的基础。自然环境受生物因素(微生物、寄生虫、昆虫等)、化学因素(有机物、无机物)和物理因素(阳光、气温、气压、放射线等)的影响。社会环境受语言、文学、思维、情感等社会心理因素的变化而变化。

(三)环境与健康的关系

人体内环境的稳态和机体对外环境的适应,是机体形态结构和生理功能保持正常的必要条件。人体通过自身的调节,保持机体与内、外环境的协调平衡,人就处在健康状态,但当调节失衡,就会导致疾病;如血液pH值的波动超过7.40±0.05,就会引起酸中毒或碱中毒,气温过高或过低,就会导致人体的中暑或冻伤。

第七节 健康长寿、防治疾病

一、健 康

人体健康不仅是指躯体结构和功能的正常,而且还要有良好的心理状态、和谐的人际关系、完满的社会适应。世界卫生组织(WHO)把健康定义为“健康不仅是不生病,而且是身体上、精神上和社会适应上均处于完全安宁的状态”。

二、正 常

健康不等于正常,因为现代的诊疗手段尚不能完全检测出人体结构和功能的细微变化,而有了细微变化的人并非都出现病证和不安宁。

三、长　寿

(一)自然寿命

根据自然界哺乳动物的生物学规律,其寿命是生长成熟期的5～6倍。人的成熟期是以最后一颗牙长出的年龄为标志,即20～25岁,因此人的自然寿命是20×5至25×6之间,即100岁至150岁之间。人的生命可分为两个春天。第一个春天0～60岁,是播种耕耘、生长发育、辛勤劳作的春天,工作学习,备受艰辛但也充满乐趣的春天。第二个春天60～120岁,是硕果收获、温馨幸福的春天,悠然舒适、享受生活的春天。因此,人生的道路应该是年轻时奋斗,老年时享受。

(二)世界长寿老人

目前中国最长寿老人是1886年4月22日出生于四川乐山的杜品华,她仍然健在,生活基本自理。

阿尔巴尼亚的哈瓦·莱扎,她出生于1880年4月14日;美国德克萨斯州的玛丽·汤普森,1882年8月1日出生,经历了三个世纪的她们还活在人世间。

根据记录,约旦巴蒂亚地区的法瓦兹于2002年8月11日晚寿终正寝,享年125岁。

(三)长寿的秘诀

由于《吉尼斯世界纪录大全》中纪录寿星需要严格的规定和手续,因此大全中的老人很难肯定是世界上最老的人。根据众多寿星的调查资料,发现一些规律,即多生活在山青水秀的农村山区,多吃苦耐劳终身劳动,多吃素菜杂粮,多有磨难,性格开朗,女性多于男性。因此,长寿的秘诀归结为一点——“简单”。

四、疾　病

有人提出疾病是机体伴有疼痛或不适感的状态。英文disease一词原意就是“不舒服”,但有些疾病并没有疼痛和不舒感;而有些疼痛和不舒感又不是疾病,如分娩和疲劳。当机体与内、外环境保持相对平衡的调节发生紊乱时而出现不安宁的状态,人体就处在疾病状态。有的并非出现明显的某种疾病,表现的是容易疲劳、常有失眠、记忆力下降、易烦易怒等,这是人体处在“亚健康”状态的表现,应及时休息、锻炼、娱乐、适当服药来调整身体和心理状态。当然平衡是相对的,而不平衡却是绝对的。所谓健康只是人体通过自身调节达到的动态的、相对的平衡状态。就人体自身改变而言,可将疾病分为三大类:

1. 器质性疾病　如神经病,以结构损伤为主。

2. 功能性疾病　如精神病，以功能改变为主。

3. 功能器质性疾病　功能的改变是以物质代谢的紊乱为基础，而形态结构的变化必然导致生理功能的紊乱。因此，器质性疾病与功能性疾病只是主次之分，而无绝对的特定范畴。

正在向现代化迈进的当今中国，营养不良性疾病、急性传染病、寄生虫病等疾病已逐渐减少，有的已经消灭。但是某些传染病却死灰复燃，如吸血虫病；有的传染病有上升趋势，如艾滋病，有的传染病新近突发，如SARS等。就总体而言，目前心、脑血管疾病和恶性肿瘤却是“死因谱”中的前3位。这与当今社会中存在的生活方式不良、心理压力增大、环境污染加重等密切相关。本书只是通俗易懂地介绍一些常见病、多发病的基本防治知识。我们不仅需要有一个健康的体魂，还需要有健康的心理，以适应社会发展的需求，使人体保持在最佳的健康状态，并快乐长寿地度过自己的一生。因此，心理卫生这一章的内容有助于自身的心理调节，克服心理障碍，保持健康的心理平衡。

（卢洪煊）

第二章　人体胚胎的发生

胚胎发生可分为 2 个时期：①胚期，指第 1～8 周的胚胎，从受精到胚泡形成，三个胚层形成、分化，各器官原基建立，初具人形，此期主要表现为质的变化。②胎儿期(第 9～38 周)，胎儿各组织器官迅速发育，功能逐步建立，此期主要表现在量的扩张。妊娠是指受精卵形成、分裂、分化形成胚胎，胎儿发育到胎儿娩出的整个过程，约需 266 天。

一、生殖细胞与受精

(一)生殖细胞

生殖细胞又称配子，包括精子与卵子(图 2-1)。精子和卵子的染色体数目均为 23 条，为体细胞的一半，故称单倍体，其中一条是性染色体。

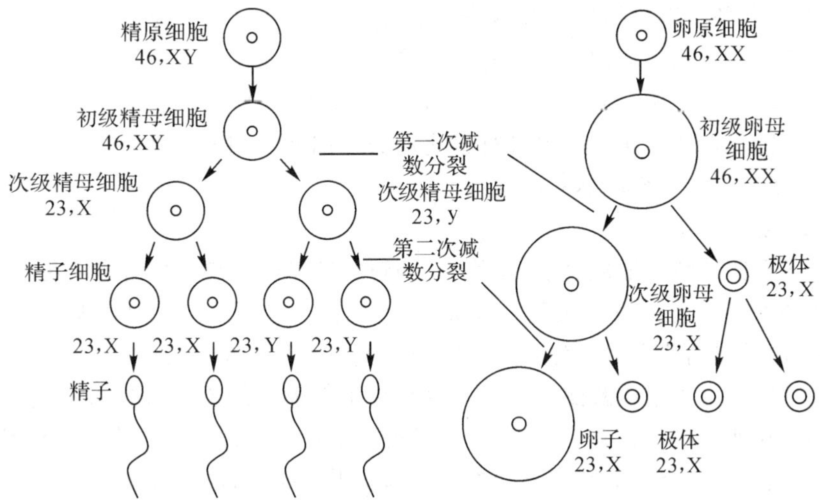

图 2-1　精子和卵子发生示意图

1.精子的生成　精子生成于睾丸的精曲小管，其管壁上皮由精原细胞和支持细胞构成。到了青春期，睾丸受垂体促性腺激素的刺激，精原细胞增殖发育，演变成精子。

精子的发生首先是未分化的精原细胞的分裂增值。精原细胞经过数次有丝分裂后,一部分成长为初级精母细胞,另一部分仍保持精原干细胞状态。初级精母细胞第一次成熟分裂,形成两个次级精母细胞,此为减数分裂;进行第二次成熟分裂,次级精细胞形成两个精子细胞,也为减数分裂,因此是单倍体。精子细胞经过变态形成精子。因此,一个初级精母细胞产生四个精子,每一个精子具有23条染色体,其中一条性染色体是X或者Y。

2. 精子的获能　射出的精子具有运动能力,但由于精子头的表面有一层阻止顶体酶释放的物质,使精子无受精能力。精子进入女性生殖管道中,精子头表面的物质被女性生殖管道分泌的酶降解,从而获得受精能力,这一过程称获能。精子在女性生殖管道内,虽可存活1~3天,但其受精能力一般为24小时,但可维持48小时左右。

3. 卵子的生成　卵原细胞→初级卵母细胞→次级卵母细胞→卵细胞。此过程须经过两次成熟分裂。第一次是初级卵母细胞发育成一个次级卵母细胞和一个第一极体,这是减数分裂。第二次是次级卵母细胞发育成为一个成熟的卵细胞和一个极体,第一极体发育成2个第二极体。此过程也为减数分裂,卵细胞为单倍体。因此,一个卵原细胞发育成一个卵细胞和3个极体,它们均含23条染色体,其中一条性染色体均为X,极体最终退化。

4. 卵子的成熟　从卵巢排出的卵子,为次级卵母细胞,并非成熟卵子。卵只有在输卵管与精子相遇并受精,才完成第二次成熟分裂。卵子若不受精,则不能成熟,在排卵后12~24小时内自行退化消失。因此一对夫妇生一个,在通常情况下,一辈子只有一个成熟的卵细胞。

(二)受　精

精子和卵子结合形成合子(又称受精卵)的过程称受精。受精通常在排卵后12小时内发生于输卵管壶腹部。一次射精量虽排出数亿精子,但绝大多数在阴道、子宫内受阻而死亡,最终到达受精部位的精子只有200~300个。获能精子在其头部释放出透明质酸酶、蛋白水解酶等,溶解卵子周围的放射冠及透明带,多数精子在卵的周围打开了通道,通常只有一个精子穿过这些结构与卵相遇,两者的细胞膜融合,精子的细胞核和少量细胞质进入卵细胞内,即主要是精子的头进入卵细胞内而精子的颈和尾则留在透明带的外面。在精子的刺激下,卵子迅速完成第二次成熟分裂形成成熟卵子。此时,两核分别称雄原核和雌原核,并相互融合,染色体数目又恢复到23对,成为二倍体的受精卵(图2-2)。

受精的意义是使单倍体的生殖细胞恢复为二倍体的受精卵,因每一个精子和卵子各含23个染色体,而受精卵则含有23对染色体,因此具有父母双方的遗

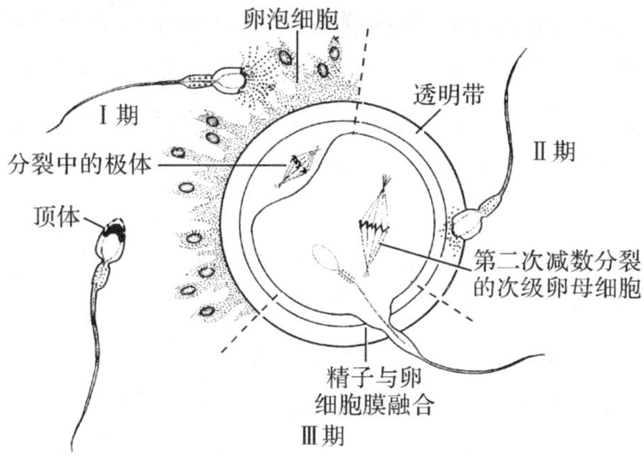

图 2-2 受精

传特性；同时保持人种的延续性。受精决定了胎儿的性别，含 Y 染色体的精子进入卵子所形成的受精卵将发育为男性(XY)，同样，含 X 染色体的精子与卵子结合而成的受精卵将发育为女性(XX)。因精子的性染色体有 X、Y 之分，而卵子的性染色体只有 X 一种，故子女的性别是由丈夫决定的。

(三)精 液

1.精液的组成 精液由输精管道和附属腺的分泌液以及精子共同构成，呈乳白色。其中精子占 5%～10%，精浆占 90%～95%。每次射精所排出的精液量为 2～5 毫升，含有精子总数为3 亿～5 亿。

2.影响精液异常的因素

(1)过频的射精，精液量过少，常见于前列腺和精囊腺等疾病。

(2)无精子或精子过少，常见于生殖系结核、非特异性炎症、腮腺炎并发睾丸炎、睾丸发育不良或隐睾、内分泌疾病，以及长期服用对精子产生影响的药物或长期大量饮酒等。

(3)精液中出现大量白细胞，常见于精囊腺炎、前列腺炎或结核；出现大量红细胞，常见于精囊腺结核及前列腺癌等。

二、卵裂、胚泡形成与殖入(第 1 周)

(一)卵 裂

受精卵不断进行细胞分裂的过程称卵裂。卵裂产生的子细胞形成卵裂球。受精后第 3 天卵裂球内的细胞达到 12～16 个时，呈桑椹样，称桑椹胚。

(二)胚泡形成

受精后约第 4 天，桑椹胚的细胞之间出现液体，并逐渐增多融合成一个大腔，叫胚泡腔，此时桑椹胚改称胚泡或囊胚。胚泡的细胞分成两部分，位于一侧的一群细胞称为内细胞群，它将发育成胚胎；构成胚泡壁的一层扁平细胞称滋养层，它将形成胎盘的一部分。由于输卵管内表面上皮的纤毛运动，卵裂、胚泡形成过程也是向子宫腔移动的过程。

(三)植　入

胚泡埋入子宫内膜的过程称植入，又称着床(图2 3)。植入始于受精后第6～7天，至第11～12天完成。植入后，胚泡滋养层细胞增殖形成绒毛膜。绒毛膜从子宫内膜摄取营养，供胚泡的发育。着床需经过定位、黏着和穿透三个阶段，其成功的关键在于胚泡与子宫内膜的同步发育与相互一致。胚泡过早或过迟到达子宫腔，将使着床概率明显降低，甚至不能着床。在着床过程中，胚泡不断地发出信息，使母体能识别妊娠所发生的相应变化。胚泡可产生多种激素和化学物质，如绒毛膜促性腺激素，它能刺激卵巢黄体转变为妊娠黄体，继续分泌妊娠需要的孕激素。近年研究发现，受精24h的受精卵便可产生早孕因子，它能抑制母体淋巴细胞的功能，使胚泡免遭母体排斥。检测早孕因子可进行超早期

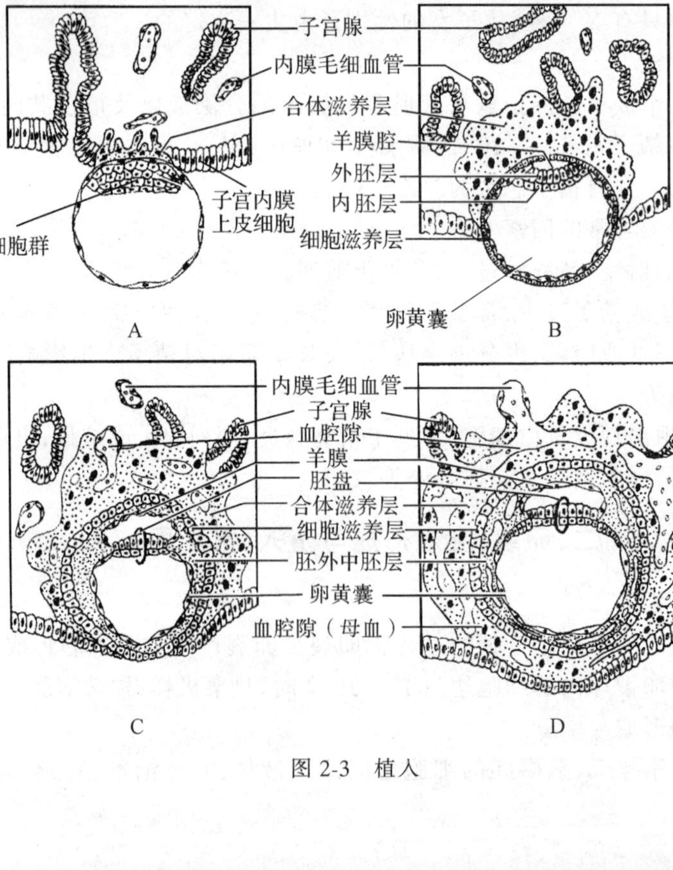

图2-3　植入

妊娠诊断。

子宫仅在一个极短的关键时期内允许胚泡着床，此时期为子宫的敏感期或接受期。在此时期内，子宫内膜受到雌激素与孕激素的协同作用，可能分泌某些物质，激活胚泡着床。

胚泡植入时，子宫内膜正处于分泌期；植入后，子宫内膜进一步发生变化，于是改称为蜕膜。蜕膜分基蜕膜、包蜕膜和壁蜕膜。胚泡深部的蜕膜称基蜕膜；覆在胚泡子宫腔面的蜕膜称包蜕膜；胚泡植入部位以外的蜕膜称壁蜕膜。胎儿是在子宫内膜而不是在子宫腔内发育而成的(图 2-3)。

三、胚层形成

胚泡植入后，其内细胞群细胞增殖分化，排列成两层细胞，分别称外胚层和内胚层。第 3 周时，外胚层细胞增殖向内、外胚层之间扩展，形成中胚层。三胚层形成后，各胚层细胞分裂、分化、生长迅速，到第 8 周，已初具人形，完成胚胎期，此后进入胎儿期，继续发育至足月娩出。

外胚层主要分化为神经系统、表皮及某些器官的上皮，内胚层主要分化为消化和呼吸系器官的上皮，中胚层主要分化为骨骼肌、血液和结缔组织等。

四、胎膜和胎盘

(一)胎　膜

胎膜包括羊膜、脐带、绒毛膜等，是胎儿的附属结构(图 2-4)，有保护、营养及物质交换的功能。

(二)胎　盘

胎盘是由胎儿的丛密绒毛膜和母体的基蜕膜共同构成的圆盘状结构(图 2-5)。胎儿在体内不吃不喝也不呼吸，其营养和氧气的供给，废物和二氧化碳的排出全靠母体。胎盘是胎儿血液和母体血液进行物质交换的场所，但胎血和母血之间存在胎盘屏障而互不流通。胎盘屏障具有选择性的通透性，能阻止细菌及某些毒物进入胎儿血循环，起到保护胎儿的作用，但像艾滋病毒之类的有害

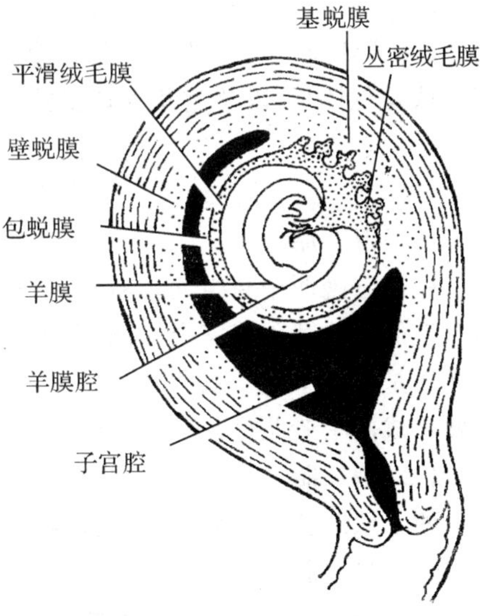

图 2-4　胎膜、蜕膜与胎盘

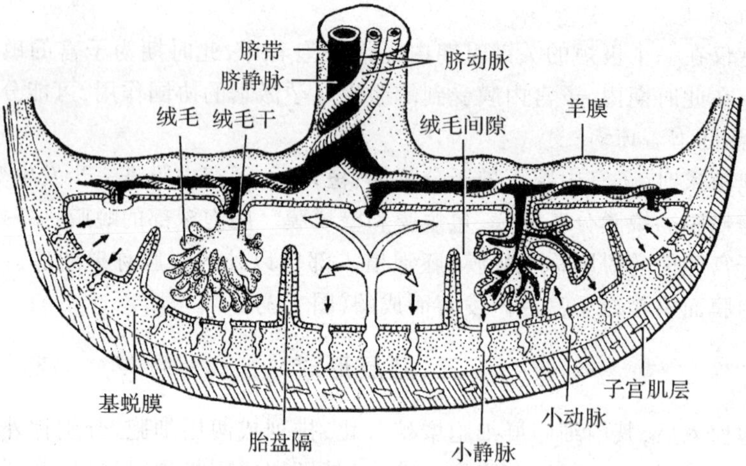

图 2-5 胎 盘

微生物可通过胎盘屏障感染胎儿。

胎盘能分泌绒毛膜促性腺激素，它能刺激月经周期中的黄体继续发育转变成妊娠黄体，并使其分泌大量雌激素和孕激素。这些激素促进子宫内膜进一步生长而不脱落，导致月经停止，同时促进乳房等器官的进一步发育。妊娠 2 个月时，绒毛膜促性腺激素达到高峰，3 个月左右逐渐下降，妊娠黄体随之逐渐退化，但可以维持 5～6 个月。在此同时，胎盘其他结构所分泌的雌激素、孕激素逐渐增加，保证妊娠状态并进一步促进性器官的发育。测定尿中雌激素的含量可早期确认是否怀孕，以及胎儿发育正常与否。

五、双胎、联胎和多胎

（一）双 胎

一次分娩两个新生儿称双胎，又称孪生，可分双卵孪生和单卵孪生两种。单卵孪生的遗传基因型完全相同，因而性别一样。孪生约 80～90 胎出现一例，其中 2/3 是双卵孪生。双卵孪生因由两个不同的卵子与两个不同的精子结合，然后发育成两个胎儿，所以其性别可以一样，也可以不同。

（二）联 胎

两个双胎胚体的局部相联称联胎，一般见于单卵双胎的联体畸胎。

（三）多 胎

一次分娩出两个以上胎儿称多胎。

六、胎儿血液循环的特点

(一)胎儿血液循环途径与成人不同

由于胎儿的肺无呼吸功能，故无肺循环，只有体循环，而且在循环中，动、静脉血液混合。其原因是存在两个通道。

1.卵圆孔　存在于左、右心房之间，使左、右心房相通。出生后1岁左右封闭，形成卵圆窝，如不闭锁，称房间隔缺损。

2.动脉导管　存在于肺动脉和主动脉之间，使肺动脉与主动脉相通。出生后3个月内闭锁，形成动脉韧带，如不封闭，称动脉导管未闭。

(二)上、下腔静脉血液分流

胎儿的血液和母体的血液在胎盘进行物质交换后，由脐静脉注入下腔静脉流入右心房，其中绝大部分血液经卵圆孔入左心房，再经左心室流入主动脉弓，然后通过主动脉弓上的三条分支营养上半身。上半身的静脉血汇集到上腔静脉流入右心房，经右心室流入肺动脉，其中绝大部分血液通过动脉导管流入降主动脉，营养下半身。下腔静脉的血液来自脐静脉，营养、氧气丰富，主要营养上半身；上腔静脉的血液来自上半身的静脉，营养、氧气较少，主要营养下半身；因此，胎儿的上半身，尤其是头部要比下半身发育得好，以使新生儿呈头重脚轻的模样(图2-6)。

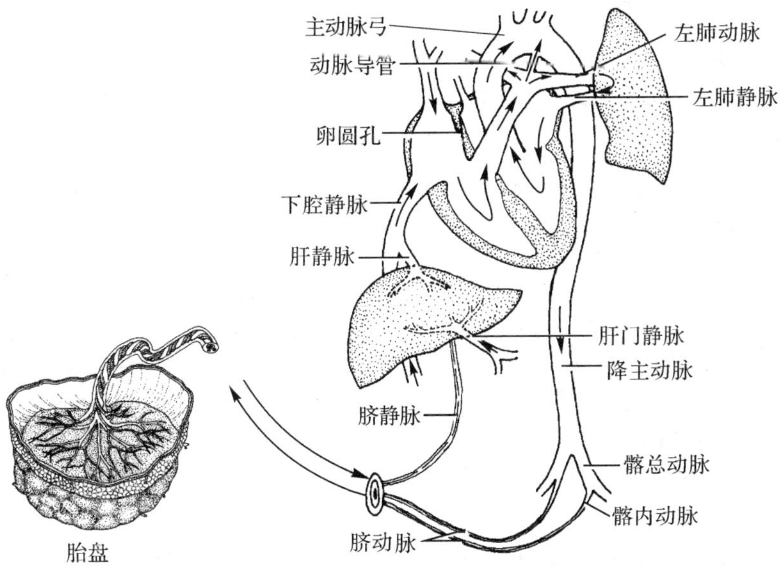

图2-6　胎儿血液循环模式图

(卢洪煊)

第三章 人体各系统与重要器官

第一节 运动系统

运动系统由骨、关节和骨骼肌组成，约占成人体重的60%～70%。骨借关节相连，构成人体的支架，称骨骼。骨骼维持人体形态和保护内脏器官，同时骨还具有造血功能。运动系统中的肌都与骨相连，故称骨骼肌。在神经系统的调节下，骨骼肌牵拉骨骼，产生运动，因此骨骼肌是动力器官。

一、骨

一块骨就是一个器官，它主要由骨组织构成，具有一定形态和构造。

（一）骨的分类

成人有206块骨（图3-1），按骨的形态，可分为长骨、短骨、扁骨和不规则骨四种。

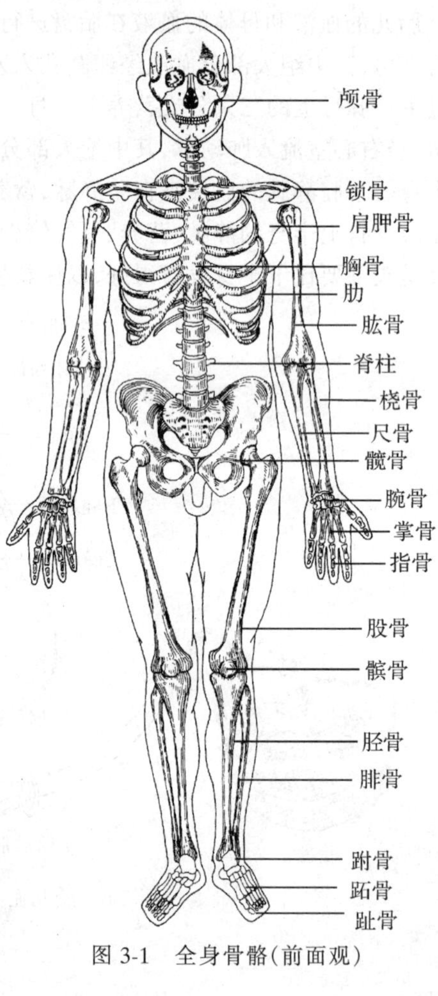

图3-1 全身骨骼（前面观）

（二）骨的构造

骨由骨质（松质和密质）、骨髓（红骨髓和黄骨髓，前者有造血功能，后者为脂肪组织）和骨膜三部分构成。骨膜与骨的生长和损伤后骨的修复有关（图3-2）。

（三）骨的化学成分和物理特性

骨质的化学成分主要由有机质和无机质组成。有机质赋予骨以一定的

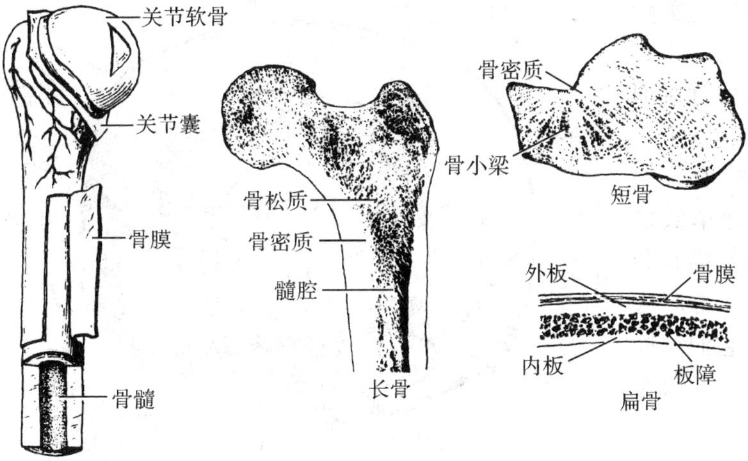

图 3-2　骨的构造

弹性和韧性;无机质则使骨具有硬度,但具有脆性。成年人骨有机质约占 1/3,无机质约占 2/3,这一合适比例,使骨具有相当的硬度和一定的弹性、韧性。小儿骨有机质含量较成人多,其韧性大,不易骨折,但易变形;而老年人骨无机质含量增多,故骨的脆性加大,易骨折。

(四)骨的生长

四肢骨多数为长骨,故人的高矮与四肢骨的长短关系密切。人体出生时,长骨体与两端之间保留着胚胎时的骺软骨,其不断骨化(软骨成骨),使骨不断增长,至 23～24 周岁,骺软骨完全被骨化后,X 线片可显示骺线,此时长骨停止增长。在骨骼增长的同时,也不断变粗,这主要是骨膜内破骨细胞和成骨细胞相互作用的结果。

(五)人体各骨的名称及主要形态结构

1. 躯干骨

(1)椎骨共 24 块,即颈椎 7 块、胸椎 12 块、腰椎 5 块。椎骨前分呈圆柱状的是椎体,椎体的后方是椎弓。椎体与椎弓围成椎孔,所有椎孔连接则成椎管,容纳和保护脊髓。

(2)骶骨一块,由 5 块骶椎融合而成。

(3)尾骨一块,由 3～4 块尾椎融合而成。

(4)胸骨位于胸前壁正中,可分胸骨柄、胸骨体和剑突三部分。

(5)肋由肋骨和肋软骨组成,共 12 对。肋骨后端膨大,称肋头,其外侧的粗糙突起称肋结节。肋骨内面近下缘的浅沟,称肋沟,血管和神经行于其中。

2. 颅　颅位于脊柱上方，由23块颅骨借骨连结而成。

(1) 脑颅骨　共8块，即单数的额骨、筛骨、蝶骨和枕骨；双数的颞骨和顶骨。它们共同围成颅腔，容纳并保护脑。

(2) 面颅骨　共15块，即单数的下颌骨、舌骨和犁骨；双数的上颌骨、腭骨、泪骨、鼻骨、颧骨和下鼻甲。它们连结构成颜面的支架，围成眶、骨性鼻腔和骨性口腔（图3-3、3-4）。

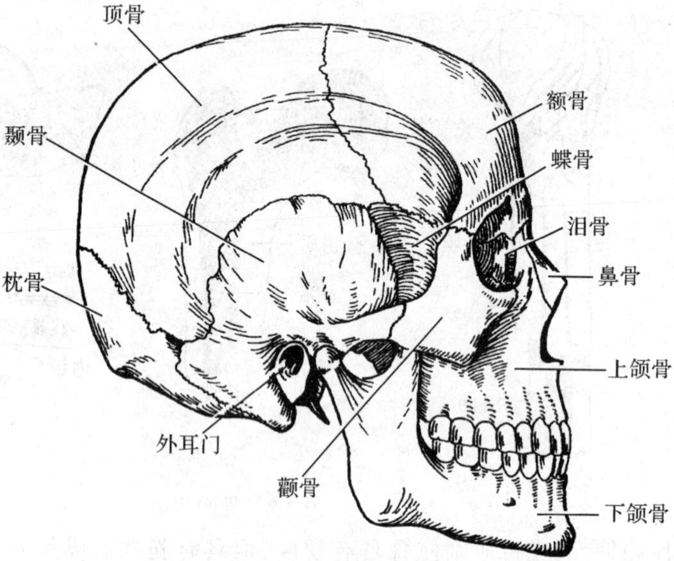

图3-3　颅骨（右侧面观）

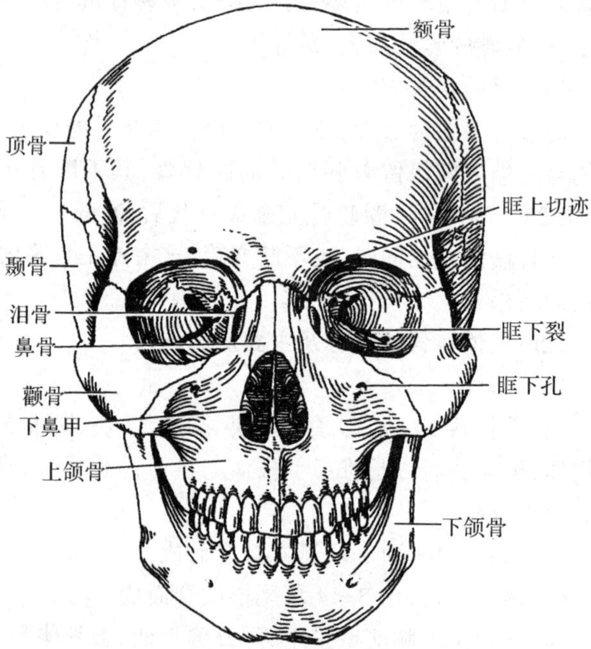

图3-4　颅骨（前面观）

3. 四肢骨

(1) 上肢骨　单侧为32块，即锁骨、肩胛骨（各1块，主要结构：关节盂、肩胛下角）、肱骨（1块，主要结构：肱骨头、内上髁、外上髁）、桡骨（1块，主要结构：桡骨茎突）、尺骨（1块，主要结构：鹰嘴、尺骨头）、腕骨（8块，近侧列有手舟骨、月骨、三角骨和豌豆骨；远侧列有大多角骨、小多角骨、头状骨和钩骨)、掌骨(共 5 块)、指骨(共 14 块)(图 3-1)。

(2)下肢骨　单侧为 31 块,即髋骨(1 块,主要结构:髋臼、髂前上棘、坐骨结节、耻骨结节)、股骨(1 块,主要结构:股骨头、股骨颈、大转子)、髌骨(1 块)、腓骨(1 块,主要结构:腓骨头、外踝)、胫骨(1 块,主要结构:胫骨粗隆、内踝)、附骨(共 7 块,即距骨、跟骨、足舟骨、骰骨和内侧、中间、外侧楔骨)、跖骨(共 5 块)、趾骨(共 14 块)(图 3-1)。

4. 听小骨　单侧为 3 块,分别为锤骨、砧骨和镫骨,位于中耳的鼓室内,经骨连结构成听骨链。

二、关　　节

骨与骨之间借纤维、软骨或骨相连,称为关节(亦称骨连结)。骨连结可分为纤维连结(韧带连结和缝)、软骨连结、骨性结合和滑膜关节四类(图 3-5)。

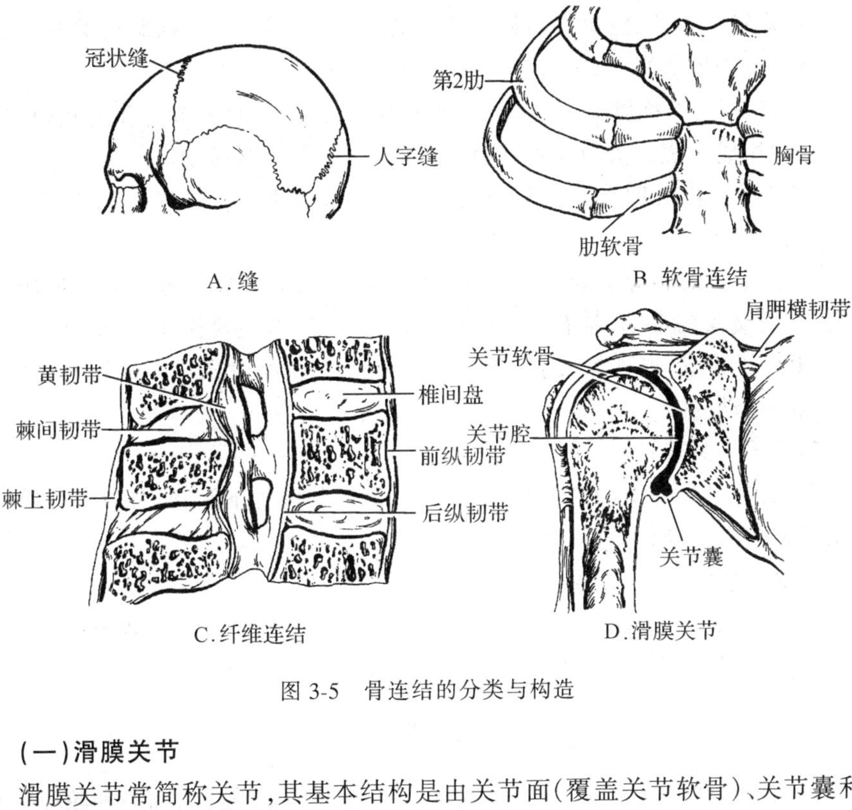

图 3-5　骨连结的分类与构造

(一)滑膜关节

滑膜关节常简称关节,其基本结构是由关节面(覆盖关节软骨)、关节囊和关节腔三部分所组成。滑膜关节的运动形式有屈、伸、内收、外展、旋内、旋外和环转(图 3-5D)。

(二)脊　柱

脊柱由颈椎、胸椎、腰椎、骶骨和尾骨借骨连结而成。脊柱侧面观可见颈曲、胸曲、腰曲和骶曲四个生理性弯曲。垫于相邻椎体之间的椎间盘,是由周围的纤维环和中央的髓核组成。脊柱能作前屈、后伸、侧屈、旋转和环转运动,以颈部和腰部运动幅度最大。

(三)胸　廓

胸廓由胸椎、肋和胸骨借骨连结而成。胸廓前面,剑突两侧的软骨缘称肋弓。胸廓具有保护胸腔及部分腹腔脏器,参与呼吸运动的功能。

(四)四肢主要关节

1. 肩关节　由肱骨头与肩胛骨的关节盂构成,是人体运动幅度最大的关节,能作前屈、后伸、内收、外展、旋内、旋外和环转运动。

2. 肘关节　由尺、桡骨上端和肱骨下端构成的复关节(包括肱尺关节、肱桡关节和桡尺近侧关节)。肘关节只能作屈、伸运动。

3. 桡腕关节(又称腕关节)　由桡骨下端、尺骨下方的关节盘和近侧列腕骨(除豌豆骨)构成。桡腕关节能作屈、伸、内收、外展和环转运动。

4. 髋关节　由髋臼与股骨头构成。髋关节的运动与肩关节相似,但运动幅度小,稳固性大。

5. 膝关节　由股骨下端、髌骨及胫骨上端构成,关节囊前方有髌韧带加固,囊内有前、后交叉韧带,并垫有内、外侧半月板。膝关节主要作屈、伸运动。

6. 距小腿关节(也称踝关节)　由胫、腓骨下端及距骨构成。能作背屈(伸)和跖屈(屈)运动。

(五)颞下颌关节

颞下颌关节(又称下颌关节)由下颌骨的髁突与颞骨下颌窝、关节结节构成。能作张口和闭口、向前、向后、侧方运动。

(六)骨　盆

骨盆由左、右髋骨、骶骨、尾骨借骨连结构成。女性骨盆具有较男性骨盆短而宽、骨盆腔大等特点,有利于胎儿娩出。

三、骨骼肌

骨骼肌全身共约有 600 多块,按其形态可分为长肌、短肌、扁肌和轮匝肌四种。骨骼肌的结构包括肌腹和肌腱(扁肌的腱呈膜状,称腱膜)(图 3-6、3-7)。

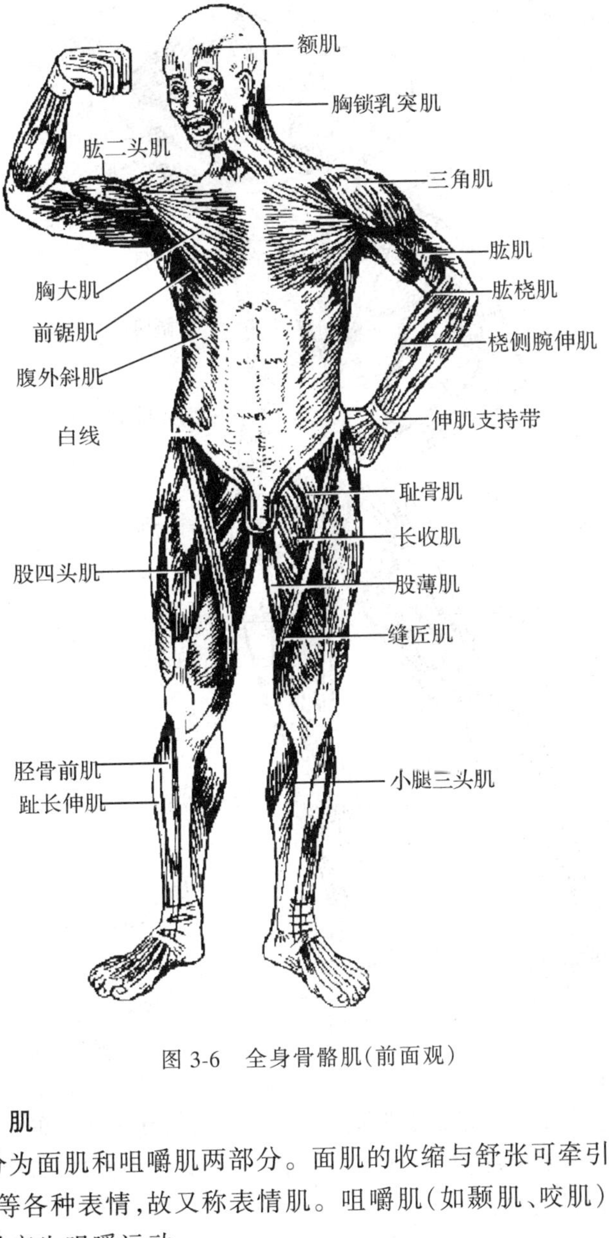

图 3-6　全身骨骼肌(前面观)

(一)头　肌

头肌可分为面肌和咀嚼肌两部分。面肌的收缩与舒张可牵引皮肤显示面部喜、怒、哀、乐等各种表情,故又称表情肌。咀嚼肌(如颞肌、咬肌)的收缩与舒张可牵引下颌骨产生咀嚼运动。

(二)颈　肌

颈肌分浅、中、深三群。胸锁乳突肌位颈部浅层,其收缩与头的运动有关。

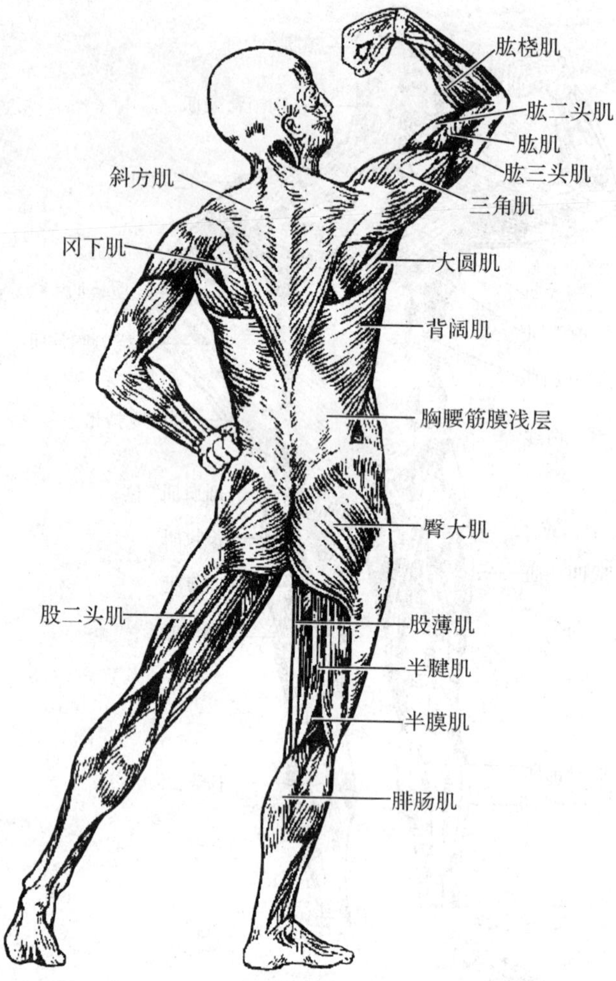

图 3-7　全身骨骼肌(后面观)

(三)躯干肌

1. 背阔肌　位于背下部、腰部,收缩时使臂内收、旋内和后伸,如背手姿势。

2. 斜方肌　位于项部、背上部,两侧同时收缩时,可使左、右肩胛骨的内侧缘向中线靠扰,即扩胸动作。

3. 胸大肌　位于胸廓前壁,收缩时使臂内收、旋内,剧烈运动时,还可助深吸气。

4. 膈　分膈肌和中心腱两部分,位于胸腔和腹腔之间。膈肌收缩时助吸气;舒张时可助呼气,是一块最重要的呼吸肌。

5. 腹直肌　位于腹前壁正中线(白线)两旁,收缩时可使脊柱前屈。

另外,位于腹前外侧壁的阔肌,由浅到深分别为腹外斜肌、腹内斜肌和腹横肌三对。

(四)四肢肌

1. 三角肌　位于肩部,呈三角形,其收缩使臂外展。

2. 肱二头肌　位于臂前面,收缩时可屈肘关节、屈肩关节以及前臂旋后。

3. 臀大肌　位于臀部,收缩时使大腿后伸。

4. 股四头肌　位于大腿前面,其下部肌腱包绕髌骨,继而下延为髌韧带止于胫骨上端。收缩可作伸膝关节和屈髋关节运动。

上肢前面的肌为屈肌,后面的肌为伸肌,下肢前面的肌为伸肌,后面的肌为屈肌。腹外斜肌腱膜形成腹股沟韧带,此韧带的上方有腹股沟管,管内男性和女性分别有精索和子宫圆韧带通过。腹腔内容物经腹股沟管凸入阴囊或大阴唇皮下,形成腹股沟斜疝。

(应志国)

第二节　消化系统

机体在进行生命活动的过程中,需要从外界摄取营养物质,作为生长、修补和更新组织的原料以及供给人体活动所需要的能量。食物中的主要营养物质如蛋白质、脂肪和糖类都是复杂的大分子物质,它们不能被人体直接吸收利用,必须先在消化管内进行分解,使其成为结构简单、可溶性的小分子物质,如氨基酸、甘油、脂肪酸和葡萄糖等,才能被机体吸收利用。食物通过消化管的运动和消化液的作用被分解为可吸收成分的过程,称消化。食物的可吸收成分透过消化管壁的上皮细胞进入血液循环的过程,称吸收。

食物的消化分为机械性消化和化学性消化两种方式。机械性消化是通过牙的咀嚼、舌的搅拌以及消化管道的运动将食物磨碎,使之与消化液充分混合,并不断将食物推向消化管下端,最后把不能消化和吸收的食物残渣排出体外。机械性消化只是将大块的食物转变成小块的或糜糊状的物质,但其物质的相对分子质量没有发生改变。化学性消化则是通过消化腺分泌的消化液对食物进行化学分解的过程,能将大分子的物质转变成小分子的物质。主要的消化液有唾液、胃液、胰液、胆汁和小肠液,成人每日的分泌总量达6～8L。消化液由水、无机盐和少量的有机物(主要是消化酶)组成。消化酶分为淀粉酶、蛋白酶和脂肪酶三类，能分别将相应的物质进行化学分解，使之成为结构简单的小分子物质。

消化系统由消化管和消化腺两部分组成(图 3-8)。消化管是一条从口腔到肛门的粗细不等管道，包括口腔、咽、食管、胃、小肠(十二指肠、空肠、回肠)和大肠(盲肠、阑尾、结肠、直肠、肛管)。临床上通常把口腔到十二指肠的这一段称为上消化道；把空肠以下的部分称为下消化道。

消化腺有两种：大消化腺包括大唾液腺、肝和胰。小消化腺是消化管壁内的许多小腺体，如唇腺、胃腺和肠腺等。两者分泌的消化液排入消化管腔内，对食物进行化学性消化。

消化系统的主要功能是消化食物，吸收营养，排出食物残渣。

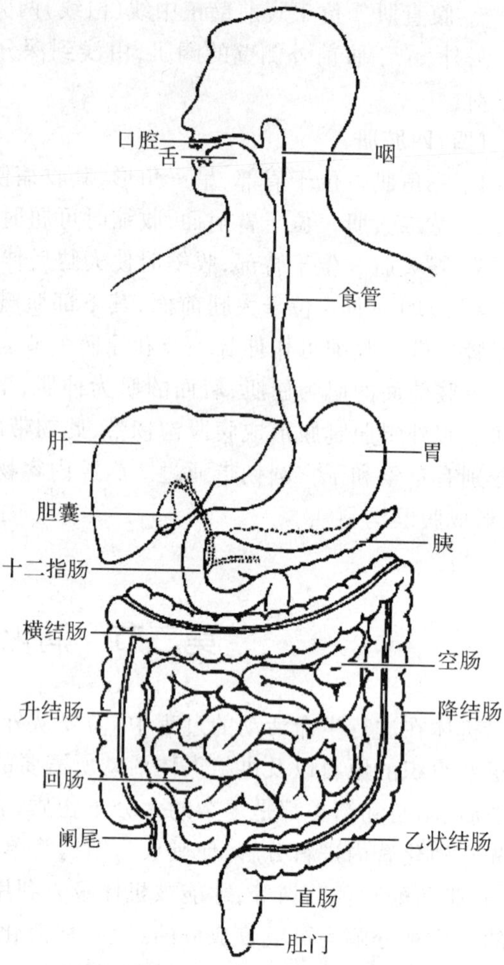

图 3-8　消化系统全貌

为便于描述腹腔器官的位置，临床上通常通过脐作横线和垂直线，将腹部分为右上腹、左上腹、右下腹、左下腹 4 个区；也可通过左右腹股沟韧带中点的垂线和左右肋弓最低点的连线以及左右髂结节的连线，即两条垂线两条横线将腹部分成九个区，即右上腹区、腹上区、左上腹区、右外侧区、脐区、左外侧区、右下腹区、下腹区和左下腹区。

一、口　　腔

口腔是消化管的起始部分，前为上、下唇，两侧为颊，顶为腭，下为口腔底，后借咽峡与咽相通。在口腔内有舌和牙等器官，其周围有唾液腺。正常人舌的运动自如，其表面覆以黏膜，内含骨骼肌。舌协助搅拌食物与发音，舌黏膜上的味蕾能感受味觉刺激。舌尖部的味蕾对甜味最敏感；舌根部对苦味敏感；舌的两侧和中部对酸味敏感，舌的周围边缘对咸味敏感。人到老年后，舌味蕾萎缩，对味觉的敏感度就差了(图 3-9)。

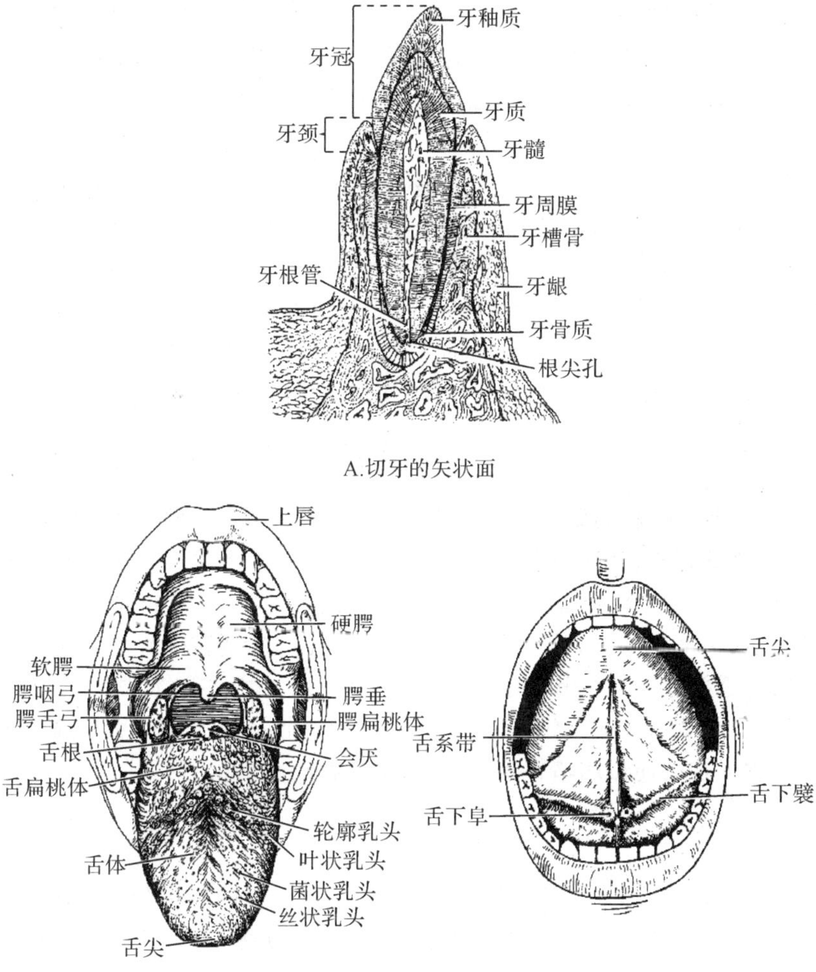

A.切牙的矢状面

B.舌上面　　C.舌下面

图 3-9　牙和舌

牙是人体最坚硬的器官，由三部分组成：露在外面的叫牙冠；长在牙槽里的叫牙根；牙冠和牙根之间较细的部位叫牙颈。牙颈表面覆盖的黏膜组织叫牙龈。牙由牙本质、釉质、牙骨质和牙髓组成。釉质的硬度近似石英，是人体中最坚硬的结构，其钙化程度较高，故露在口腔内呈半透明状。釉质的完整性对于保护牙起着重要的作用，一旦缺失，不能再生。

人的一生有两套牙，分别为乳牙(20颗)和恒牙(28～32颗)。恒牙有四种类型，各尽其职，互相合作，共同完成咀嚼食物的任务。成人前面的2颗大门牙称切牙，主要是撕脱并切断食物。外侧尖锥形的称尖牙，用以撕碎食物。其后的2颗牙称前磨牙，负责捣碎食物。最后的2颗或3颗大牙称磨牙，用来磨烂食物，并与唾液充分拌和后成为能够吞咽消化的糊状食糜。因此食物经过口腔内器官的加工后，就便于胃肠的消化了(图3-9)。

口腔的周围有唾液腺，其中大唾液腺为腮腺、下颌下腺和舌下腺，其分泌的唾液经相应导管排入口腔。正常成人每日可分泌唾液1.0～1.5L，水分约占99%。唾液可湿润食物，引起味觉和便于吞咽，并可冲洗清除食物残渣和异物。唾液中的唾液淀粉酶可使淀粉分解为麦芽糖，所含的溶菌酶和免疫球蛋白A有一定的杀菌和免疫作用，唾液腺分泌的生长因子对组织的生长发育有关。由此可见，唾液对人体有很重要的作用。因此，不要轻易吐口水。

二、咽与食管

咽是一个前后略扁的漏斗形肌性管道，位于1～6颈椎的前方，下续食管。咽的后壁及侧壁完整，其前壁不完整，分别与鼻腔、口腔和喉腔相通。腭扁桃体位于口咽部，它是一个淋巴器官，对于进入口腔内的细菌或病毒有防御作用。咽腔既是消化道又是呼吸道，是一个繁忙的“十字”路口，接触外界异物的机会较多，因此咽部感染就变得很常见了。

食管全长约25cm，从颈部、胸部穿过膈后到达腹部连于胃。食管全程有三处狭窄，进食太快会使饭团堵在狭窄部位，引起吞咽困难。

三、胃

胃是消化管的最膨大部分，它能暂时贮存食物。胃的容积随年龄增长而变化，由出生时的30ml增长到青春期的1000ml，成年可达1500ml，为“容纳百川”的大容器。胃大部分位于左上腹区，上接食管，其入口为贲门，离切牙约40cm；出口为幽门，连接十二指肠。胃的上缘是胃小弯，下缘是胃大弯。胃可以分为四部，即贲门部、胃底、胃体和幽门部。临床上将幽门部称为胃窦，胃窦近胃小弯侧是胃溃疡的好发部位。胃壁自腔面向外分为黏膜层、黏膜下层、肌层和浆膜四层。黏膜层内有胃腺，除能分泌黏液保护胃黏膜外，尚含有主细胞、壁细胞等。主细胞分泌胃蛋白酶原，经胃酸激活成胃蛋白酶，可初步消化蛋白质。壁细胞分泌盐酸(又称胃酸)和内因子。盐酸可激活胃蛋白酶原并使食物中的蛋白质变性而易于分解；可杀灭随食物进入胃内的细菌；促进胰液、肠液和胆汁的分泌；其形成的酸性环境有利于小肠对铁和钙的吸收。内因子促进回肠对维生素 B_{12} 的吸收。维生素 B_{12} 是红细胞成熟所必需的辅酶，若缺乏就会造成维生素 B_{12} 缺乏症，影响红细胞生成，出现恶性贫血。

胃类似建筑工地上的搅拌机。食物进入胃后约 5 分钟，胃壁的肌层开始收缩，将食物波浪式地从上向下推去，使食物和胃液充分搅拌和粉碎，慢慢变成稠糊状，然后逐渐向下推到幽门，送往十二指肠。为了延缓胃内容物的排空和防止肠内容物逆流至胃，在幽门处有一个"守门人"称幽门瓣，它总是严格控制通过的食物量。不同食物的排空速度不同，糖类排空最快，蛋白质次之，脂肪排空最慢。一般进餐食物是丰富多样的，由胃完全排空的时间为 4～6 小时。因此，养成一日三餐，间隔 4～6 小时进食是有科学依据的。胃的排空不是连续性的，它是间断性进行的，当胃运动加强，胃内压升高，促进排空。寒冷可使胃的运动减慢，吃一个大雪糕，胃的温度可降低 10℃，等到恢复原温时，胃的运动才能复原。

胃液每日的分泌量约 1～2.5L，含有水、盐酸、胃蛋白酶原、黏液等，其 pH 值为 0.9～1.5 的强酸性液体。如此强酸，自身会不会被消化呢？在正常情况下，胃黏膜表面的上皮细胞相互连接非常紧密，几乎不允许胃酸穿过向黏膜深部弥散。同时，胃黏膜的细胞以每分钟 50 万个的速度脱落和增生，表面损伤的细胞很快被新细胞所代替，大概每 3 天就可更新一次。而且，胃黏膜表面常附着一层碱性的胶冻样黏液，有 1mm 以上的厚度，好像机器的油封，涂在胃黏膜的表面，遮挡胃酸与胃壁的直接接触，起着保护作用。一旦保护机制受到损害，胃酸将乘隙而入，损伤胃壁，造成胃炎或胃溃疡。

四、小　　肠

小肠盘曲在脐区和腹下区的大部，是食物消化吸收的主要部位。成人小肠全长约 5～7m，分为十二指肠、空肠和回肠。成人十二指肠长约 25cm，呈"C"形环抱着胰头。在十二指肠的降部有十二指肠大乳头，是胆总管和胰管汇合后的肝胰壶腹的开口，是胆汁和胰液的排出部位，开口处有括约肌环绕，可调控胆汁和胰液的流出量。空肠与回肠之间无明显界线。一般空肠占空回肠全长近侧的 2/5，占据腹腔的左上部，空肠外观上管径较粗，肠壁较厚，环状皱襞最多，同时血管较多，颜色较红。而回肠占空回肠全长远侧的 3/5，位于腹腔右下部，部分位于盆腔内。回肠管径较细，肠壁较薄，环状皱襞越来越少，同时血管较少，颜色较淡。回肠内淋巴组织较多；尤其在回肠下部多见。肠伤寒的病变多侵犯该处的淋巴组织，并可引发肠穿孔或肠出血。

小肠分泌的消化液称小肠液，分泌量成人每日1～3L，是分泌量最多的一种消化液，呈弱碱性。稠厚、碱性的十二指肠液可保护十二指肠黏膜免遭胃酸侵蚀。小肠液含有的肠淀粉酶分解淀粉为麦芽糖，肠肽酶分解多肽为氨基酸，肠脂肪酶分解脂肪为甘油和脂肪酸。溶菌酶可溶解肠壁或肠腔内的细菌。

小肠黏膜通过环状皱襞、绒毛和微绒毛3级突起，使小肠的表面积增加了600倍，其总面积达200m^2，简直是一个篮球场的大小，这样使食物与小肠有足够的接触面积，便于营养物质通过吸收细胞被充分吸收。小肠的不同段吸收的物质是不一样的。十二指肠和空肠吸收大部分糖类、蛋白质和脂肪的消化产物；而回肠能主动吸收胆盐和维生素B_{12}，营养物质在空肠被大部分吸收，因此是吸收功能最强的部位；而回肠只是作为一种吸收功能的贮备。

五、大　肠

大肠分盲肠、阑尾、结肠、直肠和肛管五部分，全长约1.5m。盲肠接回肠，两者相接处回肠突入到盲肠内形成回盲瓣，可限制回肠内容物进入盲肠的速度，同时防止大肠内容物逆流入小肠。

阑尾是连于盲肠下端的一条蚓状突起，一般人的长度约为6～8cm，其管腔狭小并开口于盲肠。阑尾根部较固定，在身体的表面位于脐与右髂前上棘连线的中、外1/3交界处，临床上称麦氏点，患阑尾炎时此处有明显的压痛。阑尾末端游离，因此位置变化较大。过去人们对阑尾存在着偏见，认为它是一个多余的废物，发炎时还惹出很多麻烦。实际上它是人体中的一个免疫器官，能产生淋巴细胞，对维持人体正常的免疫功能起着重要的作用。

结肠右侧连接盲肠，依次分为升结肠、横结肠、降结肠和乙状结肠，呈“门”形将小肠围起来。结肠的末端接直肠，它并非笔直，而是顺着骶骨行走，形成凹向前的骶曲；到尾骨的末端向后连接肛管，形成凹向后的会阴曲。肛管的内面有柱状的突起，突起下端形成一锯齿状环形线称齿状线，此线以上为黏膜，以下是皮肤。黏膜和皮肤下的静脉丛曲张分别称为内痔和外痔。肛管末端的开口称肛门，其周围有括约肌控制大便的排出。

大肠虽无重要的消化功能，但千万不要认为它只是装粪便的管道。大肠腺可分泌含黏液丰富的大肠液，能保护肠黏膜和润滑粪便。大肠内含有大量的细菌，死的和活的细菌总数约为粪便固体重量的20%～30%。细菌中所含的酶可分解食物残渣中的糖和脂肪，发酵后变成乳酸、二氧化碳和脂肪酸、甘油等，还可分解蛋白质，使之成胨、氨基酸等。某些细菌还能利用肠内物质合成维生素K和维生素B复合物。因此，滥用抗生素会导致大肠内菌群失调，从而使内源性维生素缺乏。另外，大肠还可以吸收残渣中的水分，如果粪便在大肠内贮留时间过久，会使大便干结，导致排便困难。同时食物残渣分解的有害物质会被吸收或直接作用于肠黏膜，有损健康，因此有便就排，一天应排大便1～2次。

六、肝和胆囊

肝位于人体的右上腹部，是人体最大的消化腺，也是最重要的人体器官之一，人体的许多工作都离不开肝的参与。实验证明，动物在完全摘除肝后，即使给予相应的生命维护疗法，最多也只能存活50多小时。

肝呈楔形，其上面通过韧带与膈相连，下面有一"H"形的沟，把肝分为左叶、右叶、方叶和尾状叶四部分。横行的沟称为肝门，是肝的血管、肝管、神经和淋巴管出入的部位。肝呈红褐色，质较脆，右上腹部受暴力打击时可导致肝破裂，引起腹腔内大出血。成人肝约重1300g，相当于体重的1/50。但小儿的肝相对较大，约为体重的1/20。正常情况下，成人在右侧肋弓下方是摸不到肝的。但是3岁以下的小儿在右侧肋弓下1～2cm内摸到肝是正常现象，对此千万不要大惊小怪。

肝内的基本结构和功能单位是肝小叶（图3-10），共约50万～100万个。肝小叶之间的结缔组织称门管区，肝门内通过的结构在此汇聚。肝小叶内有由肝细胞紧密排列在一起的肝索，肝索之间的毛细血管称肝血窦，与肝小叶中央的中央静脉相通。肝细胞膜向细胞质内凹陷形成胆小管。肝细胞所产生的胆汁排入胆小管，然后通过小叶间

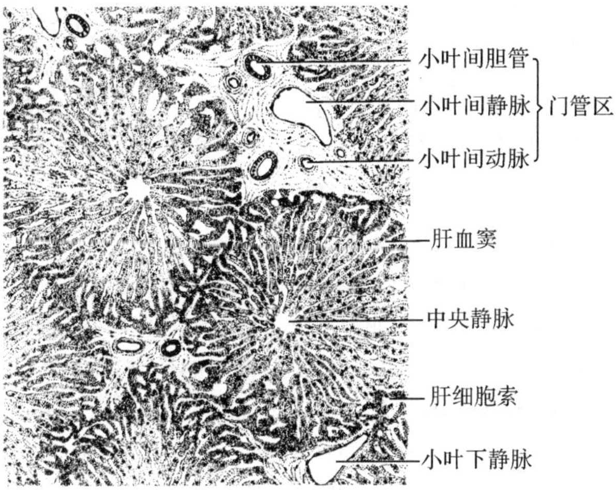

A.肝小叶微细结构

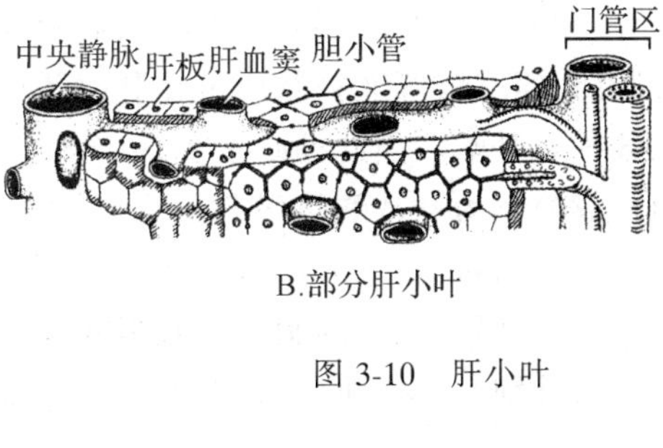

B.部分肝小叶

图3-10　肝小叶

胆管、左右肝管、肝总管、胆囊管输入到胆囊内贮存。

胆囊通过结缔组织连于位于肝下面的胆囊窝内，似长茄形，为贮存和浓缩胆汁的器官，容量约为 40～60ml。其末端的胆囊管与肝总管合成胆总管，它与胰管共同汇合成肝胰壶腹后开口于十二指肠大乳头(图 3-11)。

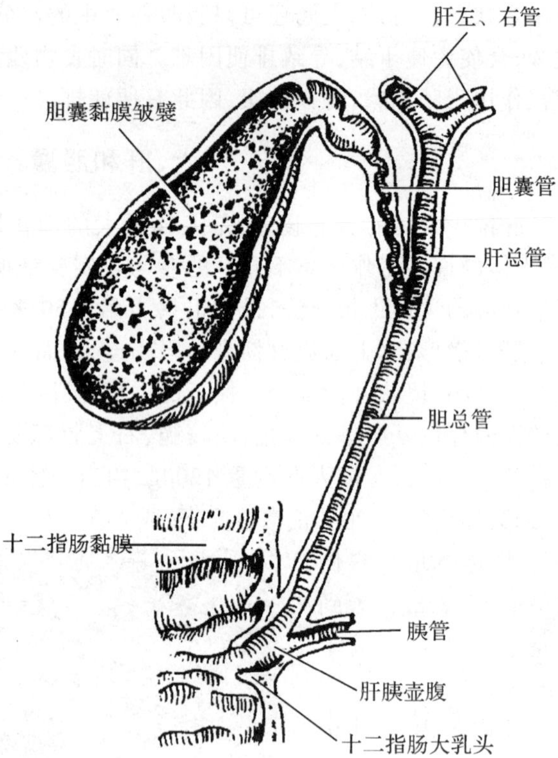

图 3-11　胆囊及胆汁排出管道

在胚胎时期，肝是产血量最高的造血工厂。出生后，肝转而成为人体内的“化工厂”而停止造血，但在严重贫血时，肝能恢复造血功能进行髓外造血，以应人体急需。肝的主要功能有：

1.分泌胆汁　肝细胞能不断地分泌胆汁，成人每日由肝输出的胆汁可达 500～1000ml。在未进食时，胆汁流入胆囊内暂时贮存；而在进食时，胆汁沿着输胆管道最后经胆总管进入十二指肠。胆汁的成分除含大量水分外，有胆色素、胆盐和胆固醇等，不含有消化酶。但胆汁能乳化脂肪，促进其消化和吸收；促进脂溶性维生素的吸收；防止胆固醇的沉积。若肝细胞病变或胆道堵塞等原因，使胆色素排泄障碍时，可使皮肤、巩膜和黏膜变黄称黄疸。

2.参与物质代谢　单糖经小肠黏膜吸收后，由肝门静脉输送入肝，在肝内转变为肝糖原而贮存。当血中的葡萄糖浓度不够时，肝糖原分解为葡萄糖进入血液供人体使用。脂肪、氨基酸等非糖物质可在肝内转化为糖，葡萄糖也可在肝内转变为脂肪酸及某些氨基酸。因此糖吃多了，也会使人发胖。

蛋白质经消化液分解为氨基酸被吸收后入肝，肝又利用氨基酸再重新合成人体所需要的各种功能的蛋白质，如白蛋白、纤维蛋白原和凝血酶原等。当肝功能受损时，可致凝血功能障碍。肝细胞内含有多种转氨酶，能将一种氨基酸转化为另一种氨基酸。当肝细胞受损而伴有细胞膜的变化时，转氨酶被释出到血液中，血中转氨酶含量就升高。

肝是脂肪运输的枢纽。消化吸收后的一部分脂肪先进入肝，以后再转变为体脂而贮存。饥饿时，贮存的体脂也先被运送到肝，然后再进行分解。肝参与多种维生素的代谢，如能将胡萝卜素转化为维生素 A。另外，肝还参与了许多激素的代谢，如雌激素的灭活就在肝中进行。

3. 解毒和防御　肝是人体内主要的解毒器官，它可保护机体免受损害，从而起到防御作用。外来的异物（细菌、病毒、药物等）和体内代谢产生的有毒物质多由肝进行氧化、还原、水解、结合等生化处理，使毒物成为相对无毒或溶解度大的物质，随胆汁或尿液排出体外。肝血窦内的巨噬细胞有很强的吞噬作用，可吞噬血液中的异物、细菌、染料等。据估计，肝门静脉血中的细菌 99% 在经过肝血窦时被吞噬。

肝的再生能力和潜力很大。动物实验将正常肝切除 70%～80%，仍能维持正常的生理功能，且能在 6 周内修复到将近原来的重量；但在人体内，一般认为约需 1 年后才能恢复到原来肝的重量。肝做出再生反应的唯一必需因素，就是存留的肝细胞必须是正常的，并且具有分裂能力。

七、胰

胰位于胃的后方，紧贴腹后壁，横过第 1、2 腰椎的前方。正常成人胰长约 15～20cm，重约 75～125g，分胰头、胰体和胰尾三部分。胰具有外分泌部和内分泌部两种组织结构。外分泌部分泌的物质称胰液，通过胰管排入到十二指肠大乳头参与消化。分泌量成人每日 1～2L，主要成分为水，其次是三种主要食物的消化酶元，酶元进入十二指肠后被胃酸激活成酶。胰脂肪酶可水解脂肪，胰蛋白酶和糜蛋白酶分解蛋白质，胰淀粉酶可分解淀粉为麦芽糖。因此，胰液在消化液中的化学性消化功能最强。

内分泌部是散布于外分泌部之间的细胞团，宛如散布在江湖、大海中的小岛，故称为胰岛。成人胰大约有 100 万～200 万个胰岛，约占胰体积的 1.5%，其大小不等。胰岛内主要含有三种内分泌细胞，分别是 A 细胞、B 细胞和 D 细胞，它们分泌的激素直接进入血液，因此，胰岛内含有丰富的毛细血管。

A 细胞数量占 20% 左右，分泌胰高血糖素，可使肝糖原分解成葡萄糖并抑制糖原合成等途径使血糖升高，为人体的新陈代谢提供能量。人体所需的能量 50%～70% 来自糖。B 细胞的数量最多，占细胞总数的 70%，分泌胰岛素，其功能恰好与胰高血糖素相反，促进糖原合成和葡萄糖分解，使血糖下降。胰岛素是人体内唯一的降低血糖的激素，也是唯一同时促进糖原、脂肪、蛋白质合成的激素。胰岛素的分泌受血糖浓度的调节,血糖升高立即引进胰岛素分泌;血糖降低,胰岛素分泌即减少。如果体内缺乏胰岛素,血糖升高超过肾滤过膜的"阈值"而使糖进入尿液,人就要患糖尿病。故胰岛素是糖尿病的"克星"。A、B细胞的分泌功能受着神经系统的调节,彼此协调与制约,配合十分默契,使血糖浓度维持在正常水平。D细胞分泌生长抑素,调节A、B细胞的功能,现代研究认为它还与人的记忆有关。

由此可见,胰的外分泌部通过分泌胰液参与食物的消化,胰岛则把进入人体的营养物质进行动用、贮存,两者相互呼应,共同维持人体内环境的平衡。

八、腹　膜

腹膜是覆盖腹壁、盆壁内面和腹腔、盆腔脏器表面的一层光滑的薄膜。其中衬于腹壁、盆壁内表面的部分称壁腹膜;被覆于腹腔脏器、盆腔脏器表面的部分称脏腹膜。壁腹膜和脏腹膜相互移行,共同围成一个不规则的潜在性的浆膜间隙,称为腹膜腔。腹膜腔在男性为一封闭的腔隙;在女性则借生殖管道与外界相通。因此,女性腹膜腔感染机会高于男性。

腹膜具有分泌、吸收、支持固定、修复和防御等功能。腹膜可分泌浆液(100～200ml),润滑脏器,使腹腔脏器自由滑动,减少摩擦。腹膜有广阔的表面积,具有很强的吸收能力,一般认为腹膜腔上部腹膜不仅表面积大,腹膜孔多,而且又邻接膈,由于受膈运动的影响,可促进其吸收,故该部腹膜吸收能力强;相比之下盆腹膜吸收能力就较差。所以腹膜炎病人或腹腔手术病人多采用半卧位,以减少有害物质的吸收。

腹膜在脏器与脏器之间以及脏器与腹壁、盆壁之间相互移行中,形成了网膜、系膜、韧带和陷凹等结构,对腹腔脏器起支持固定作用。腹膜还有防御和包裹作用,可防止炎症的扩散。其中大网膜是胃大弯连至横结肠的腹膜结构,它形似围裙,悬覆于横结肠和空、回肠的前方。大网膜呈网状,富有血管、脂肪和大量的巨噬细胞,具有防御功能。成人大网膜较长,可包裹腹膜腔内所有的炎性病灶,使炎症局限。小儿大网膜较短,一般在脐平面以上,因此下腹部炎性病灶如阑尾炎穿孔,不易被大网膜包裹,炎症易扩散,甚至可引起弥漫性腹膜炎。

小肠系膜是将空、回肠固定于腹后壁的双层腹膜结构,其全貌呈扇形,较长,容易发生系膜扭转,造成绞窄性肠梗阻。乙状结肠系膜是将乙状结肠连于盆壁的双层腹膜结构,位于腹膜腔的左下分,此系膜较长,使乙状结肠有较大的活动度,故易发生扭转,导致肠梗阻,尤以儿童多见。腹膜腔中的陷凹是液体积存的部位。

临床上根据腹膜是一种天然半透膜的原理，利用腹膜透析来治疗急、慢性肾功能衰竭。

（杨最素）

第三节　呼吸系统

身体中的组织细胞需要进行新陈代谢，不断地消耗氧气和产生二氧化碳，那么组织细胞如何才能够获得氧气供应并排出二氧化碳呢？这主要是依靠呼吸系统和脉管系统的共同作用来完成的。人体通过有节律的呼吸运动不断把外界的空气吸入肺泡内，由血液循环把氧气送至全身的组织细胞，供应它们的代谢需要，同时再由血液循环把组织细胞所产生的二氧化碳运送到肺泡内，通过呼吸运动呼出体外。

呼吸系统由呼吸道和肺组成（图 3-12）。呼吸道包括鼻、咽、喉、气管和主支气管等。肺由肺内支气管和肺泡构成。临床上通常将鼻、咽、喉称为上呼吸道；气管、主支气管和肺内各级支气管称下呼吸道。呼吸道是传送气体的通道，肺泡是进行气体交换的场所。

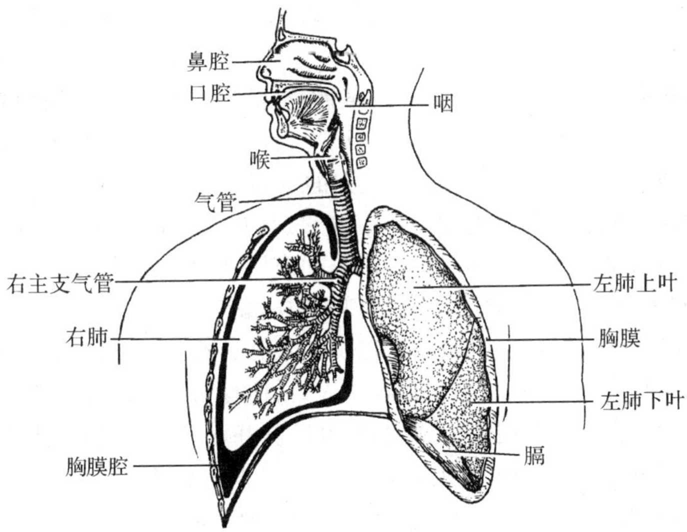

图 3-12　呼吸系统概况

一、鼻、咽、喉

（一）鼻

鼻是呼吸道的门户，又是嗅觉器官。鼻腔向前借鼻前孔与外界相通，向后借鼻后孔与咽相续，可分前下方的鼻前庭和后方的固有鼻腔。鼻前庭长有鼻毛，固有鼻腔的外侧壁有上、中、下三个鼻甲，三个鼻甲下方的裂隙分别称上、中、下鼻道。在上鼻甲及其相对的鼻中隔上部黏膜，称嗅区，内含嗅细胞。其余部分的黏膜称呼吸区，有腺细胞分泌的黏液连同鼻毛一起起阻挡和吸附灰尘、细菌的作用。在鼻中隔前下部的黏膜较薄，毛细血管丰富，是鼻出血的常见部位。鼻腔有使吸入空气加温、湿润、清洁和保护的作用。

鼻旁窦由骨性鼻旁窦衬附黏膜而成，包括上颌窦、额窦、蝶窦和筛窦四对，可调节吸入空气的温度、湿度，并对发音有共鸣作用。其中上颌窦腔大，窦口高于窦底，炎症时分泌物不易引流，容易发生感染和窦内积脓。

鼻为呼吸道的起始部，容易受到外界细菌、病毒等的侵袭。例如感冒时，鼻腔黏膜因炎症而水肿，出现流涕、鼻塞，甚至呼吸困难，同时嗅觉也会减退。

（二）咽（详见消化系统）

（三）喉

喉位于颈前部，上接咽，下续气管，既是呼吸通道，又是发音的器官，并可随吞咽和发音而上下移动。

喉由喉软骨及其连结构成支架，使喉腔能保持挺直和通畅，周围有喉肌，内面衬有黏膜。喉软骨有甲状软骨、环状软骨、会厌软骨和杓状软骨。喉腔内中部的两侧有两对矢状位的黏膜皱襞，其上方的一对称前庭襞，下方的一对称声襞（声带）。两侧前庭襞之间的裂隙为前庭裂，两侧声襞之间的裂隙为声门裂。声门裂是喉腔最狭窄的部位。喉腔以前庭裂和声门裂为平面从上到下依次分喉前庭、喉中间腔和声门下腔三部分。因声门下腔的黏膜下组织比较疏松，炎症时易引起水肿，而婴幼儿的喉腔较窄小，常因炎症水肿导致喉阻塞，造成呼吸困难。

在吞咽食物时，会厌软骨会盖住喉的入口，使食物不会落入气管而只能进入食管。如果我们在吃食物时讲话或叫喊，喉腔就开放，这时食物可能落入气管而引起咳嗽。咳嗽是一种急速有力的呼气动作，可以将异物（如痰等）或有害的气体排出体外，具有清洁、保护呼吸道的作用，但强烈、持久的咳嗽会损伤呼吸道黏膜，对机体是不利的。

喉腔内的声带因气流冲击振动而发出声音，成年男子的声带长而宽，故音调较低，成年女子的声带短而狭，故音调较高。在受冷或者发音过度后，可引起急性喉炎，声带充血肿胀，发音因此而嘶哑。

二、气管和主支气管

气管由14～16个呈“C”字形的气管软骨环借韧带连接而成，上接喉，下端于胸骨角(约第四胸椎体)平面分为左右主支气管。右主支气管粗短，走行较垂直，左主支气管细长，走行较横平，故吸入气管的异物易坠入右主支气管内，右肺的病变多于左肺。

三、肺

(一)肺的位置和形态

肺位于胸腔内，纵隔两侧，左右各一，略似锥形。肺呈海绵状而富有弹性，表面覆有脏胸膜。幼儿的肺呈淡红色，随年龄增长，吸入空气中的尘埃沉积增多，肺的颜色逐渐变为灰暗或蓝黑色，部分可呈棕黑色斑，吸烟者尤甚。

右肺粗短，分上中下三叶，左肺狭长，分上下两叶。肺尖突至颈根部，肺底宽大，邻接膈肌，内侧面中央有一凹陷称肺门，是主支气管、肺血管等进出的部位。

(二)肺的组织结构

肺组织分实质和间质两部分。肺实质可分导气部和呼吸部。导气部是由主支气管和进入肺内的支气管及其分支构成，包括肺叶支气管、肺段支气管、小支气管和细支气管。每一个细支气管及其相连属的肺泡，组成肺小叶，临床上的支气管肺炎即指肺小叶范围的炎症。细支气管管壁有环行的平滑肌，当平滑肌收缩时，细支气管的管径可变小，影响进入肺泡的气体流量。如果由于某种原因(如慢性支气管炎或过敏反应)引起细支气管平滑肌的持续性收缩，导致呼吸困难，称哮喘。

呼吸部包括呼吸性细支气管、肺泡管、肺泡囊和肺泡。每肺约有3亿～4亿个肺泡，总面积近$100m^2$，是吸入的气体与血液之间进行气体交换的场所。肺泡壁上含丰富的毛细血管网、大量的弹性纤维和肺巨噬细胞等。弹性纤维有助于肺泡扩张之后的回缩，当老年人的弹性纤维发生退化，或某些致病因素使弹性纤维遭到破坏，可使肺泡弹性减弱，肺泡持续扩大，导致肺大泡、肺气肿，从而降低肺泡的换气功能。肺泡壁的毛细血管网对于保证血液与肺泡腔中气体的广泛交换具有重要意义，肺泡和毛细血管之间的气体交换必须通过肺泡上皮及其基膜，毛细血管内皮及其基膜构成的四层结构，此四层结构合称呼吸膜或气血屏障。肺巨噬细胞能吞噬病菌和异物，并且尚可越过肺泡上皮而进入肺泡腔，对吸入空气的净化及局部防御机制起着重要的作用。巨噬细胞吞噬灰尘后，即称为尘细胞。

肺间质由肺内结缔组织、血管、淋巴管和神经所组成。

(三)呼吸运动

每一个人从出生的那一天起,在整个生命活动过程中,呼吸运动总是不断地有节律地进行着。呼吸就是把外环境中的氧气送给每个细胞,并将每个细胞代谢后产生的二氧化碳排出体外的过程。人们通常所称的"呼吸"往往仅指气体进出肺的过程,即外环境与肺泡内进行气体交换的过程,这实际上只是整个呼吸过程的第一步,称为肺通气过程;将吸入肺泡的氧气交换至血液中,称为肺换气过程,这两部分合称为外呼吸;通过血液循环再将血液中的氧气运输到组织细胞,称为气体运输;最后血液将其中的氧气交换给组织细胞,称为组织换气或内呼吸。二氧化碳从组织运输到肺泡排出体外同样需要这些过程,故呼吸全过程包括外呼吸、气体运输和内呼吸三个连续的环节。任何一个环节发生障碍,就会发生呼吸困难。

1.肺通气　肺通气是指外环境的气体与肺泡中的气体进行交换的过程,是通过呼吸运动来实现的,而呼吸肌的收缩和舒张则是实现肺通气的原动力。

(1)肺通气的动力　肺本身不具有自行张缩的能力,它所以能够在吸气时扩张,主要依靠膈肌和肋间外肌等呼吸肌的收缩,使胸廓上下、前后、左右径都扩大,胸腔和肺的容积增大,而迫使肺泡扩张,产生吸气动作,是一种主动过程。当平静呼气时,由于膈肌和肋间外肌的舒张,使胸廓因本身弹性和重力的作用,即从扩大状态回复到原来状态,肺也随之回缩而发生呼气,故平静呼气时并无呼气肌参与活动,是被动过程。但在用力呼气时除吸气肌群的舒张外,尚有肋间内肌、腹肌等呼气肌参与收缩,此时胸廓可缩得更小,呼出的气体也更多,故此时的呼气也是一个主动过程。

以肋间外肌舒缩为主的呼吸运动,胸壁起伏明显,称胸式呼吸。以膈肌舒缩为主的呼吸运动,腹壁起伏明显,称腹式呼吸。在正常情况下,由于膈肌稍稍下降就能大大增加胸廓容积,故在平静呼吸时,由膈肌收缩所形成的吸气量,约占吸气总量的4/5,故一般人均以腹式呼吸为主。

呼吸运动虽然有"自动节律性",平时往往意识不到自己的呼吸,但呼吸肌是骨骼肌,是可以由意识控制的,人们可以有意识地控制自己的呼吸运动。具有管理和控制呼吸运动的结构称为呼吸中枢,主要位于延髓,若延髓损伤则有节律性的呼吸运动也随之立即停止。呼吸肌与其他骨骼肌一样,运动过于强烈和持久,也可以发生疲劳,严重时导致呼吸衰竭。

(2)肺通气的阻力　尽管平时人们意识不到自己的呼吸运动,似乎呼吸运动是很省力的。但呼吸肌实际是要克服一些阻力才能使胸廓扩张,是要做功的。通常呼吸运动的阻力分两种,即弹性阻力和非弹性阻力。

1)弹性阻力:胸廓有弹性,肺也有弹性,好像牛皮筋有弹性一样,要拉长它需要用力,同时肺在吸气时的弹性阻力大小又决定了肺泡回弹(呼气)的动力大小。若因疾病致肺的弹性纤维遭到破坏时,弹性阻力减小,肺回缩力也降低,使肺泡的气体不易呼出。

2)非弹性阻力:主要是气流通过呼吸道时遇到的摩擦阻力。气流速度愈快,阻力愈大;气道愈狭窄,阻力愈大。如支气管哮喘病人,由于支气管平滑肌痉挛,加上气管内分泌物的增多,使支气管显著狭窄,故此类病人的非弹性阻力很大,主要表现在呼气时,由于整个肺回缩,小支气管腔更小,气体很难呼出,而出现呼气困难。

已知支气管平滑肌受两套神经支配,一套称迷走神经(副交感神经),当其兴奋时,末梢释放乙酰胆碱,使支气管平滑肌收缩,管腔缩小;另一套为交感神经,当其兴奋时,末梢释放去甲肾上腺素,使支气管平滑肌舒张,管腔扩大。对于因非弹性阻力增大而发生呼吸困难的病人,用类似于交感神经末梢释放的药物进行治疗,可使支气管管腔扩大,从而改善呼吸困难症状。

2. 气体交换和气体运输　气体交换包括肺换气和组织换气。

(1)气体交换　它们都是以物理扩散的方式进行的,其动力就是气体的分压差。

从肺动脉来的静脉血经过肺泡时,由于肺泡中氧气压力比静脉血氧气压力高,所以氧气从肺泡扩散到肺泡周围的毛细血管中,同时由于血液中的二氧化碳压力比肺泡内的二氧化碳压力高,二氧化碳扩散到肺泡内,最后由呼气排出体外。通过肺换气使血液循环中的静脉血转变成了动脉血。

在组织内,血液中动脉血的氧气压力比组织中的氧气压力高,所以氧气从血液中扩散到组织细胞,供给细胞氧化代谢的需要,同时细胞代谢产生大量二氧化碳,从组织扩散到血液中,此时由动脉血转变成了静脉血。

(2)气体运输　血液运输气体的方式有两种:一是物理溶解,即气体分子直接溶解于血浆中;二是化学结合,即气体分子与血液中某些化学物质结合,使气体与某一化合物结合后失去了气体的性质而成为化合物的一部分。以氧为例,氧气在肺泡毛细血管中与红细胞中的血红蛋白相结合,变成氧合血红蛋白参与运输,到达组织后,氧合血红蛋白将所结合的氧释放出来,重新成为气体,以供组织利用。一氧化碳也能与血红蛋白相结合,而且抢占结合位置的能力要比氧气大210倍。所以煤气中毒时的致命作用即在于一氧化碳与血红蛋白结合后,使氧气在血液中的运输发生障碍,导致组织细胞缺氧,出现头晕、眼花、四肢无力、恶心、呕吐等症状,严重时可引起昏迷,甚至危及生命。发生煤气中毒的急救原则是将病人快速安置于无一氧化碳,而氧气充足且流通的地方。临床应用高压氧可增加血液中物理溶解的氧气含量,同时加速驱赶出已与血红蛋白相结合的一氧化碳。

二氧化碳的化学结合形式有两种:一种是二氧化碳直接与血红蛋白相结合,其结合处与氧结合点不一样,不像一氧化碳那样会抢占氧的结合点;第二种形式是通过红细胞催化二氧化碳与水相结合变成碳酸氢盐而进行运输。值得注意的是,两者都有赖于红细胞,故红细胞不仅是运输氧气所必需,也是运输二氧化碳所必需。贫血者的血液中红细胞内的血红蛋白含量低于正常,使血液运输氧和二氧化碳的能力都下降,将影响全身各组织细胞的代谢活动。

(四)胸内负压和气胸

胸膜腔是由脏层胸膜和壁层胸膜间所构成的密闭间隙,内有少量液体作为滑润剂,以减少脏层与壁层在呼吸运动时的摩擦。所谓胸内负压是指胸膜腔内压比外界大气压低,有维持肺泡扩张状态的作用,当胸内负压消失时,可造成肺萎缩,严重者可危及生命。正常时肺充满整个胸腔,并处于扩张状态,假如胸膜腔一旦与外界大气相通,如胸壁因外伤刺穿或慢性肺部疾病致肺大泡破裂等,使外界空气立即进入胸膜腔压迫肺而产生不同程度的萎缩现象。当胸膜腔的密闭性遭到破坏时,空气进入胸膜腔称为气胸。胸内负压是由肺的弹性回缩力引起的,弹性回缩力愈大,胸内负压愈低。

(五)肺活量

平静呼吸时,呼吸频率为12～18次/分,年龄越小,呼吸次数越多。肺内气体容量,随着呼吸的深度而不同。正常成年人每次平静吸进或呼出的气体量约400～500ml,称为潮气量。在最大深吸气后再作最大深呼气,所能呼出的气体量叫肺活量,它反映的是肺在一次呼吸活动中最大的通气能力,正常成年人肺活量的平均值,男性约3500ml,女性约2500ml。肺活量的大小受性别、年龄、身材、呼吸肌的发达程度、呼吸系统疾病(如肺炎、气胸)及肺和胸廓弹性的影响而异,个体间可以有较大的差异,但每个人在不同时间的肺活量变化有临床参考价值,例如在粉尘较多的作业环境中工作的工人,定期测定每个人的肺活量,观察其变化情况有实用价值。

在最大呼气后,肺内仍残留的气体量称为余气量。平静呼气后肺内留下的气体量称为功能余气量,正常成年男性约2500ml,女性为2000ml。慢性支气管炎患者,由于长期咳嗽,小肺泡破裂融合成肺大泡,肺泡数量减少,肺弹性回缩力下降，功能余气量增加，而形成肺气肿。通过体育锻炼可使呼吸肌发达，肺活量增加，这对增强通气功能显然是有利的，可大大提高健康水平。

（六）肺的血液循环特点

供应肺的血管有两套：一套来自体循环的支气管动脉及其分支，与支气管伴行入肺，为营养性血管；一套来自肺循环的肺动脉及其分支，在肺泡表面形成毛细血管网，主要完成肺内的气体交换，为功能性血管。两套血管系统在呼吸性细支气管以下有吻合支联系。

四、胸膜、胸膜腔与纵隔

胸腔由胸骨、肋骨、脊柱胸段和肋间肌等所围成，胸腔借中间的纵隔分为左右两腔，内容纳左右肺。

胸膜为一层浆膜，可分壁胸膜和脏胸膜两部分，脏胸膜紧贴肺表面，壁胸膜贴附于胸壁内面、膈肌上面和纵隔两侧。脏、壁两层胸膜在肺根处互相移行成的密闭腔隙称胸膜腔，腔内呈负压，有利于肺的扩张。

纵隔是位于两侧纵隔胸膜之间所有器官和组织结构的总称，内有心、出入心的大血管、气管、食管等结构。

（宋跃华）

第四节　泌尿系统

人每天都要排出一定量的尿液，这是因为人体在新陈代谢过程中不断地产生各种代谢产物，如尿素、尿酸、肌酸、肌酐、多余的无机盐和水分等，经血液循环运送到肾，在肾内形成尿液，再经输尿管流入膀胱暂时贮存，当尿液达到一定的量后，最后经尿道排出体外。肾的泌尿作用，不但排出人体代谢过程中的废物，而且调节着体内液体的总量、血浆的离子成分、渗透压和酸碱度等，所以肾对调节机体内环境的相对稳定和电解质平衡起着重要作用。若肾功能发生障碍，溶解于水的代谢产物不能及时经尿液排出体外而在体内蓄积，人体内环境的相对稳定遭受破坏，因而影响机体新陈代谢的正常进行，严重时可出现尿毒症而危及生命。

泌尿系统包括肾、输尿管、膀胱和尿道（图 3-13）。

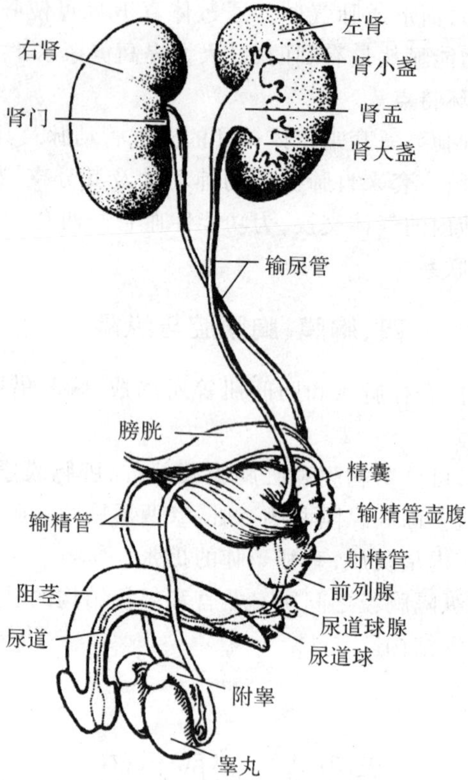

图 3-13　泌尿系统概观

一、肾

(一)肾的位置和外形

肾位于腹后壁,脊柱的两侧,左右各一,但右肾受肝的影响比左肾略低。肾的外形呈蚕豆形,其内侧缘中央有一凹陷称肾门,是肾盂、肾的血管等进出的部位。肾门在背部的体表投影位于竖脊肌的外缘与第十二肋所形成的夹角,称肾区。在临床上,当肾有病变时,肾区有叩击痛,是检查肾脏有无疾病的一种简便方法。

(二)肾的结构及被膜

在肾的额状切面上,可分肾皮质和肾髓质两部分。肾皮质富有血管,呈红褐色,构成肾的外周部;肾髓质位于皮质的深面,有 15～20 个肾锥体,锥体尖端称肾乳头,被肾小盏包绕。2～3 个肾小盏汇成肾大盏,肾大盏合并成肾盂,肾盂出肾门移行为输尿管(图 3-14)。

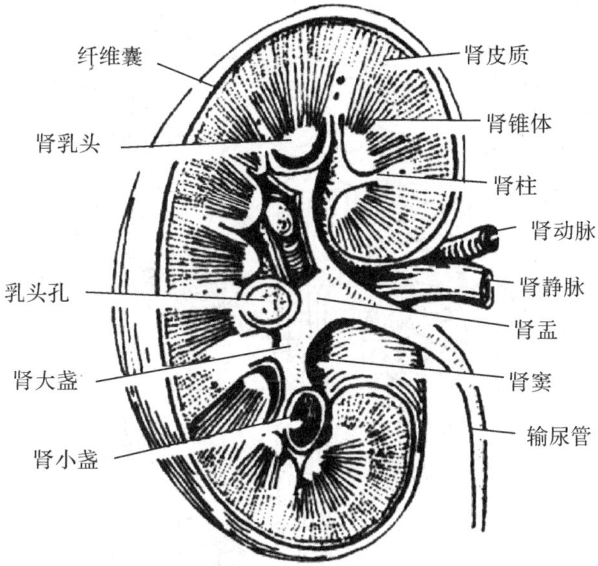

图 3-14　肾的冠状切面

肾的被膜从内向外有三层,即纤维囊、脂肪囊和肾筋膜,有保护和防止肾下垂的作用。

(三)肾的组织结构

肾实质由大量泌尿小管构成。泌尿小管包括肾单位、集合小管两部分。肾单位是肾的基本功能单位(图 3-15),每个肾约有 100 万～150 万个肾单位,可分肾小体和肾小管两部分。肾小体位于皮质内,由肾小球和肾小囊构成。肾小球是包在肾小囊内一团蟠曲的毛细血管,肾小囊内、外层间的腔隙为肾小囊腔,肾小球内血液滤过后进入肾小囊的液体称原尿。肾小管续接肾小囊,由近端小管、细端和远端小管构成,具有重吸收作用。远端小管又与集合小管相连,集合小管从皮质走向髓质最后开口于肾乳头。由肾乳头排入肾小盏的尿液称终尿。

(四)尿的生成

健康人的尿液呈淡黄色的透明液体,呈弱酸性,比重在 1.015～1.025 之间,但尿液的这些特性受气候、饮食、饮水量和劳动等情况而变化。不吃荤食的人,尿液可呈碱性反应。天气热、饮水少或劳动强度大时,尿量少,颜色深,比重大。大量饮水后,尿量多,颜色淡,比重小。

尿液的主要成分是水,占 97% 左右,其余是溶解于其中的固体物质,如

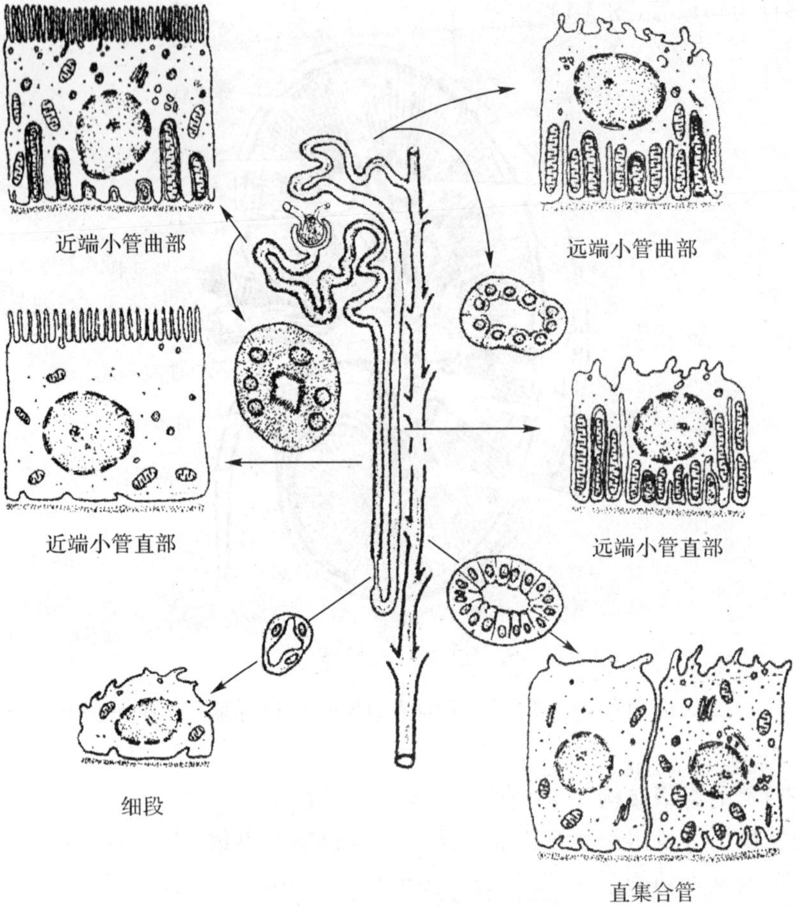

图 3-15　肾单位微细结构示意图

Na^+、K^+、Cl^-和尿素、尿酸、肌酸、肌酐等，在正常尿液中，一般没有蛋白质、糖和血细胞。若临床尿常规检查出尿中有蛋白时，称蛋白尿，尿中有糖时，称糖尿，尿中出现血细胞时，称血尿。

尿液的形成过程可分两个步骤：第一是肾小球的滤过作用；第二是肾小管的重吸收和分泌作用。

1. 肾小球的滤过作用　肾动脉进入肾脏，经不断分支形成入球微动脉，再分支形成毛细血管球，最后汇合成一条出球微动脉离开血管球。入球微动脉管径比出球微动脉粗大，使血管球内压力较高，有利于毛细血管内血液的滤出。肾小囊分内、外层，两层之间的腔隙为肾小囊腔，其内层细胞由具有多突起的足细胞构成。足细胞的体积较大,包裹在毛细血管的外面,胞体发出初级突起和次级突起,次级突起之间呈栅栏状镶嵌,其间留有的狭窄间隙上面有裂孔膜覆盖。当肾血管内的血液流经血管球毛细血管时,血浆内的无形成分经过毛细血管的有孔内皮细胞、内皮细胞外面的基膜和覆在肾小囊内层细胞间的裂孔膜而滤入肾小囊腔形成原尿,这三层结构合称滤过膜或血尿屏障。滤过膜对血浆成分具有选择性的通透作用,即只允许小分子物质通过,而大分子物质如血细胞、蛋白质就限制通过。如滤过膜受损(如肾小球肾炎等)时,滤过膜的通透性增加,血液中的大分子物质如蛋白质、红细胞等就会滤出或漏出,在尿中出现血细胞(血尿)和蛋白质(蛋白尿)。

2.肾小管的重吸收和分泌作用 正常成人每昼夜两肾滤出的原尿约180L,而每天排出的尿量只有1.5L左右,这是因为99%的水、几乎所有的葡萄糖、氨基酸、无机盐都被肾小管和集合小管吸收入血,此为重吸收。此外小管上皮以分泌的方式排出钾、氢、氨及肌酐、马尿酸等,因此肾小管是吸收原尿中有用物质和水及分泌、排泄某些废物的重要部位,对维持体液的酸碱平衡起重要作用。但是上皮细胞的这种重吸收能力也是有一定限度的,例如当血糖浓度达每100ml血液中含160mg(正常为80～120mg)葡萄糖时,超过滤过阈值,血液中的糖经滤过膜进入原尿,而使尿中糖含量增加,肾小管上皮细胞就不能将其全部重吸收入血液,故在尿液中出现糖尿。

肾小管的重吸收和分泌作用是肾小管上皮细胞的主动过程,它受体内某些激素的调节。如垂体后叶产生的抗利尿激素可以增加远端小管上皮细胞对水的重吸收,使尿液浓缩,尿量减少。当因病致抗利尿激素分泌不足时,病人每日的尿量会因此而大大增加(增加几升甚至几十升),称为尿崩症。肾上腺皮质产生的醛固酮,可促进肾小管中远端小管上皮对钠的重吸收和对钾的分泌排出。当醛固酮分泌不足或过多时,都会影响人体内的钠钾平衡,出现水盐代谢紊乱。

因此,尿液的生成先是经肾小体的滤过,形成原尿,再经肾小管各段和集合小管的重吸收,同时,管壁上皮细胞将体内的一些代谢产物和某些外来物质(如药物、毒素)排入管腔中,称为分泌。三者共同作用的结果是形成终尿,经乳头管排入肾小盏。

二、输尿管

输尿管是一对细长的肌性管道,长约25～30cm,左右各一,起于肾盂,终于膀胱(图3-13)。输尿管有三处较狭窄,是结石易滞留部位。这三个狭窄部位分别是:①输尿管的起始处(输尿管与肾盂连接处);②进入盆腔处(跨过髂血管分叉处);③穿膀胱壁处。

三、膀　胱

膀胱是肌性的囊状器官,位于盆腔前部(图 3-13),有贮尿的作用,成人其容量一般为 300～500ml,可分膀胱尖、体、底和颈四部分。成人的膀胱排空时位置较低,上界不超过耻骨联合上缘,但当膀胱充盈时,其顶部可上升至腹腔,使膀胱前壁下部与腹壁相贴,此时可经下腹部穿刺膀胱,而不会经过腹膜腔。在男性,膀胱底的后方与直肠、精囊等毗邻,膀胱颈的下方与前列腺毗邻;在女性,膀胱底的后方毗邻子宫和阴道。在膀胱底的内面,左右输尿管口和尿道内口之间有黏膜较光滑的区域,称膀胱三角,是肿瘤和结核的好发部位。

四、尿　道

女性尿道始于尿道内口,开口于尿道外口,仅 4cm 长,其特点是短直宽,易引起逆行性尿路感染。男性尿道见男性生殖系统。

(宋跃华)

第五节　生殖系统

生物体生长发育到一定阶段后,能够产生与自己相似的子代个体,这种功能称为生殖。在高等动物,生殖是通过两性生殖器官的活动来实现的。生殖系统包括内生殖器和外生殖器。男性内生殖器由生殖腺(睾丸)、输精管道(附睾、输精管、射精管和尿道)和附属腺(精囊腺、前列腺、尿道球腺)组成,外生殖器包括阴囊和阴茎(图 3-16)。女性内生殖器由生殖腺(卵巢)、生殖管道(输卵管、子宫、阴道)及附属腺(前庭大腺)组成,外生殖器是女性外阴。生殖腺分别产生精子、卵子和男性、女性激素,精子与卵子结合形成新生命,激素是维持第二性征。其他生殖器官分别具有输送生殖细胞,进行性行为和受精的功能,以及是胚胎发育的场所和分娩的通道。

一、男性生殖系统的器官

(一)内生殖器

1. 睾丸

(1)形态结构　睾丸位于阴囊内,左右各一,呈扁卵圆形。成年后,每个睾丸重量约 10～20g,平均 15g。初生儿的睾丸相对较大,从出生后到青春期前发育

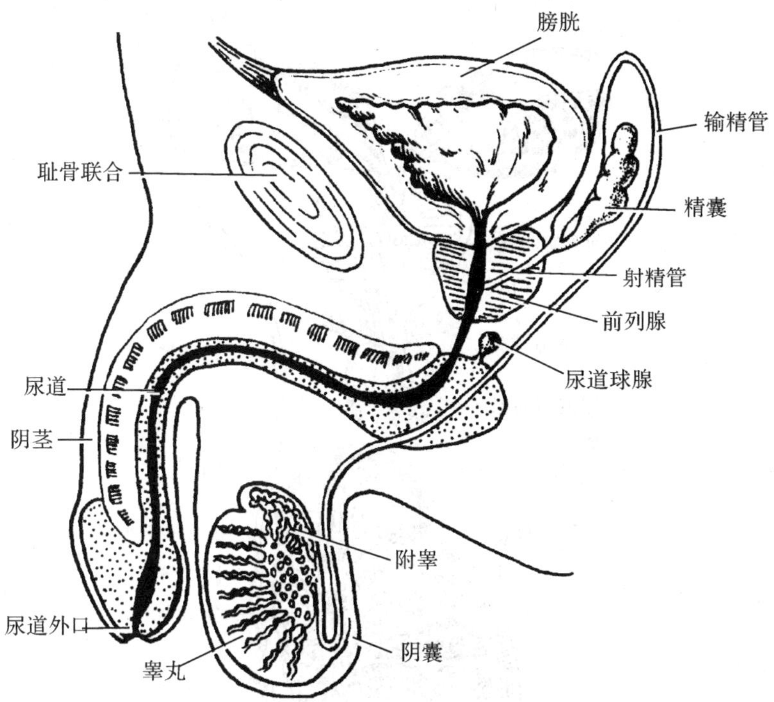

图 3-16　男性生殖系概观

较慢,青春期后迅速发育增大,老年人的睾丸随着年龄的增长而逐渐萎缩变小。睾丸的表面包被致密结缔组织构成的被膜叫白膜。在睾丸后缘,白膜增厚并突入睾丸实质内形成放射状的小隔,把睾丸实质分隔成许多锥体形的睾丸小叶,每个小叶内含 2～3 条精曲小管,是产生精子的场所。精曲小管之间的结缔组织称间质,内有间质细胞,可分泌男性激素。精曲小管在睾丸小叶的尖端处汇合成直细精管再互相交织成网,最后在睾丸后缘发出 10 多条输出小管进入附睾(图 3-17)。

睾丸分为内外两侧面、前后两缘及上下两端。其中后缘较平直,与附睾和精索下部接触,血管、淋巴管及神经由此出入。上端后部被附睾头遮盖,下端游离。睾丸与附睾表面有睾丸固有鞘膜,分脏、壁两层,两层之间形成鞘膜腔,腔内有少量浆液,适宜于睾丸在阴囊内活动。

(2)生理功能

1)睾丸的生精作用:精曲小管上皮由生精细胞和支持细胞构成。精原细胞分阶段发育形成精子。

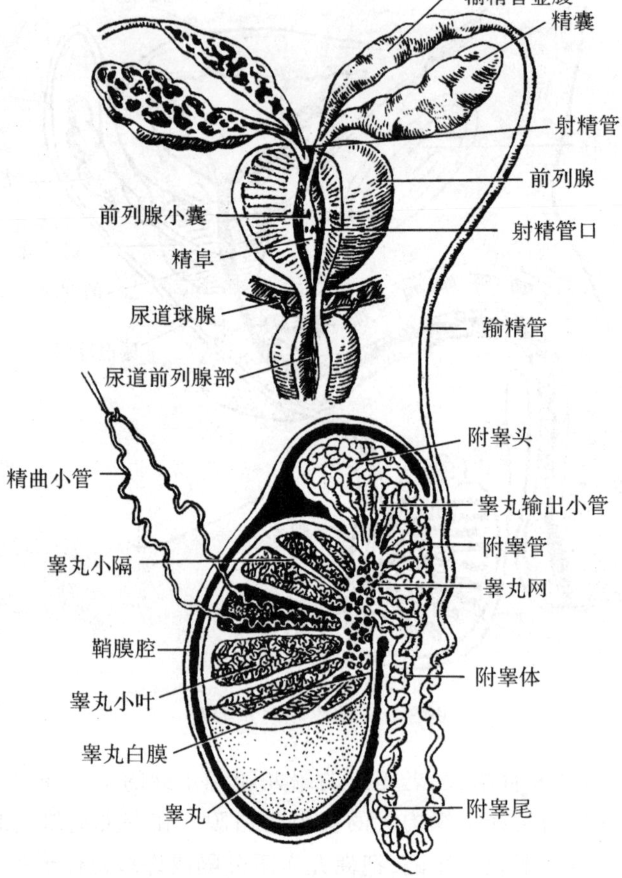

图 3-17　睾丸、附睾的结构和模式图排精途径模式图

精子由精子细胞变态而来，形似蝌蚪，长约 60μm，分头、尾两部。

增殖活跃的生精细胞易受多种物理化学因素的影响，如射线、微波、高温、药物、毒素、性激素及维生素等。如隐睾患者，服用生棉子油（含棉酚）或服用雷公藤，可造成精子发生障碍。

支持细胞为各级生精细胞提供营养，并起着保持与支持作用，为生精细胞的分化发育提供合适的微环境。支持细胞形成的血睾屏障防止生精细胞的抗原物质进入血液循环而引起免疫反应。

阴囊内温度较腹腔低 2℃左右，适于精子的生成。在胚腔发育期间，由于某种原因睾丸不下降或下降受阻未能进入阴囊而停留在腹腔内或腹股沟内，称隐睾症，则精曲小管不能正常发育，影响精子产生。

在附睾内精子进一步成熟，并获得运动能力。附睾内可贮存小量的精子，大量的精子则贮存于输精管及其壶腹部。

2)睾丸的内分泌作用：睾丸的间质细胞分泌雄激素(睾酮)，位于睾丸间质内，成群或单个存在。20岁时，双侧睾丸约有7亿个间质细胞，以后每年减少约800万，但血浆内睾酮的浓度到40～50岁基本恒定，50岁以后逐渐下降。睾酮的功能主要是促进和维持男性第二性征，包括促使阴毛、胡须生长、喉结发育，皮脂腺分泌旺盛，声调低沉，骨骼肌发达，骨盆狭小等特征，同时保证性欲和性功能的完成。

2.附睾　紧贴睾丸的上端和后缘，可分为头、体、尾三部。头部由输出小管蟠曲而成，输出小管的末端连接一条附睾管。附睾管长约4～5m，蟠曲构成体部和尾部。管的末端急转向上直接延续成为输精管。附睾管除贮存精子外还能分泌附睾液，其中含有某些激素、酶和特异的营养物质，它们有助于精子的成熟。

3.输精管　长约40cm，壁厚腔小，于活体触摸时，呈硬索状。输精管行程较长，从阴囊到外阴部皮下，再通过腹股沟管入腹腔和盆腔，在膀胱底的后面精囊腺的内侧膨大形成输精管壶腹，其末端变细，与精囊腺的排泄管合成射精管。射精管长约2cm，穿过前列腺实质，开口于尿道前列腺部。

精索呈一对扁圆条索状，由睾丸上端延至腹股沟管内口。它由输精管、睾丸动脉、蔓状静脉丛、神经丛、淋巴管等为主体，外包三层筋膜构成。

4.附属腺

(1)精囊腺　扁椭圆形囊状器官，位于膀胱底之后，输精管壶腹的外侧，其分泌液参与构成精液。

(2)前列腺　是分泌精液的主要腺体，呈栗子形，位于膀胱底和尿生殖膈之间，中间有尿道的前列腺部穿过。前列腺的间质中混有大量的平滑肌，较坚硬；其导管最后汇合成20～30条，开口于尿道前列腺部。

小儿前列腺较小，性成熟期后生长迅速，老年腺组织退化，结缔组织增生，可造成前列腺肥大。前列腺外包有结缔组织囊，肥大时向周围伸展受限，便向中心扩展而压迫尿道，引起尿潴留，需导尿甚至行前列腺摘除。随着社会的老龄化，此种病人逐渐增多，应引起高度重视。

(3)尿道球腺　是埋藏在尿生殖膈内的一对豌豆形小腺体，导管开口于尿道海绵体部的起始段，其分泌物在射精时可润滑尿道。

(二)外生殖器

1.阴囊　皮肤薄而柔软，多皱褶，皮下组织内含有大量平滑肌纤维，叫肉膜。

肉膜在正中线上形成阴囊中隔将两侧睾丸和附睾隔开。肉膜遇冷收缩,遇热舒张,借以调节阴囊内的温度,利于精子的产生和生存。

2.阴茎　分为头、体和根三部分。阴茎头为阴茎前端的膨大部分,尖端有尿道外口,头后稍细的部分叫阴茎颈。阴茎根藏在皮肤的深面,固定于耻骨下支和坐骨支上。根、颈之间的部分为阴茎体。

阴茎由两个阴茎海绵体和一个尿道海绵体,外面包以筋膜和皮肤而构成(图 3-18)。两个阴茎海绵体紧密结合,并列于阴茎的背侧部,前端嵌入阴茎头后面的凹窝中,后端分离,即阴茎根。尿道海绵体位于阴茎海绵体腹侧中央,尿道贯穿其全长,前端膨大即阴茎头,后端膨大形成尿道球,固定于尿生殖膈上。

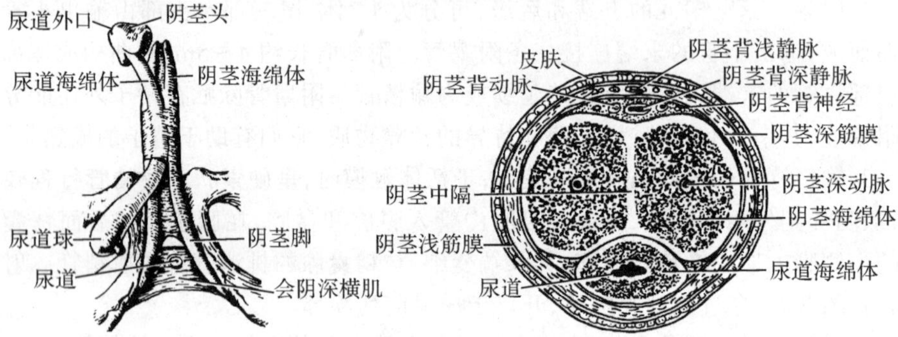

图 3-18　阴茎的外形与结构

海绵体是一种勃起组织,外面包有坚厚的白膜,内部由结缔组织和平滑肌组成海绵状支架,其腔隙与血管相通。当腔隙内充满血液时,阴茎变粗变硬而勃起。阴茎皮肤薄而软,皮下组织疏松,易于伸展。阴茎体部的皮肤至阴茎颈游离向前,形成包绕阴茎头的环形皱襞叫阴茎包皮。在阴茎头腹侧正中线上,包皮与尿道外口相连的皮肤皱襞叫包皮系带,做包皮环切时注意勿损伤此系带。青春发育后,阴茎包皮仍包住阴茎头或向上移动困难而不能全部显露阴茎头,分别称包茎或包皮过长。因阴茎头周围分泌物不易清洗而易发炎致癌并影响性生活,故应在结婚前行包皮环切术。

3.男性尿道　既排尿又排精,起于尿道内口,止于阴茎头尖端的尿道外口(图 3-19)。成人尿道长约 18～20cm,全程可分为三部:前列腺部(穿过前列腺的部分)、膜部(穿过尿生殖膈的部分,长约 1.2cm)和海绵体部(穿过尿道海绵体的部分)。临床上将前列腺部和膜部称为后尿道,海绵体部称为前尿道。

男性尿道全程中有三处狭窄和两个弯曲。三个狭窄是尿道内口、膜部和尿道外口。两个弯曲分别位于耻骨联合下方(相当于膜部和海绵体部起始段,凹向

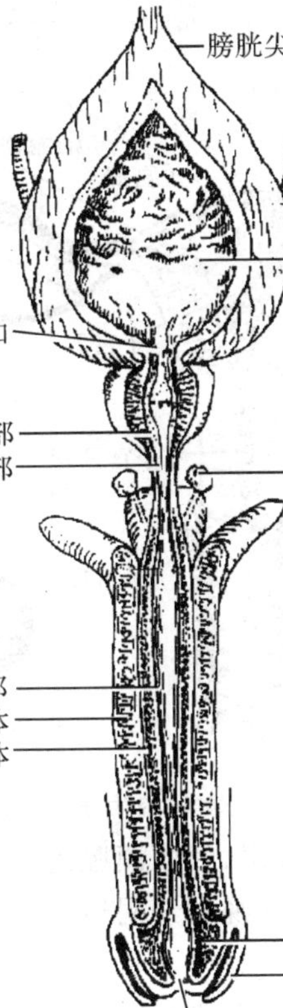

图 3-19 男性尿道

上)和耻骨联合前下方(相当于阴茎根与体之间,凹向下),后一个弯曲当阴茎向上提起时消失,所以临床上作导尿或尿道扩张时,首先上提阴茎,使此弯曲消失以利插管。

二、女性生殖系统

卵巢产生卵细胞和分泌女性激素;输卵管输送卵细胞,也是卵受精的场所;子宫是孕育胎儿的器官。女性生殖器官有明显的年龄变化,10 岁以前生殖器官生长迟缓,10 岁以后逐渐发育生长,至青春期(13～18 岁),生殖器官迅速发育成熟,卵巢开始排卵并分泌性激素,子宫内膜出现周期性变化,乳房增大,性成熟,具有生育能力。更年期(45～55 岁)的卵巢功能逐渐减退,生殖器官日趋萎缩。绝经期以后,卵巢退变,结缔组织增生,不再排卵。

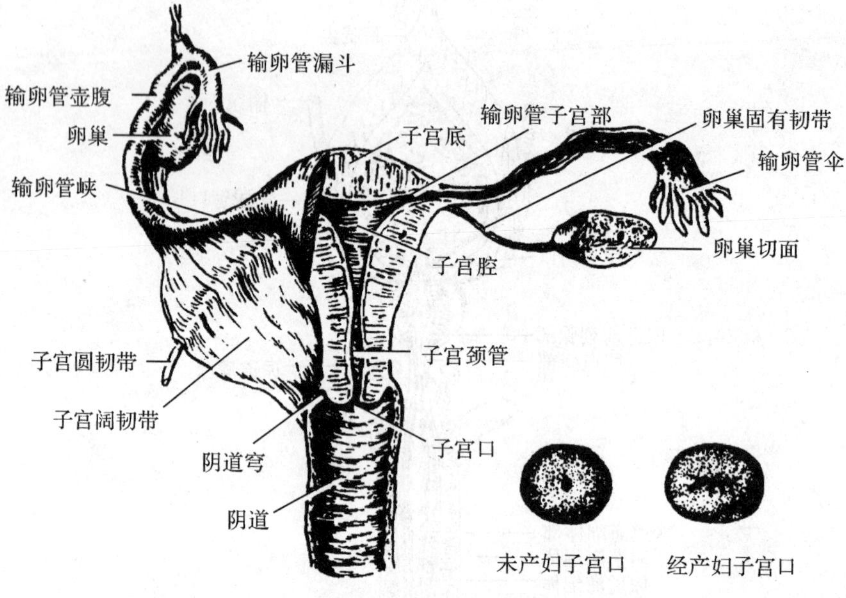

图 3-20　女性内生殖器全貌

成熟的卵细胞从卵巢表面排出，经腹膜腔进入输卵管，在管内受精后移至子宫内膜发育生长，成熟的胎儿于分娩时经阴道娩出。

(一)内生殖器

1.卵巢　卵巢呈扁椭圆形，左右成对。在小骨盆上口平面，贴靠骨盆侧壁。

卵巢是实质性器官，可分为浅层的皮质和深层的髓质(图 3-21)。皮质内藏有胚胎时期已生成的 10 万个以上的原始卵泡，内各含一个卵原细胞。

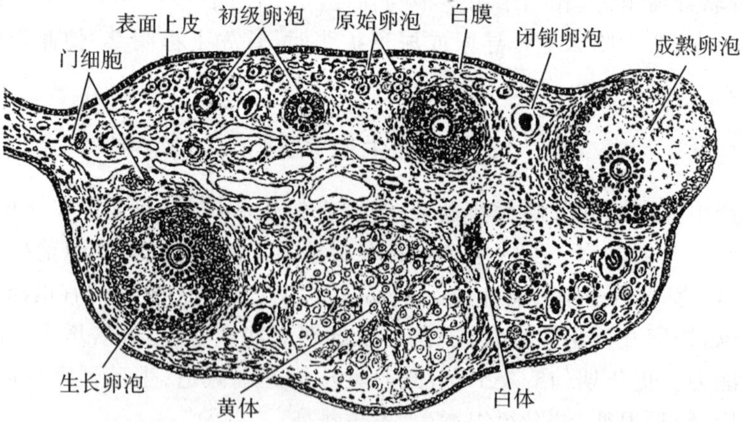

图 3-21　卵巢的微细结构

约从12～13岁的青春期开始，在垂体促卵泡生成素的作用下，原始卵泡发育成生长卵泡。生长卵泡内含一个初级卵母细胞，周围有颗粒细胞围绕，在其外周还有两层细胞包绕，分别称卵泡外膜和卵泡内膜。生长卵泡继续发育，颗粒层细胞分泌液体增多，形成卵泡腔并逐渐增大，此时的卵细胞为次级卵母细胞并移向腔的一侧，称为成熟卵泡。成熟卵泡直径可达10～12mm，其结构从外向内依次为：①卵泡外膜；②卵泡内膜；③颗粒细胞，在颗粒细胞层与卵泡内膜层间有一基底膜；④卵泡腔：腔内充满清澈的卵泡液；⑤卵丘：突出于卵泡腔，卵细胞深藏其中，形成卵丘；⑥放射冠：直接围绕卵细胞的一层颗粒细胞，呈放射状排列，因此得名。在放射冠与卵细胞之间还有一层很薄的透明膜，叫做透明带。

成熟卵泡逐渐向卵巢表面移动突出，由于卵泡腔液体增多，压力增大，最后卵泡破裂，次级卵母细胞、卵丘内部分颗粒细胞随卵泡液一起排入腹膜腔，这一过程称为排卵。排卵时间一般在月经中期。由于输卵管伞的运动，将次级卵母细胞吸入输卵管壶腹部。此时如有精子进入，次级卵细胞在精子的刺激下才进一步变为成熟卵细胞。因此，一对夫妇生一个孩子而又无流产等情况下，这位女性一辈子只有一个成熟卵细胞，而排出的次级卵细胞多达400个以上。

颗粒细胞和卵泡内膜细胞分泌雌激素和少量雄激素。雌激素促进各性器官及乳腺的发育，使皮下脂肪增多、骨盆变宽、音调较高等，并直接促进子宫内膜的增生，即子宫腺增多，内膜螺旋动脉增高。雄激素是由卵泡内膜细胞和肾上腺皮质网状带细胞产生。适量的雄激素配合雌激素可刺激阴毛及腋毛的生长，但过多时，可引起男性化与多毛症。雄激素能增强女子的性欲，维持性快感，这可能由于它促进阴蒂的发育并提高其敏感性，同时提高了中枢神经系统的兴奋性。

卵巢排卵后，卵巢内残存的卵泡壁塌陷，血管壁破裂，血液流入腔内结成血块，称为血体。并且，卵泡壁的破口很快被纤维蛋白封口。在垂体促黄体生成素的作用下，留下的卵泡壁细胞增生，并出现许多黄色颗粒，从而形成了黄体。黄体分泌孕激素和雌激素。这时，如果卵子和精子结合形成受精卵，黄体在绒毛膜促性腺激素的支持下发育成妊娠黄体，以提供妊娠所需的孕激素和雌激素，并一直维持到妊娠4～6个月后，才逐渐退化。如果排出的卵子在48小时内没有受精，黄体则在排卵后的第9～10天开始萎缩纤维化，变成白体而消失，此时的黄体称为月经黄体。孕激素进一步促进子宫内膜的增生，并具有分泌功能。同时孕激素可降低子宫平滑肌的兴奋，抑制母体的免疫排斥反应，这可防止子宫收缩，保持胚胎的生长环境以及不致将孕体排出到子宫外。孕激素促进乳腺腺泡的发育。由于妊娠黄体维持时间长，怀孕后，乳腺会进一步发育，女性乳房有二次发育的机会，因此不要轻易决定做“隆胸”整形手术。孕激素还可促进基础代谢率增高,因此在月经周期的分泌期比排卵前后几天的体温高出0.5℃左右。

卵巢的形状、大小因年龄而异。幼年卵巢小而光滑,成年后卵巢增大并由于每次排卵后在其表面留有瘢痕而显得凹凸不平,更年期后卵巢萎缩。

2.输卵管　输卵管是一对弯曲的喇叭状的肌性管,长约10～12cm,内端连接子宫,外端开口于腹膜腔,在开口的游离缘有许多指状突起叫输卵管伞,覆盖于卵巢表面。卵细胞从卵巢表面排入腹膜腔,再经输卵管腹腔口进入输卵管。输卵管分为伞、壶腹部、峡部和子宫部四部,其中壶腹部为受精的场所。

3.子宫　子宫是孕育胎儿的器官,呈倒置梨形,前后略扁,可分为底、体、颈三部。上端向上隆凸的部分叫子宫底,在输卵管入口平面上方;下部变细呈圆筒状叫子宫颈,底和颈之间的部分叫子宫体。底、体部的内腔呈前后扁、尖向下的三角形叫子宫腔;子宫颈的内腔叫子宫颈管,呈梭形,上口叫子宫内口,通子宫腔;下口叫子宫外口,通常称宫口,通阴道。

子宫壁由黏膜、肌膜和浆膜三层构成。子宫黏膜叫子宫内膜。子宫底和体的内膜随月经周期而变化,呈周期性的增生和脱落;颈部黏膜较厚而坚实,无周期性变化。肌膜是很厚的纵横交错的平滑肌层,怀孕时肌纤维的长度和数量都增加。浆膜即包绕子宫的腹膜脏层。

子宫位于小骨盆腔中央,在膀胱和直肠之间,下端接阴道,两侧有输卵管和卵巢。成年女子子宫的正常位置呈轻度前倾前屈位,子宫体伏于膀胱上,可随膀胱和直肠的充盈而移动。

4.阴道　阴道是一前后略扁的肌性管道,由黏膜、肌层和外膜构成。阴道大部分位于小骨盆腔内,后方以结缔组织和直肠紧密相连,前方也以结缔组织与尿道牢固连接,上端连接子宫颈,下部穿过尿生殖膈,开口于阴道前庭。处女阴道口周围有处女膜附着。阴道具有较大的伸展性,分娩时高度扩张,成为胎儿娩出的产道。

(二)外生殖器

女性外生殖器(女阴)包括阴阜、大阴唇、小阴唇、阴蒂、阴道前庭、前庭球等结构(图3-22)。前庭大腺相当于男性尿道球腺,形如豌豆,位于前庭球两侧部的后方,阴道口的两侧,导管开口于阴道前庭。

(三)月经周期及其产生机理

自青春期开始,到绝经期止,子宫内膜随着卵巢内卵泡的生长发育、成熟排卵和黄体形成与退化等过程而发生周期性变化,一般每28天左右发生内膜脱落及出血,这种周期性变化称月经周期。每一月经周期中,子宫内膜的形态变化一般可分三期(图3-23):

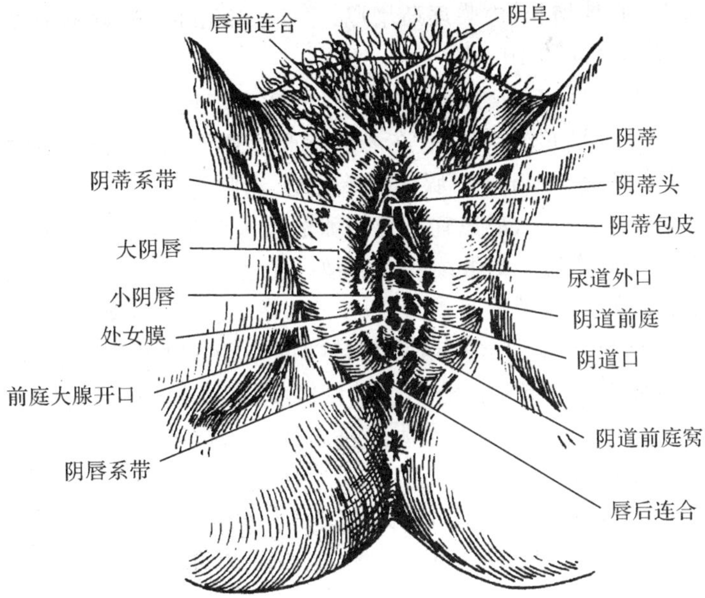

图 3-22　女　阴

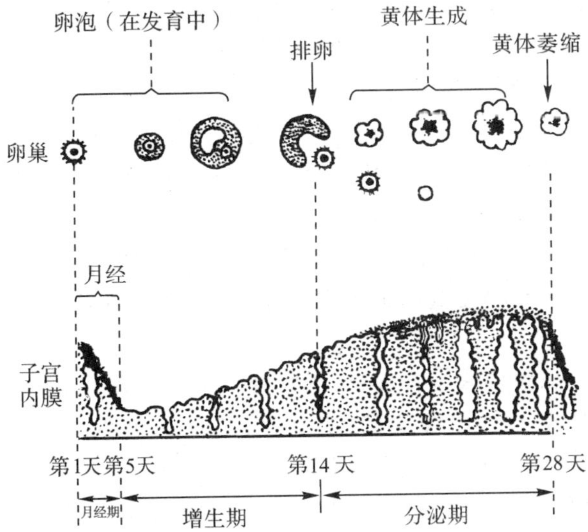

图 3-23　子宫内膜周期性变化与卵巢周期性变化的关系

1. 增生期(卵泡期)　月经周期的第 5 天。此期内卵巢中的卵泡正处于生长发育阶段,雌激素的分泌量逐渐增多。在雌激素的作用下,脱落的子宫内膜增生修补，血管新生，腺体增长，内膜逐渐增厚，至 2～4mm 时，恰好卵泡发育已趋于成熟和排卵，持续时间约 10～12 天。

2.分泌期（黄体期） 月经周期的第 15～28 天。此期卵巢已排卵，黄体逐渐形成，黄体素的分泌量亦逐渐增多，在雌激素和黄体素的作用下，内膜在增生期的基础上继续增厚到 5～7mm。腺体开始分泌，动脉充血弯曲；内膜呈生理性水肿状态。内膜的上述变化，最适宜于受精卵的植入和发育。如果卵已受精并植入，内膜在黄体素的作用下则继续发育、增厚；反之，如果卵未受精，则黄体退化，黄体素的量急剧减少，内膜于第 28 天即开始脱落，转入月经期。

3.月经期（行经期） 月经周期的第 1～4 天。由于卵巢排出的卵未受精，黄体开始退化，黄体素和雌激素的分泌量急剧减少，子宫螺旋动脉收缩，内膜缺血缺氧、坏死、脱落，血管破裂，血液经阴道排出体外，即为月经。然后内膜又开始增生期和分泌期的过程。

月经初潮的年龄一般在 13～15 岁，迟到 17 岁也是正常的。初潮的迟早与环境、气候、身体健康情况等都有关系。如果到 18 岁以上还不来月经，就应当找医生检查。

初潮后每月都有一次阴道流血。两次月经间隔的时间大约是 28 天左右，流血的时间约 3～4 天。同一个人有提前或推迟几天的变化，一般说在 25～35 天都是正常的。有的初潮后，隔几个月再来月经，这是因为此时生殖器官还没有完全发育成熟，以后会渐渐正常的。

每次月经的出血量约 50～200ml，一般无特殊感觉，有时有下腹坠胀感、腰酸、乳房发胀、胃口不好、倦睡等反应，这些都属正常现象，月经期后消失。

（四）女子一生各阶段的生理特点

女子的一生，按其生理现象可分为五个时期：幼年期、青春期、成熟期、更年期和绝经期。这些变化是受到卵巢产生的各种激素的影响所造成的。各期的生理特点如下：

1.幼年期 因卵巢尚未发育成熟，所以没有明显的第二性征。

2.青春期 约在 12～14 岁之间，这时卵巢已经开始发育长大，它所产生的激素进入血液，被送到全身，于是生殖器的各部分从幼稚型变为成人型。阴毛和腋毛生长出来，乳房发育增大，全身皮下脂肪增加，髋部和胸部更加显著，出现女性特有的体形和身材，同时音调变高，这些都与卵巢产生的激素有关。

青春期末，即有月经来潮，但是由于卵巢功能还不是十分稳定，所以经期也往往不准。

3.成熟期 卵巢完全成熟后，定期排卵（一般每月一次），周期性地产生激素，所以有正常的月经。在这个时期中，有生育功能，一般自15～18岁开始，维持30年左右。

4.更年期　约在45～50岁之间。这个时期中，卵巢渐渐萎缩，排卵不规则，月经也不调。有些妇女还可有面部潮红、心悸、头晕、情绪容易激动等症状。

5.绝经期　卵巢萎缩，月经停止，生殖器萎缩，生育功能消失。

(五)女性乳房及哺乳

1.结构　女性乳房位于胸大肌表面，成人呈半球形。乳房内结缔组织及脂肪将乳腺分隔成15～20个乳腺小叶。乳腺小叶的导管汇合成输乳管，开口于乳房中央的乳头，呈放射状排列。乳头周围的环形色素沉着区称乳晕，妊娠妇女乳晕更为明显。乳房的皮肤与胸大肌表面的深筋膜之间，有许多结缔组织小束相连，称乳房悬韧带，起到固定乳房作用。患乳癌时悬韧带受压刺激而牵拉皮肤，加上局部淋巴回流受阻，使皮肤表面高低不平，呈橘皮样，这是乳癌晚期的体征。

2.哺乳　母体通过乳腺供给婴儿乳汁，称哺乳。青春期开始，卵巢分泌雌激素和孕激素，促进乳腺腺泡发育，导管增长，结缔组织、脂肪增多，乳房逐渐增大。妊娠后，在催乳素、雌激素和孕激素作用下，乳腺发育成熟，具有泌乳能力，但不泌乳。因为在妊娠期内，血中雌激素和孕激素浓度过高而抑制了催乳素的泌乳功能。分娩后，血中催乳素作用增强，引起泌乳。怀孕后期，乳头要用酒精等擦洗，以保持清洁；如乳头凹陷，应人工挤出，以便婴儿哺乳。提倡母乳喂养，因母乳不仅提供营养，而且还有母体的抗体；因此母乳喂养的小孩不易生病。

(六)成人男、女的性别差异

人体第一性征是在受精卵形成后就已确定的。男、女两性的性别差异在青春期后渐趋明显。男性肩宽盆窄，呈上宽下窄体型，女性肩窄盆部宽。男性骨粗壮、肌发达，肌内含水量少而含糖量多，因此承重能力和肌收缩力量强。男性心脏容积和重量较女性大10%左右，心搏频率慢10次/分，全身血量和血红蛋白含量高，运输O_2、CO_2能力强。男性胸廓大，运动幅度大，肺活量比女性大1/3左右，因此女性呼吸频率较男性快。男、女性在形态结构和生理功能上均存在差异，因此应按性别差异适当安排劳动、工作和锻炼。但是人群中的个体差异始终存在，除了先天遗传因素以外，后天的影响因素也很重要。如重视体育锻炼或长期从事体力劳动的女性，骨和肌粗壮、发达，甚至可以超过一般男性。

（叶明泉）

第六节　脉管系统

生命活动的基本特征是新陈代谢和对刺激产生反应(即兴奋性)。人体各部组织细胞的代谢和兴奋性活动,依靠血液循环不断提供氧气和营养物质并运走二氧化碳和代谢产物。血液循环的小故障立即产生严重症状,一旦停止,生命就将终止。循环系统包括血液循环系统和淋巴循环系统两部分。循环系统有哪些主要管道？血液有哪些主要成分？什么是血清、血型和血压？什么是心功能和微循环？什么是人体的抵抗力？通过本节的学习,会对上述问题有比较清晰的认识。

一、概　述

脉管系统由一系列连续的封闭管道所组成,包括心血管系统和淋巴系统(图3-24)。心血管系统由心、动脉、静脉和毛细血管组成,其中循环流动着血液,它们共同组成血液循环系统。动脉是指运送血液远离心脏的血管,静脉是指输送血液返回心脏的血管,毛细血管是连接在动脉和静脉之间的微细血管。淋巴系统由淋巴管道、淋巴器官和淋巴组织构成,其中循环流动的液体称淋巴,它们共同组成淋巴循环系统。组织间隙的一部分液体(组织液)进入淋巴管道称为淋巴,淋巴管道内的淋巴最后汇入静脉。故淋巴系统是心血管系统中静脉部分的辅助回流管道。

心内有四个腔:右心房、右心室、左心房和左心室。左右心房之间有房间隔隔开,左右心室之间有室间隔分隔,左半心和右半心互不相通,同侧的心房与心室之间有房室口相通。心肌细胞能自动地产生节律性的收缩和舒张活动,发挥泵血功能。

血液由心室射入动脉,流向组织中的毛细血管,再经静脉返回到心房。血液在心血管系统中的这种循环往复流动,称为血液循环。血液循环分为相互连续的两部分,即体循环和肺循环。

体循环的途径是:血液→左心室→主动脉→主动脉的各级分支→全身器官组织毛细血管→小静脉→中静脉→上、下腔静脉和冠状窦→右心房。此循环完成了血液与组织细胞的物质交换,将动脉血转变成静脉血。

肺循环的途径是:血液→右心室→肺动脉干→左、右肺动脉及其分支→肺泡壁毛细血管→左、右肺静脉→左心房。此循环完成了血液与肺泡的气体交换,将静脉血转变成动脉血。

脉管系统的主要功能是通过血液循环把从肺吸入的氧气和从消化道吸收的

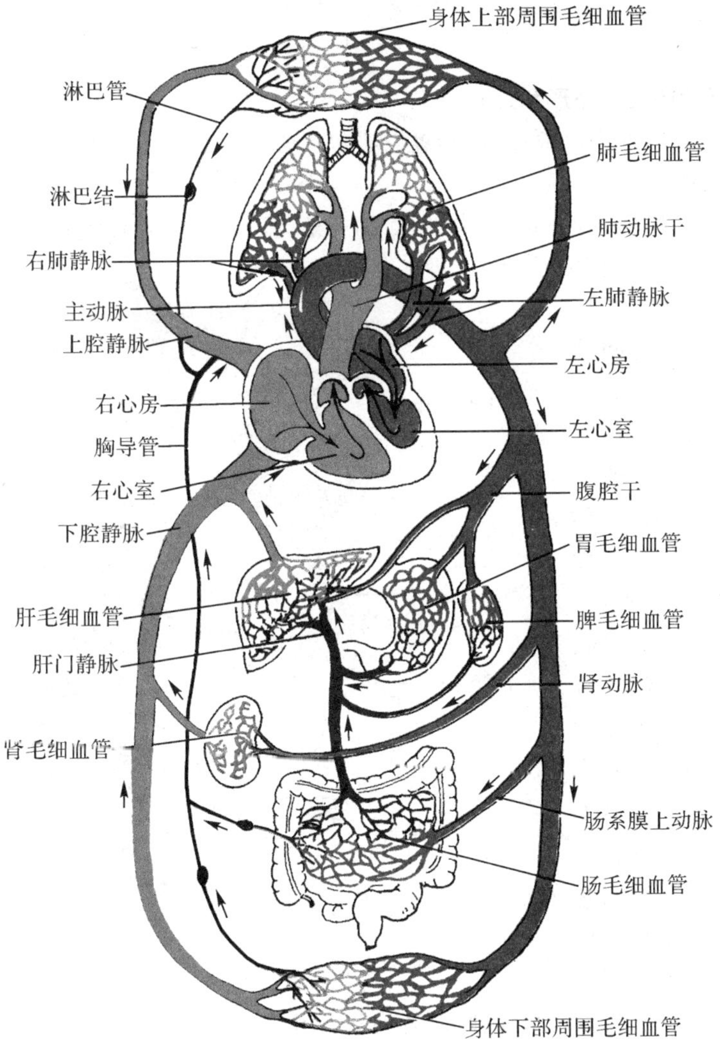

图 3-24　脉管系统示意图

营养物质输送到全身各器官和组织，同时又将组织细胞的代谢废物二氧化碳和尿素等运送到肺、肾、皮肤等器官排出体外。内分泌系统所分泌的激素也经脉管系统运送到靶器官和靶组织，以实现身体的体液调节。一般的口服药物和肌肉注射药物均吸收进入血液，同静脉注射药物一样，通过血液循环输送到病变器官组织发挥治疗作用。此外，血液中的白细胞、免疫球蛋白和淋巴器官、淋巴组织能抵抗病原微生物的侵袭，具有重要的免疫防御功能。

二、心

(一)心的位置、外形和血管

心位于胸腔的中纵隔内,周围裹以心包。心的2/3位于正中矢状面的左侧,1/3位于右侧。

心略呈圆锥形,有一底、一尖、两面和三条沟。心底朝向右后上方,连接出入心的大血管。心尖朝左前下方,其体表投影位于左侧第5肋间隙锁骨中线内侧1~2cm处,此处可看见或触及心尖搏动。心的前面邻接胸骨和肋软骨,称为胸肋面。心的下面与膈相贴,称为膈面。在心的胸肋面和膈面,各有一条纵行浅沟,分别称为前室间沟和后室间沟,室间沟是左右心室在心表面分界的标志。靠近心底有一环行浅沟称冠状沟,是心房与心室在心表面分界的标志(图3-25)。

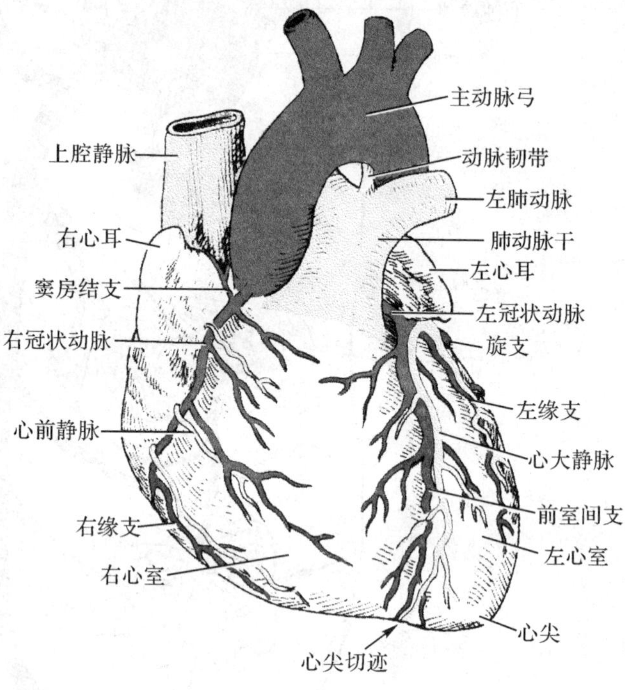

图3-25 心的外形与血管(前面)

心的动脉有左、右冠状动脉,两者均起自升主动脉。左冠状动脉分支分布于左心房、左心室、右心室前壁一部分和室间隔前2/3,右冠状动脉分支分布于右心房、右心室、左心室后壁一部分、室间隔后1/3、窦房结和房室结。心的静脉主要汇入冠状窦,后者注入右心房。

(二)心各腔的结构

1.右心房 位于心的右上部。它有三个入口一个出口。入口是上腔静脉口、下腔静脉口和冠状窦口,人体上半身、下半身和心的静脉血分别经此三个口流入右心房。出口是右房室口,通往右心室(图3-26)。

2.右心室 位于右心房的前下方,占心胸肋面的大部分。右心室入口是右

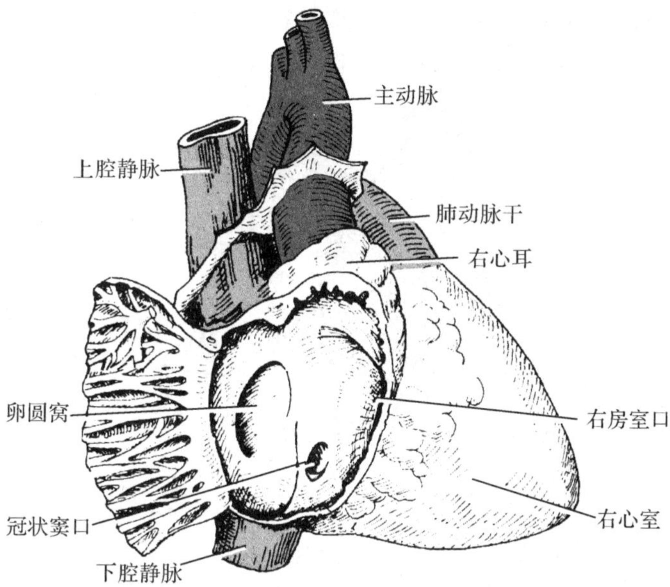

图 3-26　右心房的腔面

房室口,右房室口边缘有三个尖形瓣膜叫三尖瓣,借腱索和乳头肌与室壁相连。当心室收缩时,三尖瓣关闭,防止右心室血液逆流到右心房。同时血液冲开肺动脉口上的肺动脉瓣,流向肺动脉干(图 3-27)。肺动脉瓣为肺动脉口的边缘三个呈袋状的半月形瓣膜,当心室舒张时,此瓣关闭,防止肺动脉血液逆流到右心室。

3. 左心房　位于心的左后上方,占心底

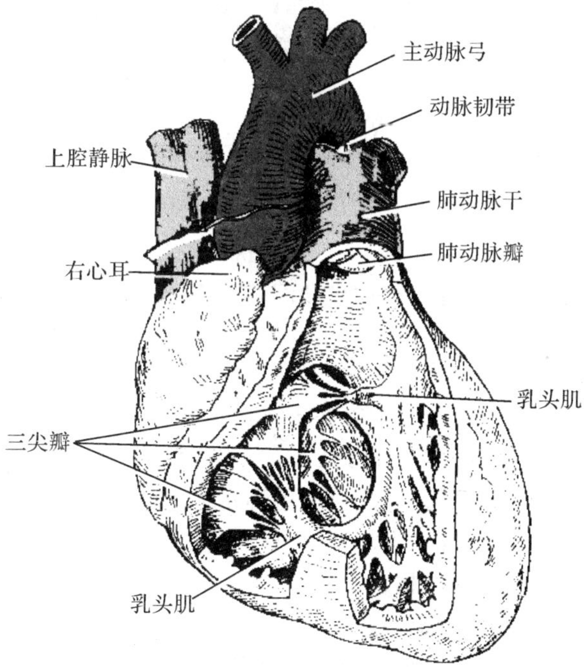

图 3-27　右心室的腔面

的大部分，有四个入口一个出口。入口是左右各两个肺静脉口，肺循环的动脉血经肺静脉口流入左心房(图 3-28)。出口是左房室口，通左心室。

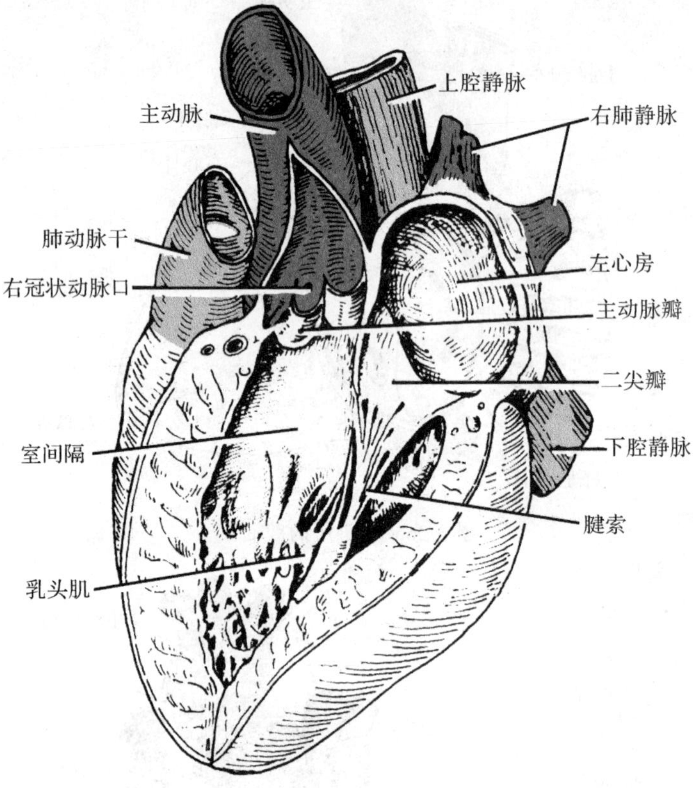

图 3-28　左心房与左心室

4. 左心室　位于心的左后下部，它的入口为左房室口，其边缘有二尖瓣借腱索和乳头肌与室壁相连。出口是主动脉口，其边缘有主动脉瓣。各瓣膜的功能与右心室瓣膜一致。

由于心房肌和心室肌并不直接相连，因此心房与心室交替收缩和舒张，而左右心房或左右心室是同步收缩与舒张的。心室收缩时，三尖瓣和二尖瓣关闭，肺动脉瓣和主动脉瓣开放，血液由心室射入动脉。心室舒张时，肺动脉瓣和主动脉瓣关闭，三尖瓣和二尖瓣开放，血液由心房流入心室。

(三)心壁的结构

心壁由心内膜、心肌层和心外膜三层构成。

1. 心内膜　是被覆于心腔内面的一层滑润的薄膜，由内皮(单层扁平上皮)和内皮下层构成。在心室的入口和出口处，心内膜向心腔折叠形成心的瓣膜。

2.心肌层　位于心壁中层，由大量以收缩功能为主的心肌细胞组成。心肌细胞间靠一种特殊的结构连接，即闰盘连接。闰盘中含大量缝隙连接，这是一种分布于细胞膜上的蛋白质。缝隙连接开放时，其电阻小于细胞膜的电阻，因而是心肌细胞间电信息传递的重要通道。由于闰盘的存在，一旦有一个心肌细胞兴奋，这种兴奋就会立即传遍心房或心室。由于心房肌和心室肌由致密结缔组织（心纤维骨骼）隔开，心房肌的兴奋不能直接传递给心室肌，必须通过心的传导系统来传导兴奋，使心房或心室的所有肌细胞产生同步收缩。

心的传导系统由特殊分化的心肌细胞所构成，其主要功能是产生兴奋和传导冲动，包括窦房结、房室结、房室束及其左、右束支和浦肯野纤维（图 3-29）。窦房结位于上腔静脉和右心房交界处，是心的正常起搏部位。窦房结产生的兴奋，先传到心房肌，引起心房肌收缩，同时经结间束传到房室结，再经房室束及其分支传到心室肌，引起心室肌收缩。心传导系统由此维持心房肌和心室肌交替的节律性的收缩与舒张。

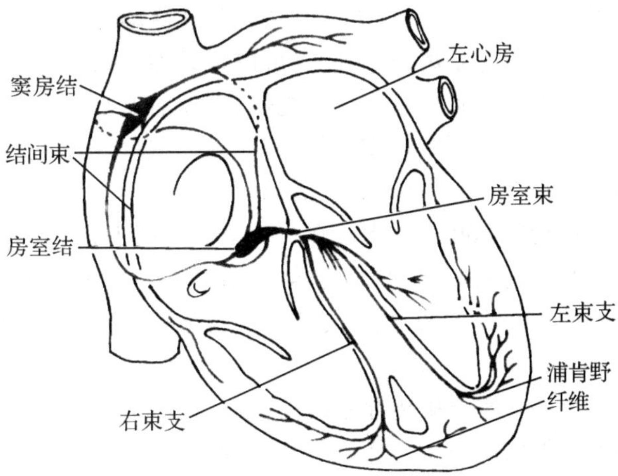

图 3-29　心传导系统

3. 心外膜　即浆膜心包的脏层，包裹在心肌表面，表面被覆一层间皮（单层扁平上皮）。间皮深面为薄层结缔组织。

在房间隔和室间隔，其构成为两层心内膜中间夹厚薄不均的心肌纤维及结缔组织。

（四）心　包

心包是包裹心和大血管根部的纤维浆膜囊，分纤维心包和浆膜心包。纤维心包位于最外层；浆膜心包的壁层紧贴纤维心包内面，脏层紧贴心表面。浆膜心包脏壁两层相互移行，围成的密闭腔隙称心包腔，腔内有少量浆液，起润滑作用。

（五）心肌的生理特性

心肌具有自动节律性、兴奋性、传导性和收缩性四种特性。前三者是以心肌细胞的生物电活动为基础，故称电生理特性。后者是以心肌细胞在肌膜动作电位触发下发生收缩反应的特性,是心肌的一种机械特性。

离体心脏在适宜环境中,无外来刺激条件下能自动地、有节律地兴奋和收缩的特性,称自动节律性。把青蛙的心脏,从胸腔中拿出来,放在含有一定量钾离子的0.6%氯化钠溶液中,这个离体的蛙心没有神经支配,仍可持续跳动几小时。这个实验表明心肌具有自动产生节律收缩的特性。人的心脏也有这种特性,其兴奋性起源于窦房结。不过身体内的心脏,它只是整体的一部分,所以这种自动节律性受神经系统的调节,换句话说神经系统可以使心跳快一些强一些,或慢一些弱一些,使心脏活动适应身体活动和代谢的需要。

进一步观察离体的蛙心,可以发现左右心房同时收缩、舒张,然后整个心室收缩。人的心脏也有这样的规律,即左右心房几乎同时收缩,并且同时舒张,然后左右心室也同时收缩和舒张。心脏的节律性舒缩活动直接受心传导系统的控制,其中窦房结是控制心脏活动的正常起搏点,由此引起的心跳节律,称窦性心律,每分钟约60～80次。在窦房结的控制下,其他传导组织(房室结)的自律性也没有表现出来,称潜在起搏点,当某种异常情况下,窦房结以外的自律组织的自律性也表现出来,代替窦房结成为起搏点,称为异位起搏点,由此引起的心律,称异位心律。

有些损害心脏传导系统的疾病,如房室传导阻滞,表现为心房收缩的次数与心室收缩的次数不一样,即心室收缩的次数少于心房,严重影响了心脏的射血功能。此种疾病多见于老年人。

心肌虽然能自动产生节律活动,但在心肌舒张时用外加的刺激(通电一下或捏它一下),心肌立刻会产生一次收缩。所以我们可以利用这种特性,在抢救心跳突然停止的病人时,做胸外或胸内心脏挤压,刺激心脏,促使它恢复节律性跳动,可以取得一定效果。

三、肺循环的血管

(一)肺循环的动脉

肺循环的动脉主干为肺动脉干 ,起自右心室,行向左上方,至主动脉弓下方分为左、右肺动脉,分别经左、右肺门入肺。左肺动脉分2支进入左肺上、下叶,右肺动脉分3支进入右肺上、中、下叶。肺动脉反复分支,最后连于肺泡壁毛细血管。

(二)肺循环的静脉

肺静脉左右各1对,分别称左上、左下肺静脉和右上、右下肺静脉,注入左心房。肺静脉是肺内各级静脉在肺门处汇合构成的。肺内静脉起于肺泡壁毛细血管,内含动脉血。

四、体循环的血管

(一)体循环的动脉

体循环的动脉主干是主动脉(图 3-30),起自左心室,先行向右上,然后弯向左后,再沿脊柱前方下降,穿过膈的主动脉裂孔,至第 4 腰椎体下缘平面分为左右髂总动脉。其全程可分为升主动脉、主动脉弓和降主动脉(以膈为界,又分为胸主动脉和腹主动脉)。升主动脉的分支为左、右冠状动脉。主动脉弓自右向左依次发出头臂干、左颈总动脉和左锁骨下动脉。头臂干在右胸锁关节后方又分为右颈总动脉和右锁骨下动脉(图 3-31)。

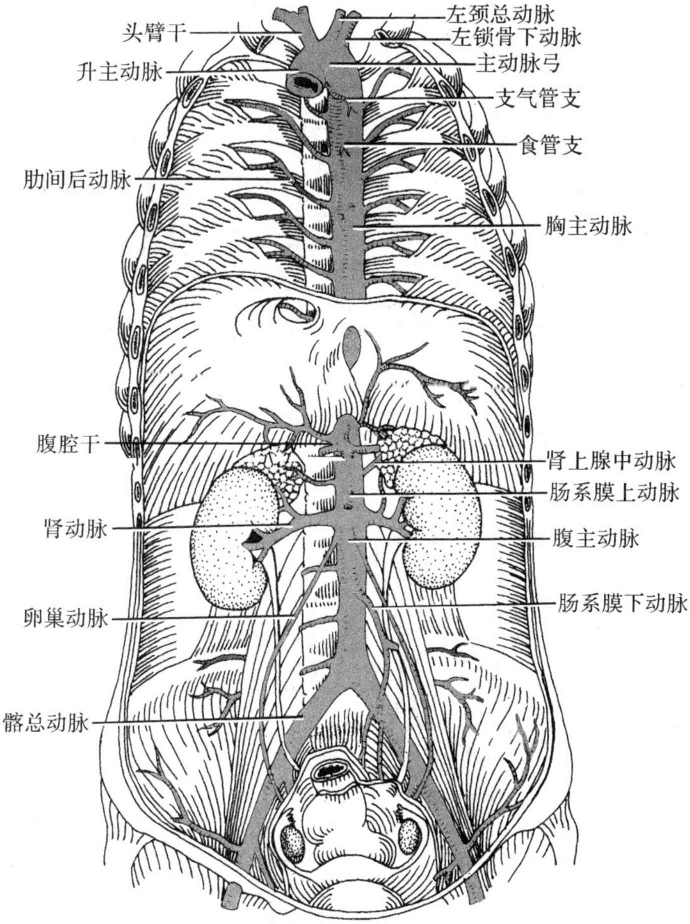

图 3-30 主动脉走行及分布概况

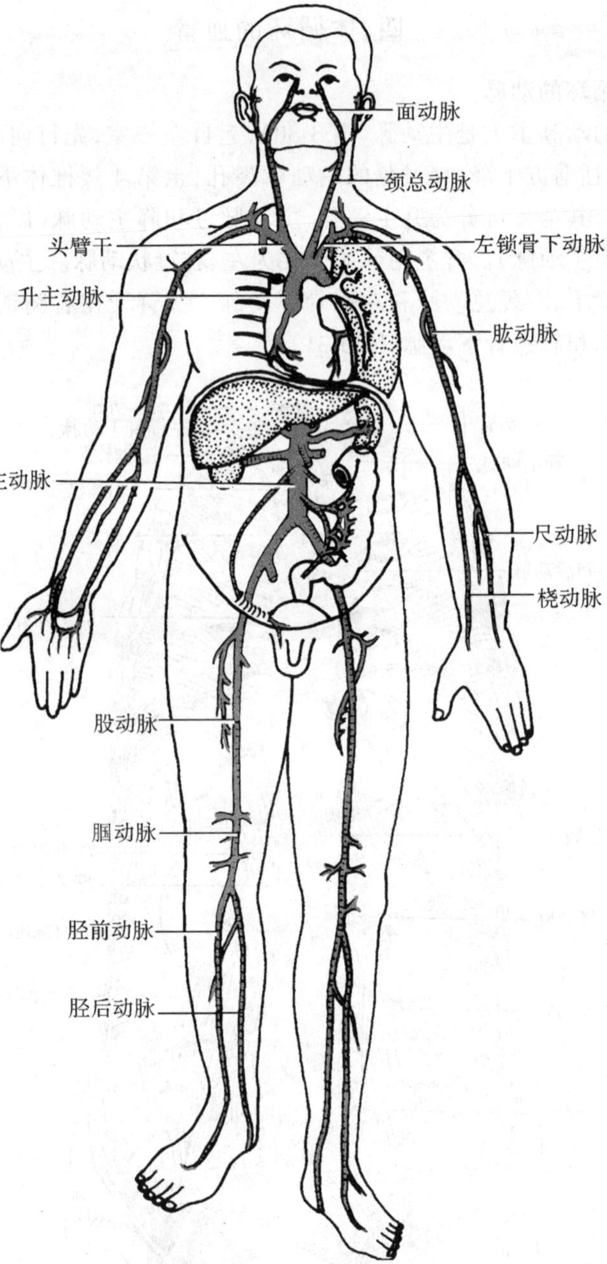

图 3-31　动脉分布概况

1.头颈部的动脉　颈总动脉是头颈部的动脉主干。右颈总动脉起自头臂干，左颈总动脉起自主动脉弓，两者分别沿喉、气管和食管的两侧上升，至甲状软骨上缘平面分为颈外动脉和颈内动脉。颈外动脉供血营养颞、顶、颜面和颈部，颈内动脉供血营养大部分脑和眼。

2.上肢的动脉　锁骨下动脉是上肢的动脉主干，供血主要营养上肢，还包括胸部、颈部和部分脑。锁骨下动脉入腋窝改称腋动脉，腋动脉入臂改称肱动脉，肱动脉至肘窝处分为桡动脉和尺动脉 。

3.胸部的动脉　胸主动脉是胸部的动脉主干，其分支主要营养胸壁和食管、支气管、心包等，不包括心脏本身。

4.腹部的动脉　腹主动脉是腹部的动脉主干，分支营养腹壁、腹腔和盆腔脏器。腹主动脉通过三条单支即腹腔干、肠系膜上动脉和肠系膜下动脉营养腹腔、盆腔不成对脏器。腹主动脉通过三对双支即肾动脉、肾上腺中动脉和睾丸(卵巢)动脉营养腹腔、盆腔成对脏器。

5.盆部的动脉　髂总动脉是盆部的动脉主干，自腹主动脉末端分出后，于骶髂关节前方分出髂内、髂外动脉。髂内动脉分支营养盆腔脏器和盆壁，髂外动脉则向下行于股部，改称股动脉。

6.下肢的动脉　股动脉是下肢的动脉主干，分支营养大腿、小腿和足。股动脉入腘窝改称为腘动脉。腘动脉又分出胫前、胫后动脉营养小腿和足。

(二)体循环的静脉

体循环的静脉分两类，深静脉与同名动脉伴行；浅静脉位于皮下浅筋膜内，名称独立，可供临床注射、输液和采血，亦称皮下静脉。

1.上腔静脉系

(1)上腔静脉是上腔静脉系的主干，由左、右头臂静脉汇合而成，在注入右心房前还有奇静脉注入(图 3-32)。上腔静脉收集头颈部、上肢和胸部的静脉血。

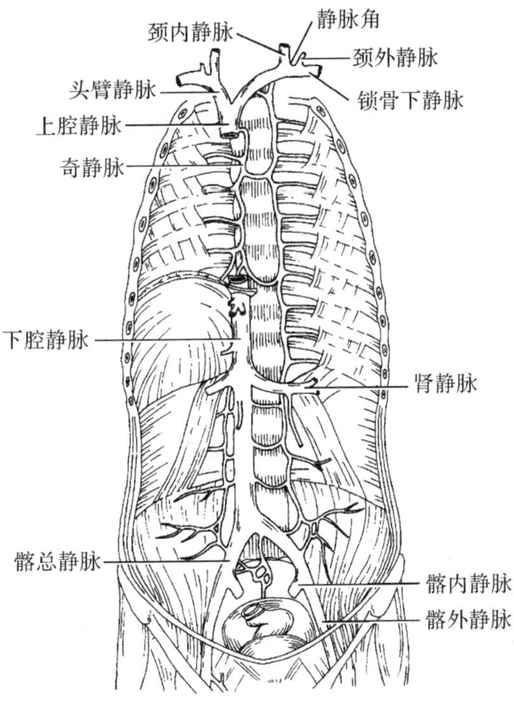

图 3-32　体循环的大静脉

(2)头臂静脉左右各一,是由颈内静脉和锁骨下静脉汇合而成。汇合处的夹角称静脉角,是淋巴导管的注入部位。

颈内静脉是头颈部静脉回流的主干,其主要属支面静脉收集面前软组织的静脉血;硬脑膜窦收集脑、脑膜、视器等静脉血。颈内静脉与颈内动脉及颈总动脉伴行。

锁骨下静脉是上肢静脉回流的主干。位于前臂、臂及腋窝的深静脉与同名动脉伴行,依次相续,最后注入锁骨下静脉。上肢的浅静脉均起自手背静脉网,位于手背、前臂和臂桡侧注入腋静脉的是头静脉;位于手背、前臂和臂尺侧注入肱静脉的是贵要静脉;两者在肘窝处借肘正中静脉交通(图 3-33)。

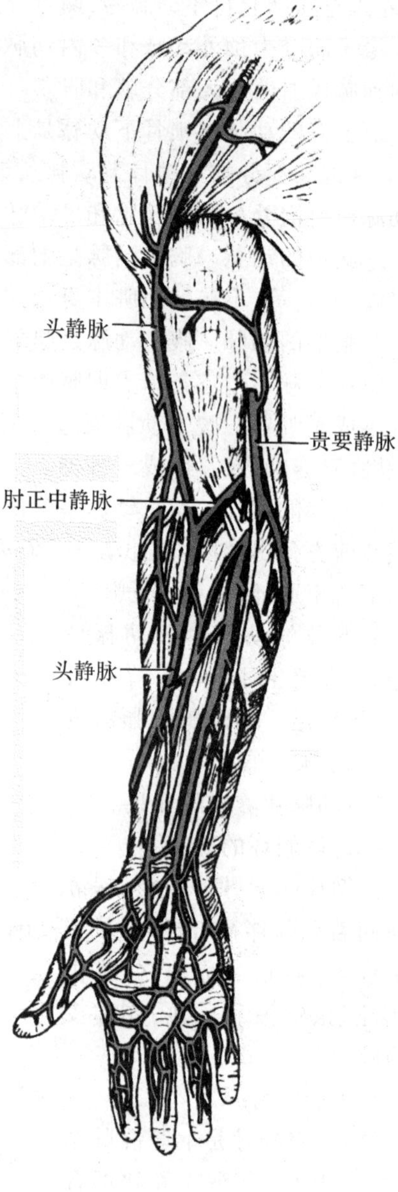

图 3-33　上肢的浅静脉

2. 下腔静脉系

(1)下腔静脉是下腔静脉系的主干,由左、右髂总静脉于第 5 腰椎体右前方汇合而成。下腔静脉与腹主动脉伴行,位于其右侧,向上穿过膈的腔静脉孔,注入右心房。下腔静脉收集下肢、盆部和腹部的静脉血。

(2)髂总静脉与髂总动脉伴行,它由髂内、髂外静脉汇合而成。

髂内静脉是盆腔的静脉主干,收集盆腔脏器和盆壁的静脉血。

髂外静脉与同名动脉伴行,是股静脉的直接延续。

股静脉是下肢静脉回流的主干,位于小腿、腘窝和大腿的深静脉与同名动脉伴行,依次相续,最后汇入髂外静脉。下肢的浅静脉起于足背内侧、小腿内侧和大腿内侧,最后注入股静脉的是大隐静脉;起于足背外侧、小腿后面,最后注入腘静脉的是小隐静脉(图 3-34)。

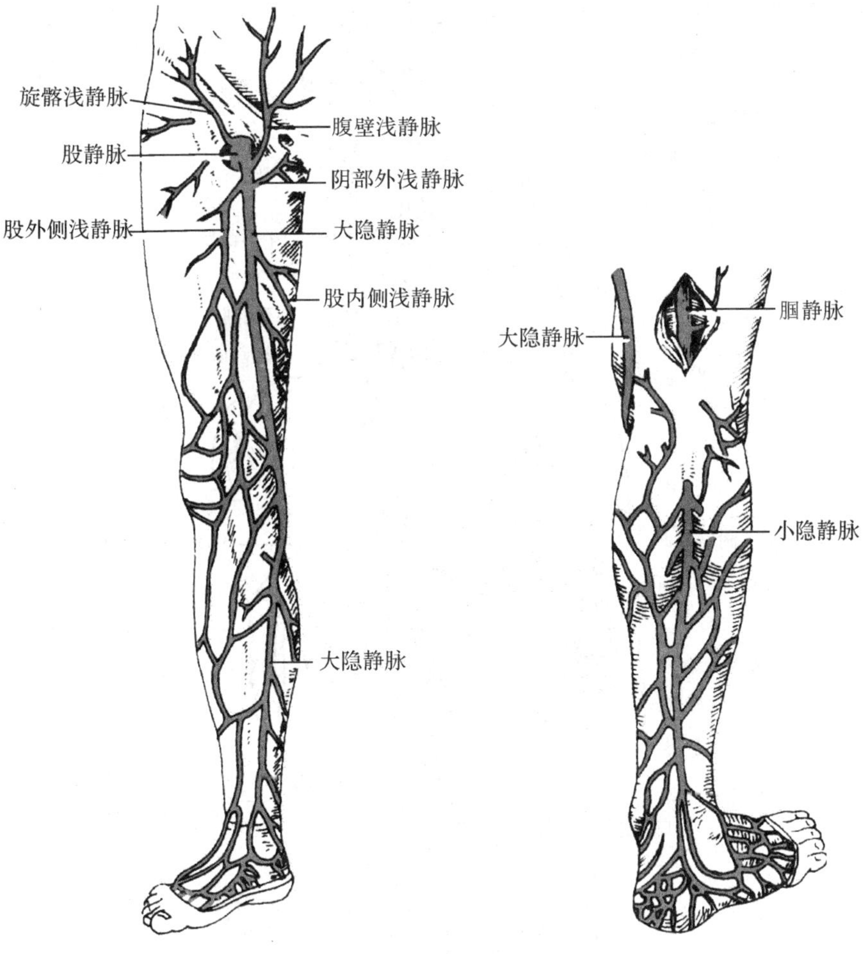

图 3-34 下肢的浅静脉

3. 肝门静脉系 肝门静脉是肝门静脉系的主干，由肠系膜上静脉和脾静脉汇合而成，收集腹、盆腔不成对脏器（除肝以外）的静脉血。肝门静脉入肝后反复分支止于肝的毛细血管（肝血窦）。肝门静脉内含丰富的营养物质和分解产物，在肝内合成、贮存、解毒等，肝血窦再汇合成肝静脉输入下腔静脉（图 3-35）。肝硬化病人可因肝门静脉血回流受阻而出现门脉高压，临床上可出现食管静脉丛曲张破裂呕血，直肠静脉丛曲张形成痔，破裂而便血，还可出现腹水、脾肿大等。

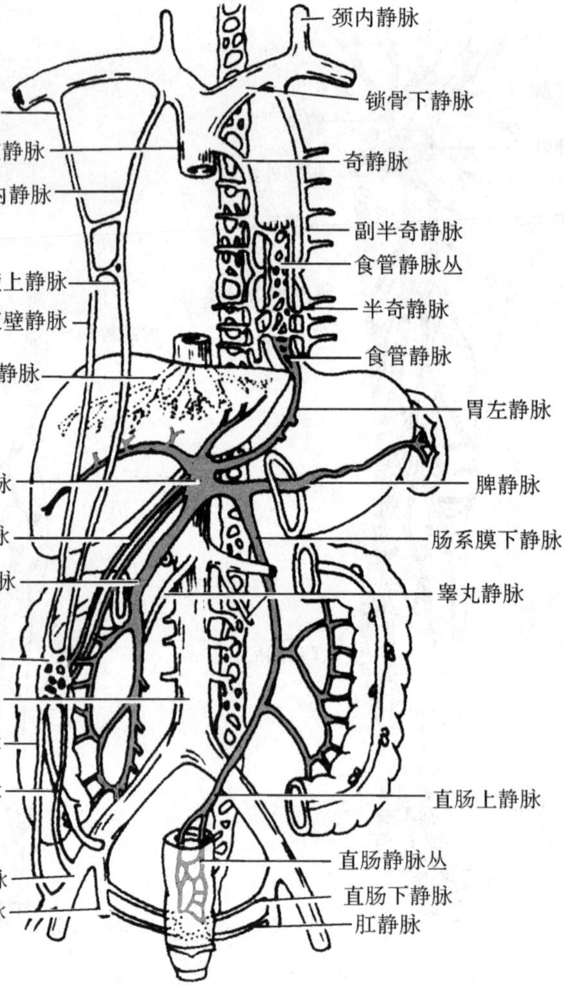

图 3-35　肝门静脉

五、淋巴系统

淋巴系统中的淋巴组织主要位于消化管和呼吸道壁内。淋巴器官包括淋巴结、扁桃体、脾和胸腺。淋巴器官和淋巴组织中的淋巴细胞和巨噬细胞能杀伤病原微生物,具有重要的免疫防御功能。

淋巴管道分毛细淋巴管、淋巴管、淋巴干和淋巴导管四部分。毛细淋巴管以盲端起自组织间隙,一部分组织液渗入毛细淋巴管成为淋巴,毛细淋巴管汇合成淋巴管,其回流过程中要经过一个或数个淋巴结 ,最后一组淋巴结的输出管合成淋巴干。全身共有 9 条淋巴干,即左、右颈干(收集头颈部淋巴),左、右锁骨下干(主要收集上肢淋巴),左、右支气管纵隔干(主要收集胸部淋巴),左、右腰干(收集下肢、盆部、腹壁和腹腔成对器官的淋巴),1 条肠干(收集腹腔不成对器官的淋巴)。9 条淋巴干汇合成 2 条淋巴导管:右淋巴导管收集右半头颈部、右半胸部、右上肢即右颈干、右支气管纵隔干、右锁骨下干的淋巴回流,注入右静脉角;胸导管收集左、右下肢、盆部、腹部、左半胸部、左上肢和左半头颈部即其余 6 条淋巴干的淋巴回流,注入左静脉角(图 3-36)。

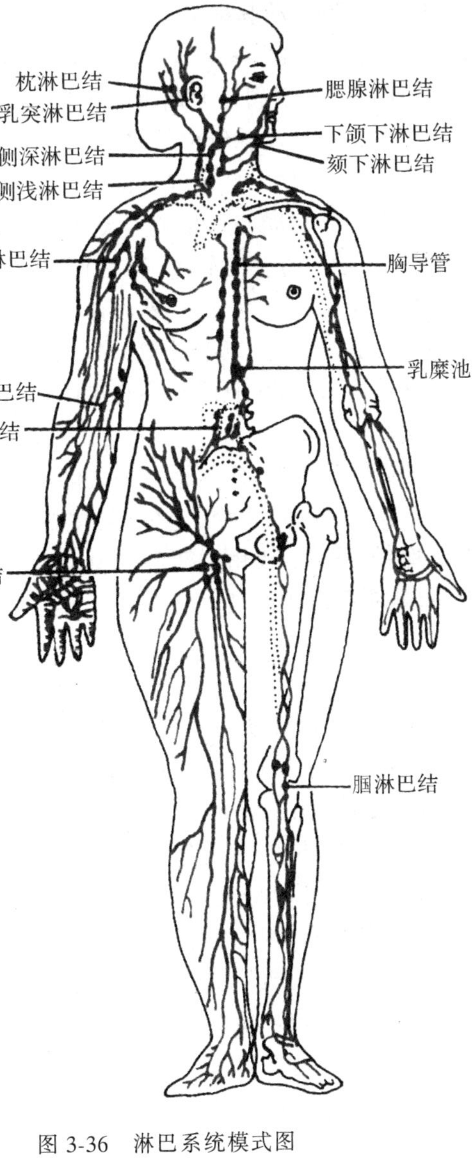

图 3-36 淋巴系统模式图

脾位于左季肋区,正常情况下不能在肋弓下缘触及。脾为实质性器官,呈暗红色,质软而脆,在暴力打击下易发生破裂而大出血。脾内巨噬细胞能破坏并吞噬衰老的红细胞等血细胞,清除细菌异物等,具有滤过血液的功能,脾还有贮血和参与免疫反应的功能。

六、血管的组织结构

动脉按管径大小可分为大动脉、中动脉和小动脉。小动脉指1mm以下的动脉,0.3mm以下的动脉称微动脉。动脉壁包括三层结构,即内膜、肌层和外膜。内膜层包括内皮(单层扁平上皮)和弹性纤维组织。肌层由环绕血管的平滑肌组成,平滑肌持续而不同程度地收缩可保证血管有一定的容积和血流阻力。外膜是疏松结缔组织。动脉管壁较厚,具有一定的弹性,可随心的舒缩、血压的高低而明显地搏动,人体一些表浅处的动脉因此可作为诊脉点和止血部位。动脉壁的结构特点与其功能密切相关。大动脉管壁弹性纤维较多,弹力较大,心室射血时管壁扩张,心室舒张时管壁回缩,促使血液继续向前流动。中、小动脉特别是小动脉平滑肌比较发达,可在神经体液的调节下收缩和舒张,改变管腔的大小,影响局部的血流量,借以维持和调节血压。

静脉壁也由内膜、肌层和外膜三层构成,但壁薄、腔大、弹性小,血液流速慢,血容量大。

毛细血管数量最多,如将一个人的毛细血管连接起来,可绕地球赤道两圈。同时除角膜、晶状体、指甲、毛发、表皮等处无毛细血管外,广泛分布人体各处。毛细血管管壁很薄,仅由一薄层基膜及附着在内表面的单层扁平细胞构成,通透性很高,是血管内血液与血管外组织液进行物质交换的部位。

七、血　液

(一)体液和内环境

人体内的一切液体,包括水和溶解于其中的物质统称体液。体液总量约为机体总重量的60%,其中分布在细胞内的称细胞内液,约占体重的40%,分布在细胞外的称细胞外液,约占体重的20%。细胞外液包括血浆、组织液和少量的淋巴液等。细胞外液是机体内细胞直接生活的环境,是细胞摄取营养物质和排出代谢产物的场所,因此细胞外液被称为机体的内环境。

在生命过程中,机体的代谢活动经常改变着内环境的理化性质,但是,在神经和体液调节下,内环境的化学成分(如各种离子和有机物的成分和浓度)和理化特性(如渗透压和酸碱度等)只在一个较小的范围内变动,即始终保持相对恒定的动态平衡,这一状态称为内环境稳态。内环境稳态对于维持人体的正常新陈代谢、兴奋性以及体内所有细胞的正常功能是非常必要的。如果内环境稳态遭到破坏,将会出现种种病理现象。

(二)血液的组成

血液由血浆和血细胞两部分组成。

血浆为淡黄色的液体,约占血液容积的55%,其中90%是水,其余为血浆蛋白、脂蛋白、无机盐、酶、激素和各种代谢产物。血浆中的溶质和水很容易透过毛细血管与血管外的组织液交换。但血浆蛋白难以通过毛细血管壁,故血浆中蛋白的含量高于组织液。血浆蛋白包括多种相对分子质量大小不等、结构不同的蛋白质,主要有白蛋白、球蛋白和纤维蛋白原三大类。白蛋白和大多数球蛋白主要由肝脏产生,肝病时常致白蛋白的降低。血浆成分具有维持血浆渗透压、促凝和抗凝血及免疫等功能。

血液流出血管后,溶解状态的纤维蛋白原转变为固态的纤维蛋白,于是凝固成血块,血块静置后析出的淡黄色清澈的液体称血清。

血细胞可分为红细胞、白细胞和血小板三类。其中红细胞数量最多,约占血细胞总数的99%。红细胞内含丰富的血红蛋白,其功能主要是运输 O_2 和 CO_2;红细胞破裂溶血时,血红蛋白释放到血浆中,则失去其作用。白细胞可分为中性粒细胞、嗜酸粒细胞、嗜碱粒细胞、单核细胞和淋巴细胞5种,其主要功能是通过吞噬、消化及免疫反应,实现对机体的保护防御功能。血小板的主要功能是参与生理止血过程。

(三)血量和血压

体内血液的总量称为血量。正常成年人血量约占体重的7%~8%。人体在安静状态下,血量中的绝大部分在心血管中迅速流动,称为循环血量;还有一部分血液“滞留”在肝、脾及腔静脉等处,流动较慢,称贮备血量。在运动、情绪激动或大量失血时,贮备血量可被动员出来,以补充循环血量。机体一次失血不超过总量10%时,能很快得以恢复,其水和无机盐在1~2小时内由组织液渗透入血管而得到补充,血浆蛋白由肝加速合成在1~2天恢复,红细胞也可通过骨髓造血功能增强而在1个月内恢复。如果一次失血达总量的20%,会出现失血性休克的严重症状。如果一次失血超过总量的30%,则危及生命。

在正常情况下,由于神经、体液的调节作用,体内血量保持相对恒定。血量相对恒定是保持正常血压和各组织器官正常血液供应的必要条件。血量过少可因循环系统充盈不足而致血压下降,引起一系列临床症状。而血量过多,又可使动脉血压升高,加重心脏负担。

血压是指血管内的血液对于单位面积血管壁的侧压力,即压强。血压有动脉血压和静脉血压。动脉血压的形成与血管的充盈量、心脏射血、外周阻力和大动脉管壁的弹性有关。血管充盈量即血量是形成血压的前提。心脏射血和外周阻力是形成动脉血压的决定因素。心室肌收缩产生的能量,一部分用于推动血液流动,另一部分形成对血管壁的侧压,在心舒张期,大动脉发生弹性回缩,又将这部分能量转变成动能,以推动血液继续流动。外周阻力主要指小动脉和微动脉对血流的阻力。

左心室射血时,主动脉血压急剧升高,在收缩期的中期达到最高值,称为收缩压。心室舒张时,主动脉压下降,在舒张末期降至最低值,称为舒张压。大、中动脉中血压落差很小,故通常将在臂部测得的肱动脉压代表主动脉压。我国健康青年人在安静状态时的收缩压为13.3~16.0kPa(100~120mmHg),舒张压为7.98~10.64kPa(60~80mmHg)。凡是能影响心输出量和外周阻力的因素,都能影响动脉血压。原发性高血压的发病,主要是由于小动脉和微动脉口径变小而使外周阻力过高。

(四)血　型

血型是指红细胞膜上特异抗原的类型。已经发现的有20多个血型系统,其中与临床关系最为密切的是ABO血型系统。在ABO血型系统中,红细胞膜上含有两种不同的抗原,分别称为A抗原和B抗原。在人类血清中还含有与其相应的两种抗体,即抗A抗体和抗B抗体。ABO血型系统根据红细胞膜上所含抗原的种类,将人类血型分为四型:红细胞膜上只含A抗原者为A型,只含B抗原者为B型,含有A、B两种抗原者为AB型,既不含A抗原也不含B抗原者为O型。当红细胞膜上A抗原与抗A抗体或B抗原与抗B抗体相结合时,红细胞将发生凝集。

血　型	红细胞的抗原(凝集原)	血清中的抗体(凝集素)
A型	A	抗B
B型	B	抗A
AB型	A、B	无
O型	无	抗A、抗B

输血是抢救大失血病人生命的最有效措施,但应坚持同型配血,确保输血安全。配血稍有不慎,在受血者体内发生抗原抗体结合引起红细胞凝集,将因抗体进一步激活补体而导致红细胞大量溶解破坏,引起严重的输血反应甚至死亡。当然,除了同型配血外,尚应检测血液有无细菌、病毒,艾滋病病毒可以通过输血传播而得病。

八、心功能与微循环

心功能是指心脏的射血功能,以心输出量表示。健康成人在安静状态下,一次心跳一侧心室射血约为70ml，正常心率为60～80次/min，心输出量大约为5L/min。心脏的泵血功能随着机体代谢的需要在一定范围内调整，故健康机体可承受一定量的体力负荷。剧烈运动时，心输出量可达25～35L/min。心室充血量减少，心率过快或过慢，心肌收缩或舒张功能障碍，均可使心输出量减少。由于心输出量减少不能满足机体需要所导致的动脉系统缺血和静脉系统淤血的全身综合征称为心力衰竭。

微循环是由微动脉到微静脉之间的血循环，血液与组织细胞的物质交换就在此处进行，因此是血液循环的基本功能单位。微循环由微动脉、毛细血管前微动脉、真毛细血管、直捷通路、动静脉吻合和微静脉6种不同的血管组成，可根据组织需要调整局部血流。休克是因各种强烈的损伤性因素侵袭机体，引起重要脏器微循环灌流量急剧减少和细胞受损，或微循环血液的大量积聚，导致有效循环血量明显减少，从而导致重要脏器代谢紊乱、功能障碍和结构损伤的急性全身性病理过程。根据休克发展中微循环的变化时序和特征，可将休克分为三个阶段：微循环缺血期（休克早期）、微循环淤血期（休克期）、微循环衰竭期（休克晚期）。

（倪金喜）

第七节　感觉器官

感觉是客观事物作用于人体各种感受器，通过感觉传导通路，将信息传递到大脑皮质产生的对事物个别属性的反映。感觉既是人的生理功能，也是人的最简单、最基本的心理活动，是人认识客观世界的起点。像眼能看东西，耳能听声音，舌能尝味道等等，都是因为在这些器官中有感受器存在。

感受器是感觉神经元周围突的末梢结构，能接受刺激，并将其转换为神经冲动，传向中枢产生感觉，所以有人将感受器称为能量转换器。

感受器种类很多，按其接受刺激的来源不同可分为内感受器和外感受器两类。接受外界刺激的，称外感受器，如视、听、嗅、味和各种皮肤感受器均属外感受器。接受体内刺激的，称内感受器。如分布各器官组织的压力感受器、化学感受器、渗透压感受器以及肺牵张感受器、本体感受器等均属内感受器；有些感受器除有高度分化的感觉细胞外，还有有利于实现其功能的附属结构，两者合称为感觉器官，如眼、耳、鼻、舌等。本节主要介绍视觉器官和听觉器官的结构和功能。

无论感受器还是感觉器官，都只能接受刺激，并将刺激转变为神经冲动并传递到大脑皮质，经过分析、综合、判断才产生"觉"，因此"觉"是高级中枢高级生命活动的产物。

一、眼

眼又称视器,由眼球及眼副器组成。据估计,人脑所得到的信息中95%来自视觉,故眼是人体最重要的感觉器官。

(一)眼　球

眼球位于眶内,由眼球壁和眼球内容物构成(图3-37),其后方借视神经与脑相连。

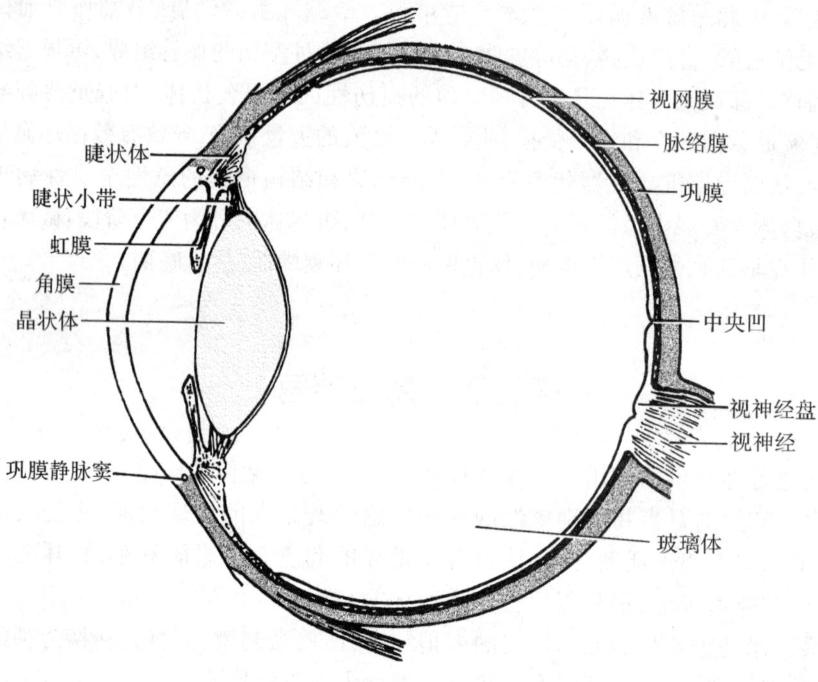

图3-37　眼球模式图

1.眼球壁　由三层膜组成。

(1)外膜　称纤维膜,由致密结缔组织构成。纤维膜的前1/6部称角膜,无色透明,具有折光作用,无血管但富含感觉神经末梢,感觉敏锐。纤维膜的后5/6称巩膜,呈乳白色。

(2)中膜　称血管膜,从前至后分为虹膜、睫状体和脉络膜三部分。

虹膜位于角膜后方,其中央的圆孔称瞳孔。瞳孔周围有两种平滑肌分别称瞳孔括约肌和瞳孔开大肌。瞳孔括约肌受副交感神经支配,收缩时使瞳孔缩小;瞳孔开大肌受交感神经支配,收缩时使瞳孔扩大。在强光下或看近物时瞳孔缩小，在弱光下或看远物时瞳孔开大。

睫状体位于角膜、巩膜交界处的内面，它通过睫状小带和晶状体相连。在睫状体内有睫状肌，收缩和舒张可调节晶状体的曲度。

脉络膜位于巩膜的内面，富有血管和色素细胞，具有营养眼球壁和遮光的作用。

(3)内膜　称视网膜，位于血管膜内面，其后部正中偏内侧有一圆盘形隆起，称视神经盘，此处无感光作用。在视神经盘外侧约 3.5mm 处有一黄色小区称黄斑，其中央凹陷叫中央凹，是感光、辨色最敏锐的部位。

视网膜的组织结构分两层，外层是色素上皮层，内层为神经层（图 3-38），两层之间有潜在的间隙，视网膜脱离是指视网膜内层与色素上皮分离而言。附于脉络膜内面的视网膜称视网膜视部，其神经层主要由三层细胞组成。外层为感光细胞，即视杆细胞和视锥细胞；中层为双极细胞，将感光细胞产生的神经冲动传导至最内层的节细胞；内层为节细胞，节细胞的轴突在视神经盘处汇集，向后穿过脉络膜和巩膜，构成视神经。

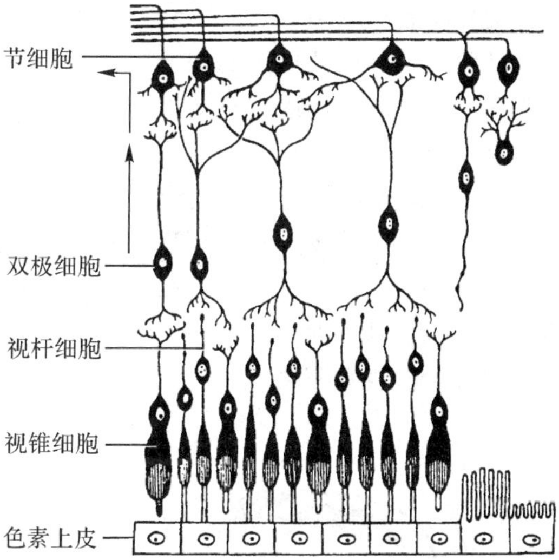

图 3-38　视网膜神经细胞示意图

2. 眼球内容物　包括房水、晶状体和玻璃体，它们与角膜一样，无色透明，有折光作用，共同组成眼球的折光系统。

(1)房水　为充满在角膜与晶状体之间的眼房内。房水由睫状体产生，自眼后房经瞳孔入眼前房，经虹膜角膜角处的巩膜静脉窦回流到静脉。房水有折光作用，同时营养晶状体和角膜以及维持眼内压。如房水循环受阻、眼内压增高，可导致青光眼。

(2)晶状体　位于虹膜与玻璃体之间，形如双凸透镜，无色透明，富有弹性，外包晶状体囊，其周缘借睫状小带连于睫状体。睫状肌收缩时，睫状小带放松，晶状体借自身弹性而凸度增大，可看清近物。反之，睫状肌舒张时，睫状小带拉紧，晶状体变扁平，可看清远物。因各种原因引起晶状体混浊，视力减退，以致失明，称为白内障。

(3)玻璃体　是无色透明的胶状物质，外包以薄膜，充满于晶状体与视网膜之间，具有折光作用。

外界光线经角膜、房水、晶状体和玻璃体照射到视网膜，视杆细胞和视锥细胞把光波信号转变为神经冲动，经神经细胞链传到大脑视觉中枢产生视觉。

(二)眼副器

眼副器包括眼睑、结膜、泪器和眼球外肌等，具有支持、保护和运动眼球的功能。

1.眼睑　位于眼球前方，分上眼睑和下眼睑，睑缘生有睫毛，上下睑缘内侧端有针尖样小孔称泪点。

2.结膜　是一层薄而透明的薄膜，分两部：衬于眼睑内面的叫睑结膜，贴在巩膜表面的部分叫球结膜。睑结膜和球结膜返折处形成结膜上穹和结膜下穹，是异物易滞留之处。

3.泪器　包括泪腺和泪道。泪道由泪点、泪小管、泪囊、鼻泪管组成。泪腺位于眼球外上方，不断分泌少量泪液湿润角膜，冲走异物，多余泪液经泪道流入鼻腔。

4.眼球外肌　包括一块运动眼睑的上睑提肌和运动眼球的6块肌，分别称上直肌、下直肌、外直肌、内直肌、上斜肌、下斜肌(图3-39)。6块肌中任何一块瘫痪均可导致斜视和复视。

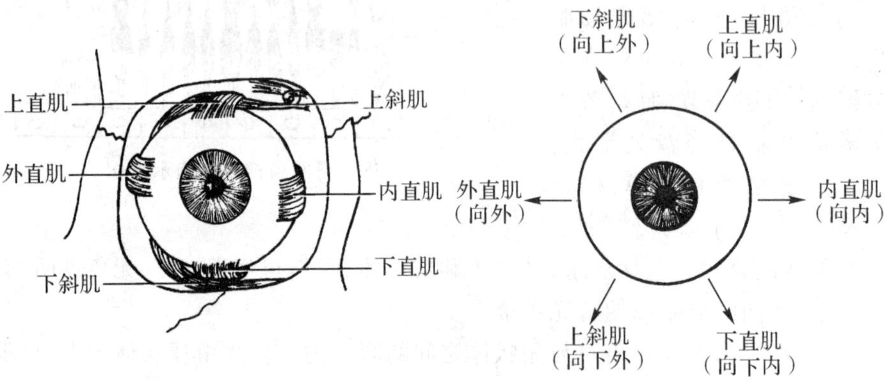

图3-39　眼球外肌作用示意图(右侧)

二、耳

耳，又称前庭蜗器，包括外耳、中耳和内耳三部分(图3-40)。外耳和中耳是传送声波的装置，内耳中有感受头部位置变化的位觉感受器和感受声波刺激的听觉感受器。

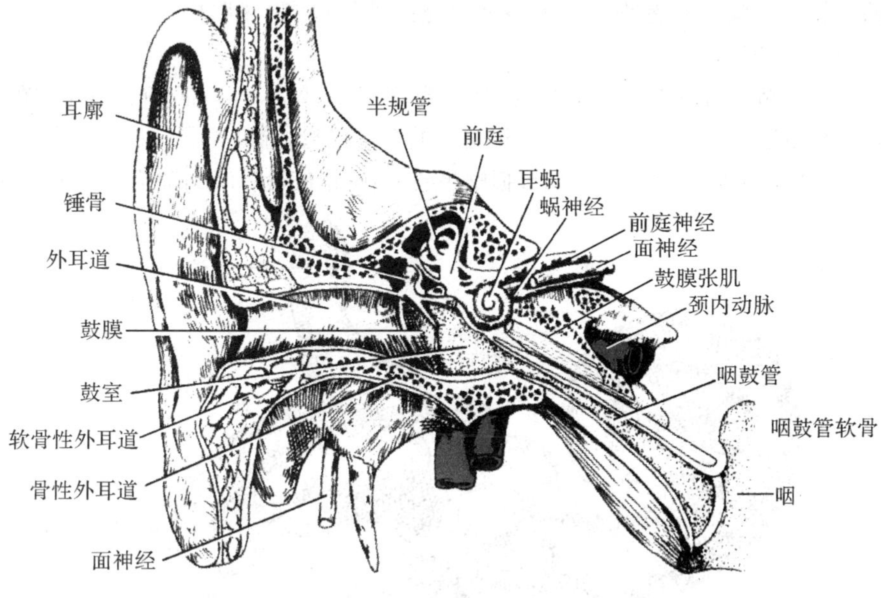

图 3-40　前庭蜗器

(一)外　耳

外耳包括耳廓、外耳道和鼓膜。

耳廓收集声波,其中部前方的孔称外耳门,向内侧通入外耳道。

外耳道是从外耳门至鼓膜的一条弯曲管道,长约 2.5cm。

鼓膜位于外耳道底,为椭圆形半透明薄膜,富有弹性。

(二)中　耳

中耳包括鼓室、咽鼓管和乳突小房三部分。

鼓室是位于颞骨岩部内的不规则小腔,内有三块听小骨,从外侧至内侧依次为锤骨、砧骨和镫骨,它们构成一条听骨链,能把鼓膜的振动传至内耳。

咽鼓管是连通鼻咽和鼓室的管道,其功能是调节鼓室内气压与外界气压保持平衡,以利于鼓膜振动。小儿咽鼓管短而平直,管腔较大,咽部感染易使病菌经咽鼓管蔓延至鼓室,因此中耳炎多见于小孩。

乳突小房是颞骨乳突内的许多含气小腔,大小不等,互相连通,向前经一个较大的腔隙即乳突窦开口于鼓室。故中耳炎可经乳突窦蔓延到乳突小房而引起乳突炎。

(三)内　耳

内耳是埋藏在颞骨岩部内的构造复杂的弯曲管道,故又称为迷路,可分为骨迷路和膜迷路两部分。骨迷路是颞骨岩部内的骨性隧道,膜迷路是套在骨迷路内的膜性管和囊。骨迷路与膜迷路之间充满外淋巴,膜迷路内含有内淋巴,内、外淋巴互不相通。

1.骨迷路　由后外向前内分为:骨半规管、前庭和耳蜗三部分(图 3-41、图 3-42),互相通连。骨半规管是三个互相垂直的半环形管;前庭是骨迷路中部较膨大的部分,其外侧壁有前庭窗;耳蜗形似蜗牛壳,由蜗螺旋管环绕蜗轴两圈半构成。

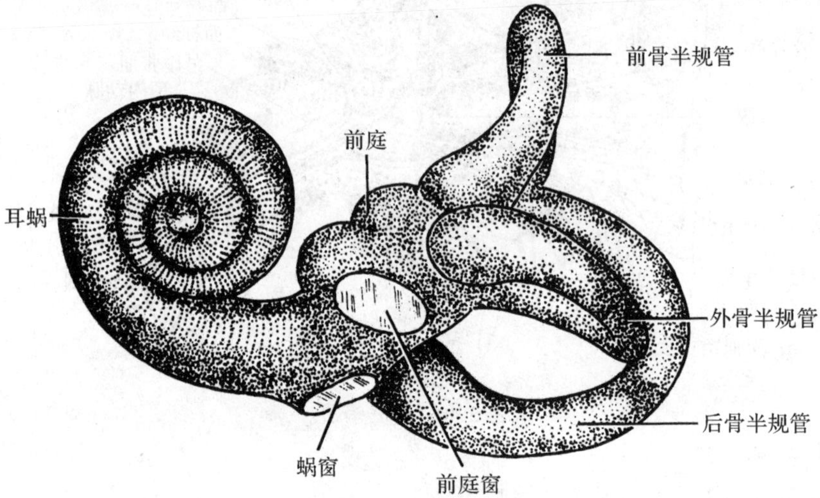

图 3-41　骨迷路

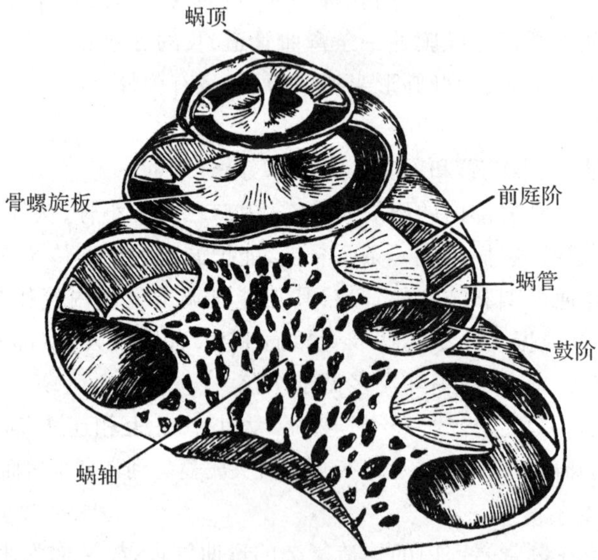

图 3-42　耳蜗(纵切面)

2.膜迷路 亦分三部分:膜半规管位于骨半规管内,其壁内有壶腹嵴;椭圆囊和球囊位于前庭内,内有椭圆囊斑和球囊斑。椭圆囊斑、球囊斑和壶腹嵴是位觉感受器。蜗管位于耳蜗内,在蜗管下壁有螺旋器。螺旋器是听觉感受器,能感受声波刺激。

正常声波传导途径是:声波经外耳门,外耳道振动鼓膜,鼓膜牵引听骨链运动撞击前庭窗,引起前庭和耳蜗的外淋巴波动,带动蜗管的内淋巴波动,刺激螺旋器,产生神经冲动,再经神经元链传至大脑听觉中枢,产生听觉(图 3-43)。

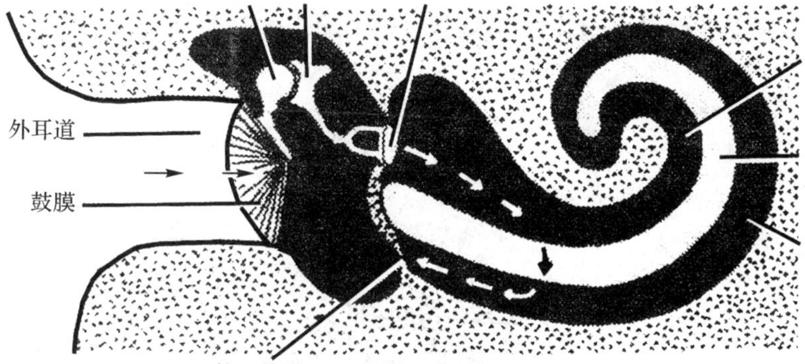

图 3-43 声波传导途径示意图

(余文富)

第八节 神经系统

人体的一切生命活动都必须通过神经系统的调节才能实现,神经系统在人体生命过程中起着主导作用;人体只有通过神经调节、神经-体液调节和器官、系统间的相互协调才能成为一个整体。

人体对内、外环境的刺激通过神经系统所作出的反应,称为反射。反射是神经系统的基本活动方式,它包括非条件反射和条件反射。如瞳孔对光反射、膝跳反射等,这些反射生来就有,反射弧固定,称为非条件反射。而条件反射是机体后天获得的,建立在非条件反射基础上的反射,是一种高级神经活动。在个体的生命活动中,只有在非条件反射的基础上不断建立新的条件反射,才能扩展机体对复杂环境的适应范围和适应能力,使机体能够识别即将到来的刺激,预先作出不同的反应。因此,条件反射使机体具有更大的预见性、灵活性和适应性,如望梅止渴,听了气象预报准备相应的衣、伞等就是其中例证。保证反射顺利进行的物质基础或神经通路,称为反射弧(即由感受器、传入神经、中枢、传出神经和效应器等部分组成)。通过神经调节保持人体与外环境的统一,与内环境的协调,保证人体的正常生命活动。人类大脑的高度发达,是人们进行学习、记忆、抽象思维并能产生语言的器官,也是人类区别于动物的最主要标志。

一、神经系统的分部

神经系统包括中枢神经和周围神经两部分(图 3-44),主要由神经元构成。中枢神经包括脑和脊髓,分别位于颅腔和椎管内。脑和脊髓内存在各种反射中枢,而大脑皮质是生命活动最高级的调节中枢。周围神经包括连脑的脑神经和

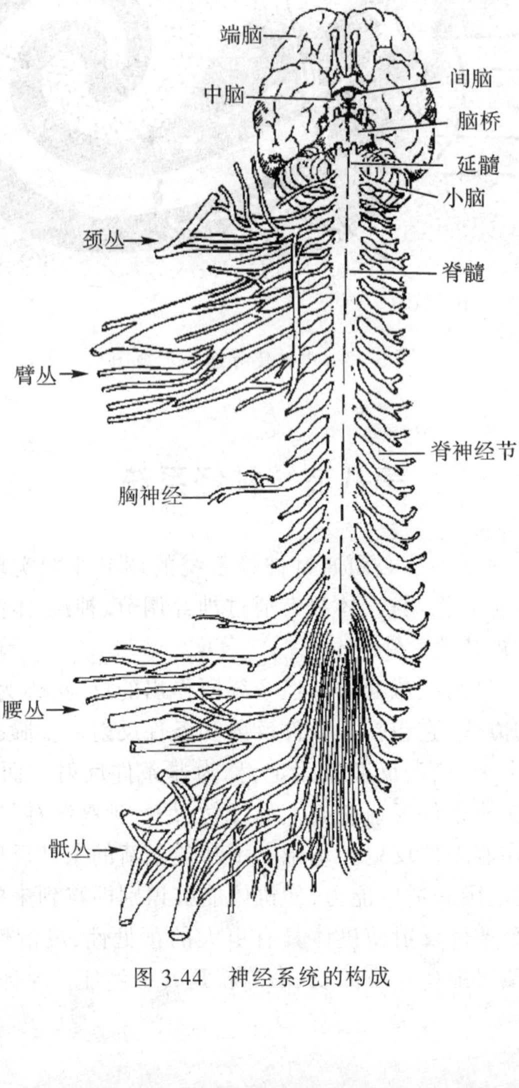

图 3-44　神经系统的构成

连脊髓的脊神经，但根据分布部位不同又可分为躯体神经和内脏神经。

二、中枢神经

（一）脊 髓

1.脊髓的位置和形态 脊髓位于椎管内，呈前后略扁圆柱状，并可见两处膨大（图3-45），分别为颈膨大和腰骶膨大，这两处膨大与四肢的发生、发展相关。

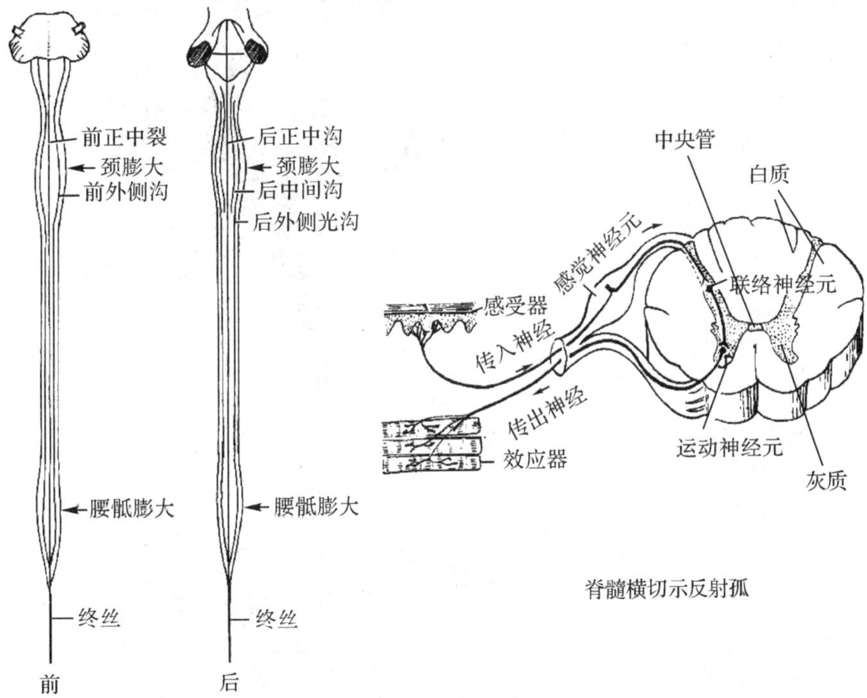

图3-45 脊 髓

2.脊髓的内部结构 脊髓的横切面上，可见中央部的灰质和周围部的白质。灰质的中央有中央管。

3.脊髓的功能

(1)反射功能 脊髓是躯体运动的低级反射中枢，如骨骼肌牵张反射等。此外，脊髓也能完成简单的内脏反射，如排便、排尿反射等。

(2)传导功能 脊髓内的纤维束是联系脑与身体各部间的传导通路。脊髓损伤将直接影响传导的功能，如截瘫病人就是脊髓横断所致。

（二）脑

脑位于颅腔内，分延髓、脑桥、中脑、小脑、间脑和端脑六部分。通常将延髓、脑桥和中脑合称脑干。

1. 脑干　自上而下依次分中脑、脑桥和延髓，其下连脊髓，上接间脑，背连小脑。

(1)脑干的外形　主要有与脑干相连的十对脑神经(第3～12对脑神经)，即动眼神经、滑车神经、三叉神经、展神经、面神经和前庭蜗神经、舌咽神经、迷走神经、副神经和舌下神经(图3-46)。

(2)脑干的内部结构　内有神经核、纤维束和网状结构。

1)神经核　主要为与第3～12对脑神经直接相连的脑神经核(图3-47)，另有参与传导通路组成的中继核团，即非脑神经核。

2)纤维束　主要由上行、下行的传导束构成。

3)网状结构　位于整个脑干的中央区，是中枢神经内沟通各部的重要结构。

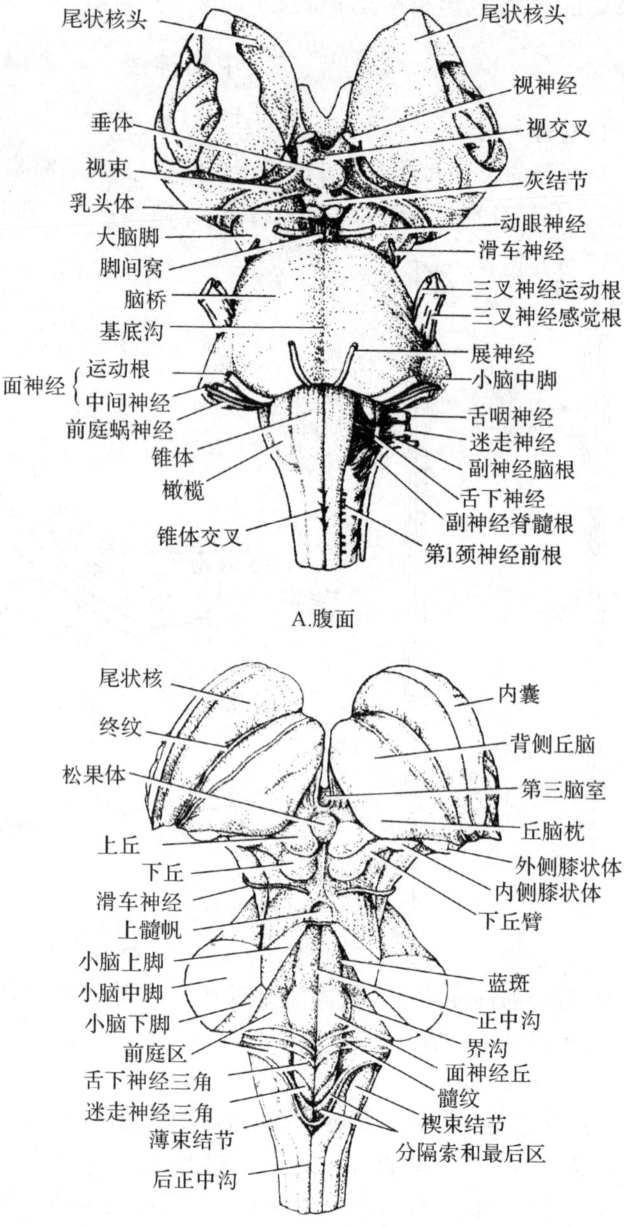

图3-46　脑干的外形和结构

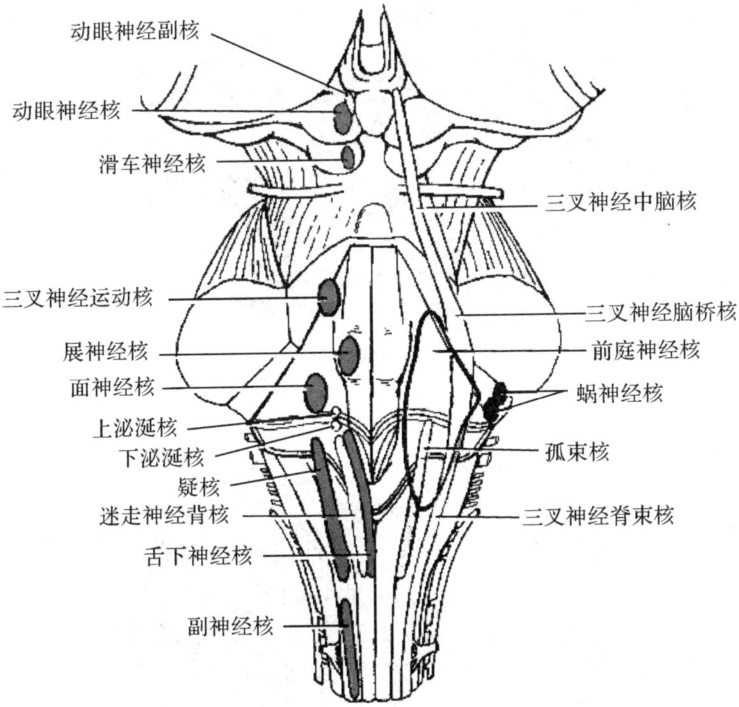

图 3-47　脑神经核在脑干背侧面的投影

(3)脑干的主要功能

1)反射活动的重要中枢　延髓网状结构中存在生命中枢,如心血管中枢、呼吸中枢。脑桥有角膜反射中枢,中脑有瞳孔对光反射中枢。

2)传导功能　脑干的上、下行纤维束,具有传导神经冲动的功能。

2.小脑　位于脑桥和延髓的背面,由两侧的小脑半球和中间的小脑蚓所构成。小脑半球下面,在小脑蚓两侧的膨出称小脑扁桃体(图 3-48),其位置靠近枕骨大孔,当颅内压增高时,小脑扁桃体可嵌入枕骨大孔形成小脑扁桃体疝,压迫延髓危及生命。

小脑的功能主要是维持躯体平衡、调节肌紧张和协调随意运动。

3.间脑　位于中脑上方,两侧大脑半球之间。间脑分为背侧丘脑及下丘脑等部分。

(1)背侧丘脑　是两个卵圆形的灰质团块,每侧背侧丘脑被呈“Y”形的白质纤维板分为 3 个核群,即前核群、内侧核群和外侧核群。外侧核群内含躯体感觉传导通路的中继核,它发出纤维主要投射到大脑皮质感觉区,故可看作皮质下的

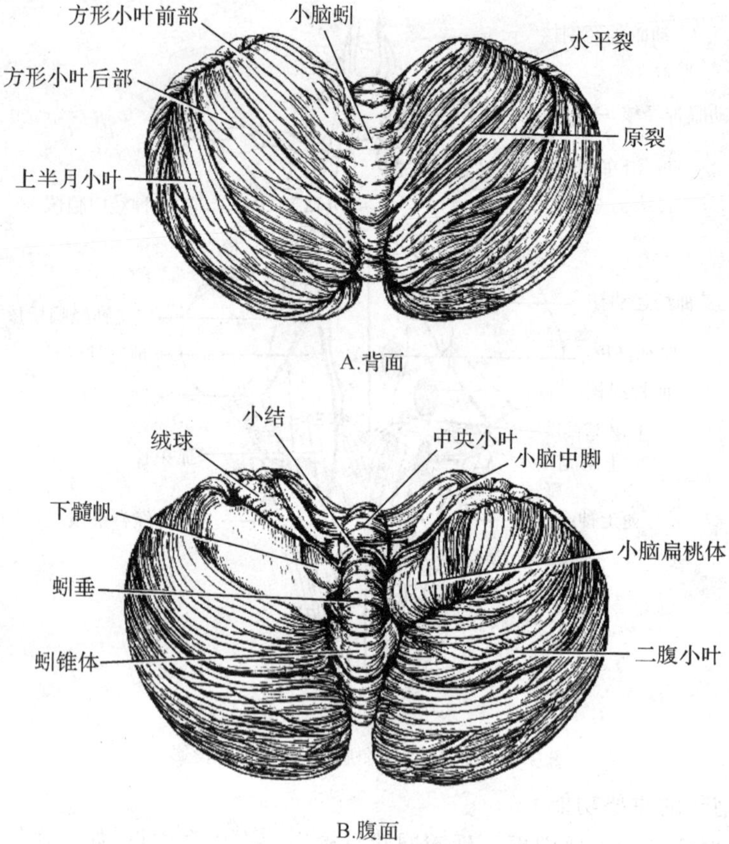

图 3-48　小脑的外形

感觉中枢。

(2)下丘脑　位于背侧丘脑前下部,包括视交叉、漏斗、垂体、灰结节和乳头体等(图 3-49)。下丘脑是内脏活动调节的较高级中枢。

4.端脑　主要包括左、右大脑半球。

(1)大脑半球的形态　大脑半球表面凹凸不平,布满深浅不同的沟、裂,沟与沟之间的隆起是脑回。大脑半球可分为上外侧面、内侧面和底面(图 3-50)。

外侧沟位于大脑半球的上外侧面,由前下斜向后上方;中央沟起自大脑半球上缘中点稍后方处,行向前下方;顶枕沟起于大脑半球内侧面的后部行向后上,并转至上外侧面。中央沟前方为额叶;中央沟与顶枕沟之间为顶叶;顶枕沟后方为枕叶;外侧沟下方为颞叶;藏于外侧沟底部的为岛叶。

(2)大脑半球的内部结构

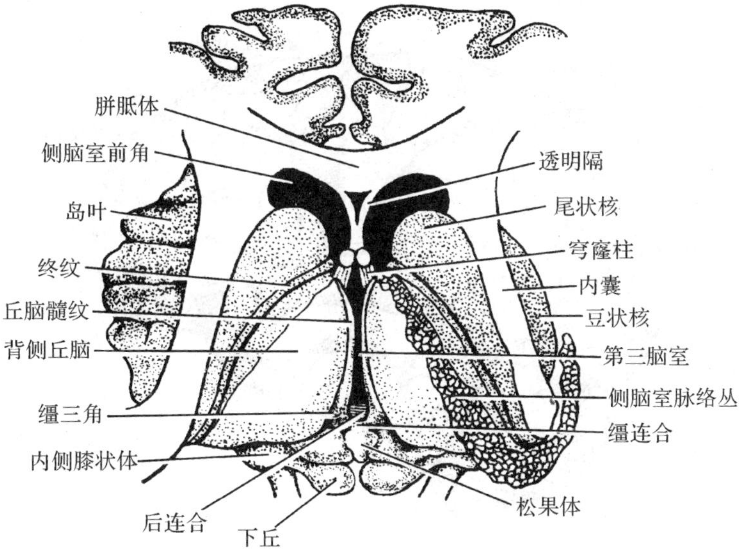

A.背面

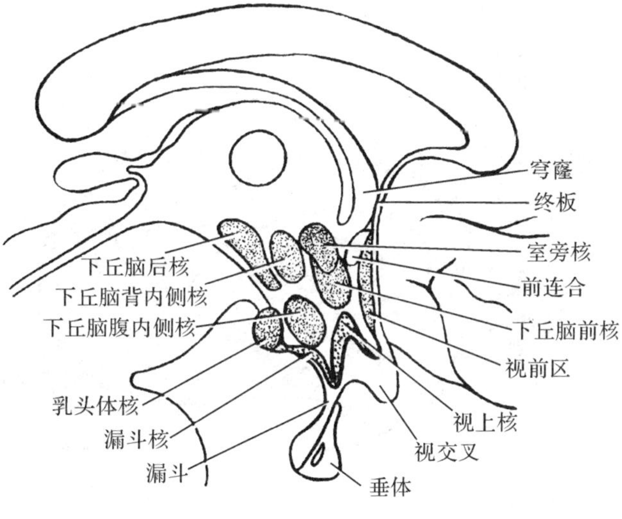

B.内侧面

图 3-49 间脑的背面和内侧面

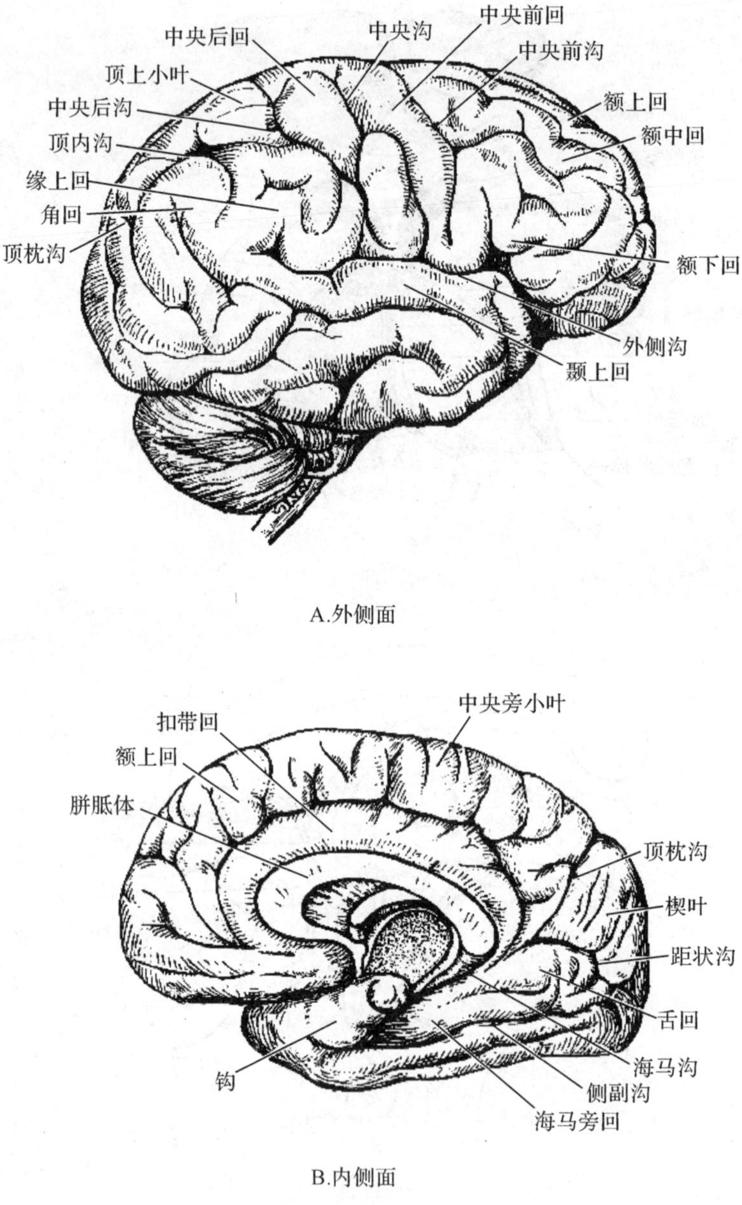

图 3-50　大脑半球的上外侧面和内侧面

1)大脑皮质　人类的大脑皮质含有140亿个神经元,彼此间通过相互联系,形成立体的网络结构。大脑皮质是运动和感觉的最高级中枢。主要中枢包括躯体运动中枢、躯体感觉中枢、视觉中枢、听觉中枢和语言中枢等。

惯用右手的人,语言中枢在左半球。语言中枢还包括书写语言中枢、运动性语言(说话)中枢、听觉性语言中枢和视觉性语言中枢(图3-51)。

2)基底核　位置靠近大脑半球底部,包括尾状核、豆状核及杏仁核等。纹状体由尾状核和豆状核组成,其功能是调节肌张力,协调肌群的运动。

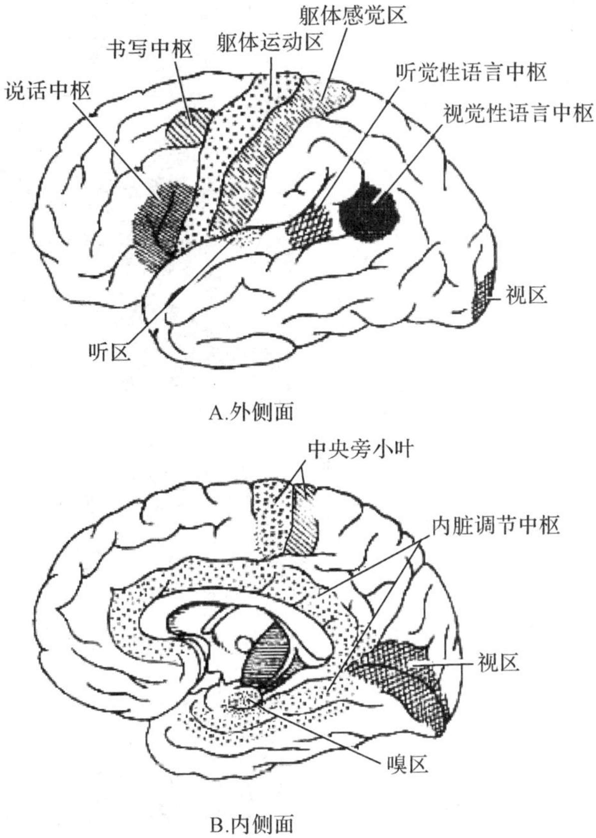

图 3-51　大脑皮质的主要中枢

3)大脑髓质　即白质,由大量神经纤维组成,包括连合纤维、联络纤维和投射纤维 。位于背侧丘脑、尾状核与豆状核之间的投射纤维形成白质板称内囊(图3-52);绝大部分投射纤维都经过内囊;当一侧内囊损伤(脑溢血),则表现为对侧半身感觉和运动等功能障碍,即半身不遂(俗称中风)。

4)脑室　是指脑内的腔隙,其中充满脑脊液。脑室包括:左右侧脑室、第三脑和第四脑室。

(三)脑和脊髓的被膜、血管和脑脊液循环

1.脑和脊髓的被膜　脑和脊髓的表面由外向内依次覆盖着3层膜,即硬膜、蛛网膜和软膜。它们对脑和脊髓具有保护、支持和营养作用。

2.脑血管　脑的血液供应来源于颈内动脉和椎动脉。在大脑的基底部颈内动脉和椎动脉及其分支相互吻合成大脑动脉环(图3-53)。

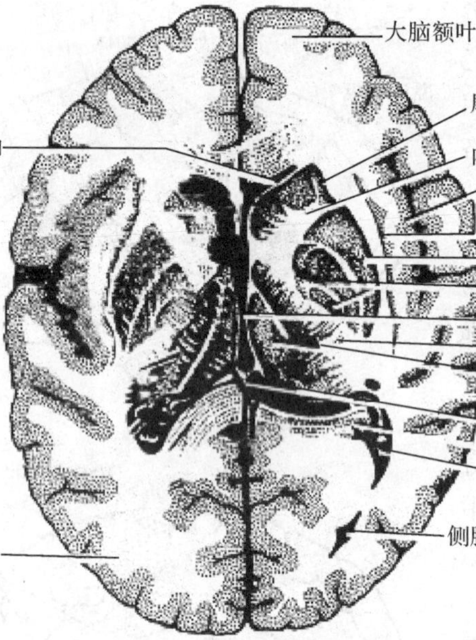

图 3-52　大脑的水平切面

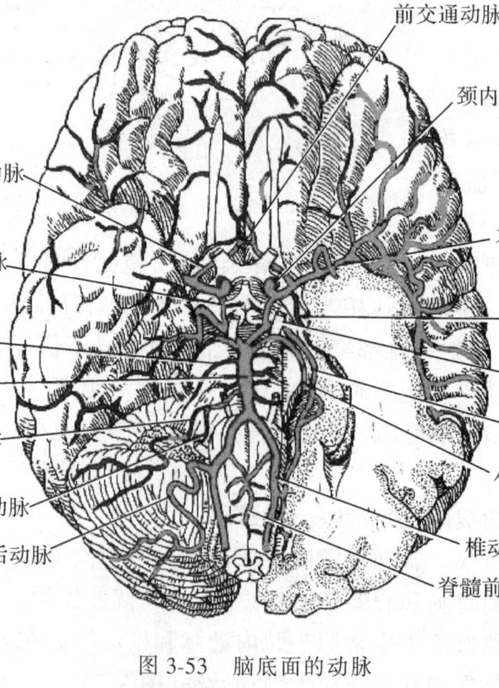

图 3-53　脑底面的动脉

脑的静脉分浅、深两部,大多不与动脉伴行,分别注入邻近的硬脑膜窦,汇入颈内静脉。

3.脑脊液及其循环 脑脊液主要由各脑室的脉络丛产生,并在各脑室和蛛网膜与软膜之间的蛛网膜下隙中流动,最后注入硬脑膜窦。脑脊液无色透明,具有保护、营养脑和脊髓的作用,并能带走代谢产物(图 3-54)。

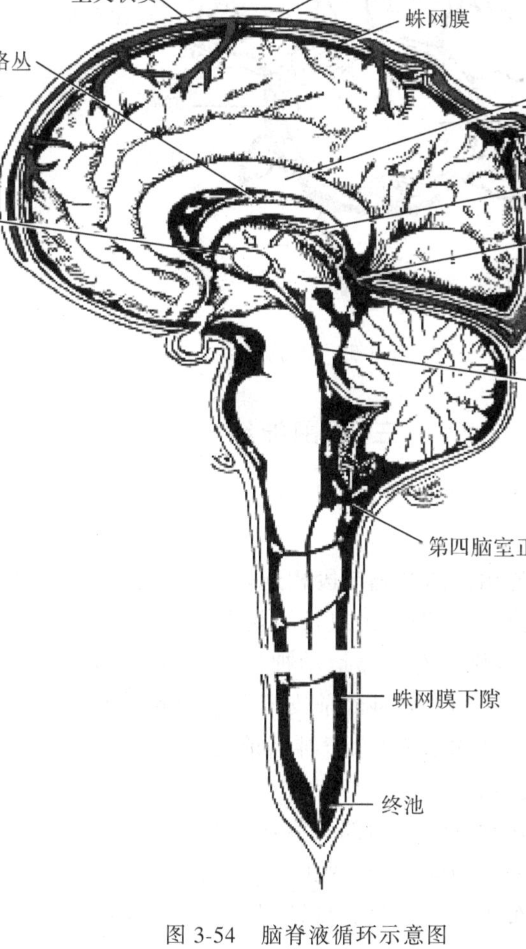

图 3-54 脑脊液循环示意图

4.血脑屏障 位于中枢神经内,血液与神经元之间,具有选择性和限制性,能阻止某些物质或有害成分进入脑组织,对维持脑组织的内环境稳定,保证其正常的生理活动起着重要作用(图 3-55)。

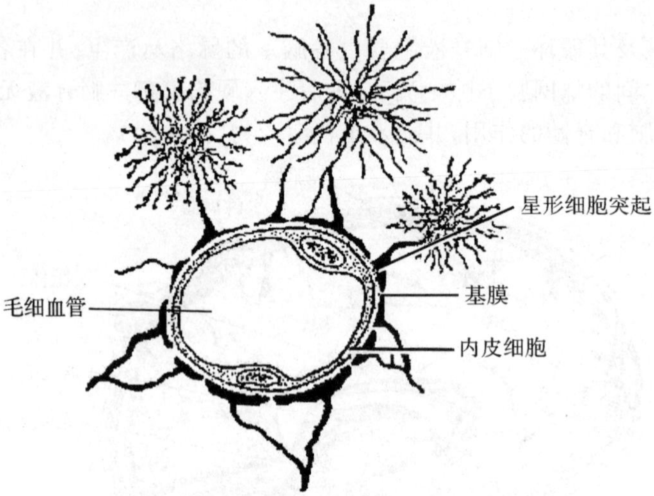

图 3-55 血脑屏障

三、周围神经

周围神经包括脊神经、脑神经和内脏神经。

(一)脊神经

脊神经共 31 对,与相应的脊髓节段相连。每一对脊神经都由前根和后根在椎间孔处合成,出椎间孔后立即分出粗长的前支和细短的后支。脊神经和前支、后支都是混合性神经,分别含有躯体运动神经纤维、内脏运动纤维、躯体感觉和内脏感觉四种纤维(图 3-56)。胸神经前支沿肋间隙和第 12 对肋下缘下行,构成 11 对肋间神经和 1 对肋下神经;其余脊神经前支在一定部位互相交织成 4 对神经丛,即颈丛、臂丛、腰丛、骶丛。

1. 颈丛　分布于耳廓、枕部、颈部及肩部等处的皮肤,以及舌骨下肌群及颈深肌群。颈丛的重要分支为膈神经(图 3-57),主要分布到膈和胆囊等处。

2. 臂丛　主要分布于上肢的肌和皮肤,以及胸部和背部的肌。臂丛的主要分支包括腋神经、肌皮神经、正中神经、尺神经和桡神经(图 3-58)。

3. 腰丛　主要分布于下腹壁、大腿前内侧部的肌和皮肤。腰丛的最大分支是股神经。

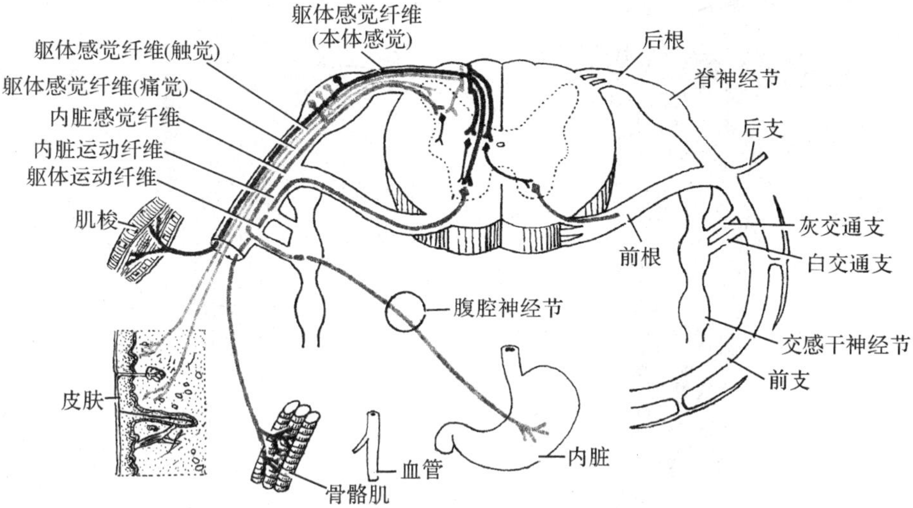

图 3-56　脊神经的组成及分布模式图

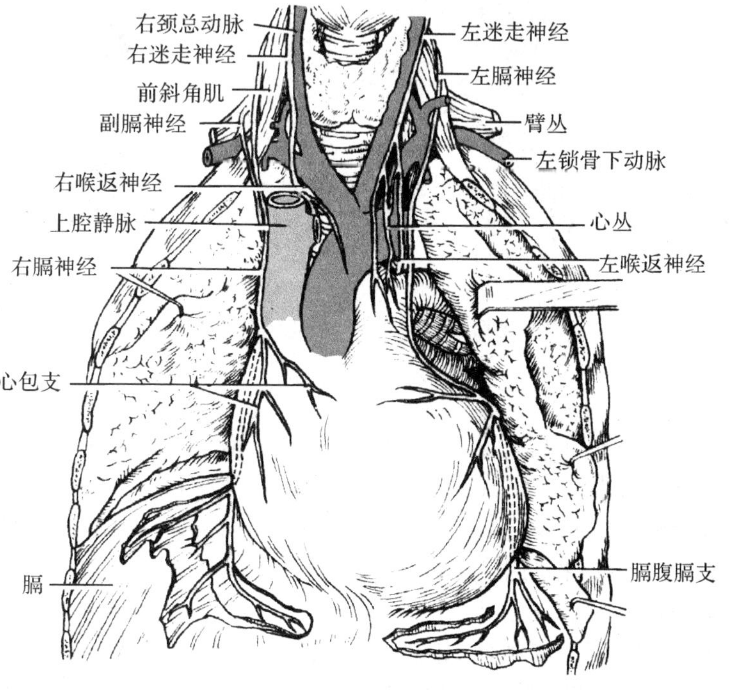

图 3-57　膈神经

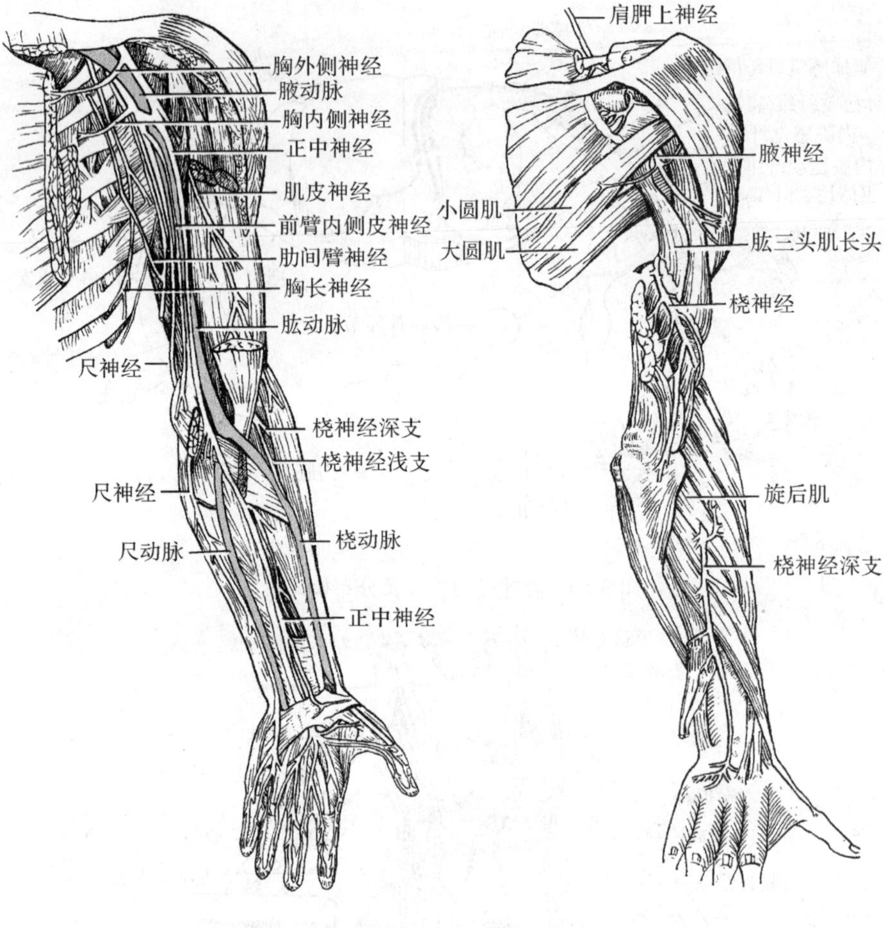

图 3-58 上肢的神经

4.骶丛 主要分布于盆壁、臀部、会阴、大腿后部、小腿及足的肌和皮肤。骨在丛的主要分支为坐骨神经,它在腘窝上方分出胫神经和腓总神经(图 3-59)。

5.胸神经前支 分布于 11 个肋间隙的胸神经前支,称肋间神经;位于第 12 肋下方的胸神经前支,称肋下神经。

(二)脑神经

脑神经共 12 对,Ⅰ嗅神经、Ⅱ视神经、Ⅲ动眼神经、Ⅳ滑车神经、Ⅴ三叉神经、Ⅵ展神经、Ⅶ面神经、Ⅷ前庭蜗神经、Ⅸ舌咽神经、Ⅹ迷走神经、Ⅺ副神经、Ⅻ

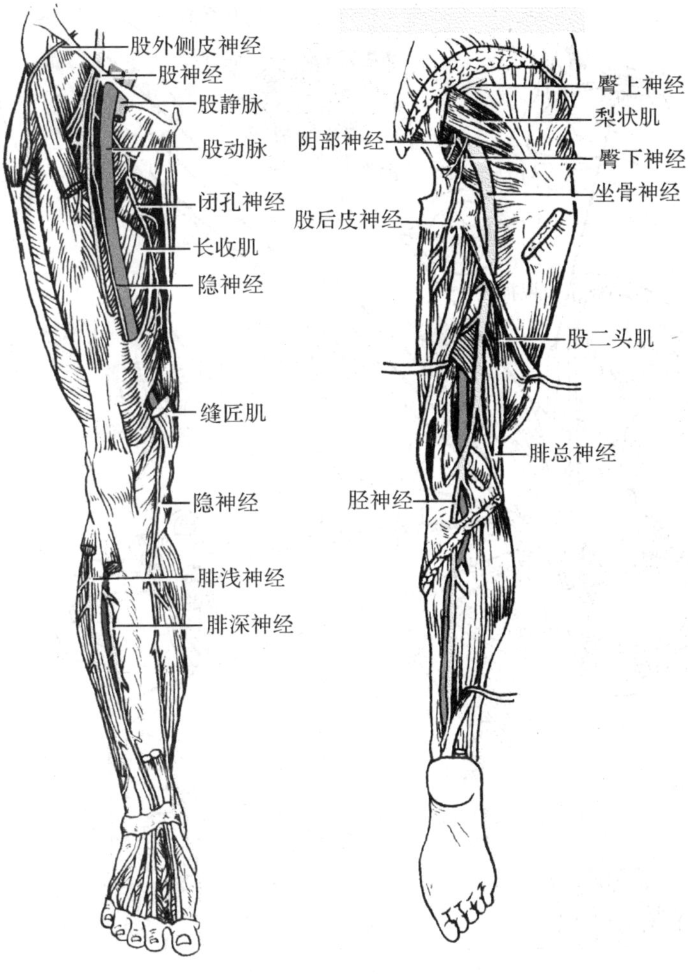

A.前面　　B.背面

图 3-59　下肢的神经

舌下神经(图 3-60)。

12 对脑神经的歌诀：

Ⅰ嗅Ⅱ视Ⅲ动眼，Ⅳ滑Ⅴ叉Ⅵ外展，

Ⅶ面Ⅷ听Ⅸ舌咽，Ⅹ迷 1 副舌下全。

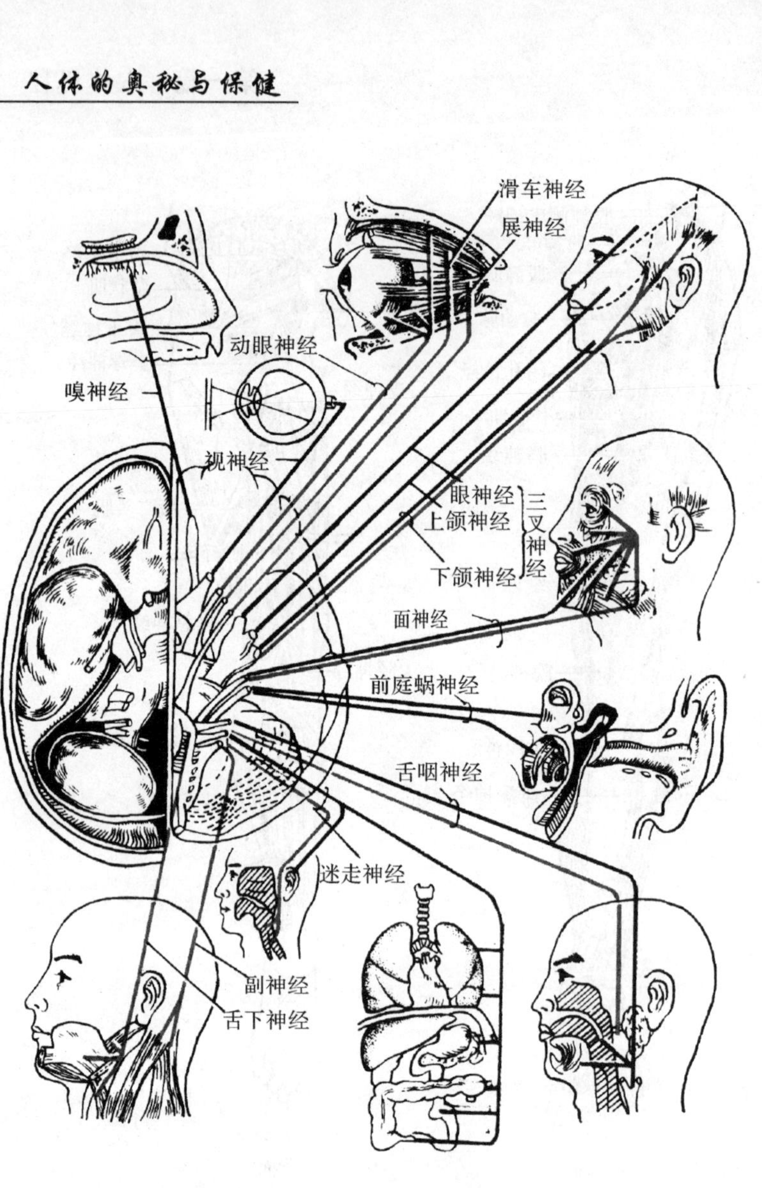

图 3-60　脑神经的示意图

(三)内脏神经

内脏神经分布于内脏、心血管和腺等处,分为内脏运动神经和内脏感觉神经(图 3-61)。

1. 内脏运动神经　又称自主神经(或植物性神经),分交感神经和副交感神经两类。体内大多数器官接受交感神经和副交感神经双重支配,两者作用既对立又统一,相互协调,以调节心肌、平滑肌和腺体的活动。

2. 内脏感觉神经　常与躯体神经伴行,传导内脏冲动。内脏疼痛有如下特

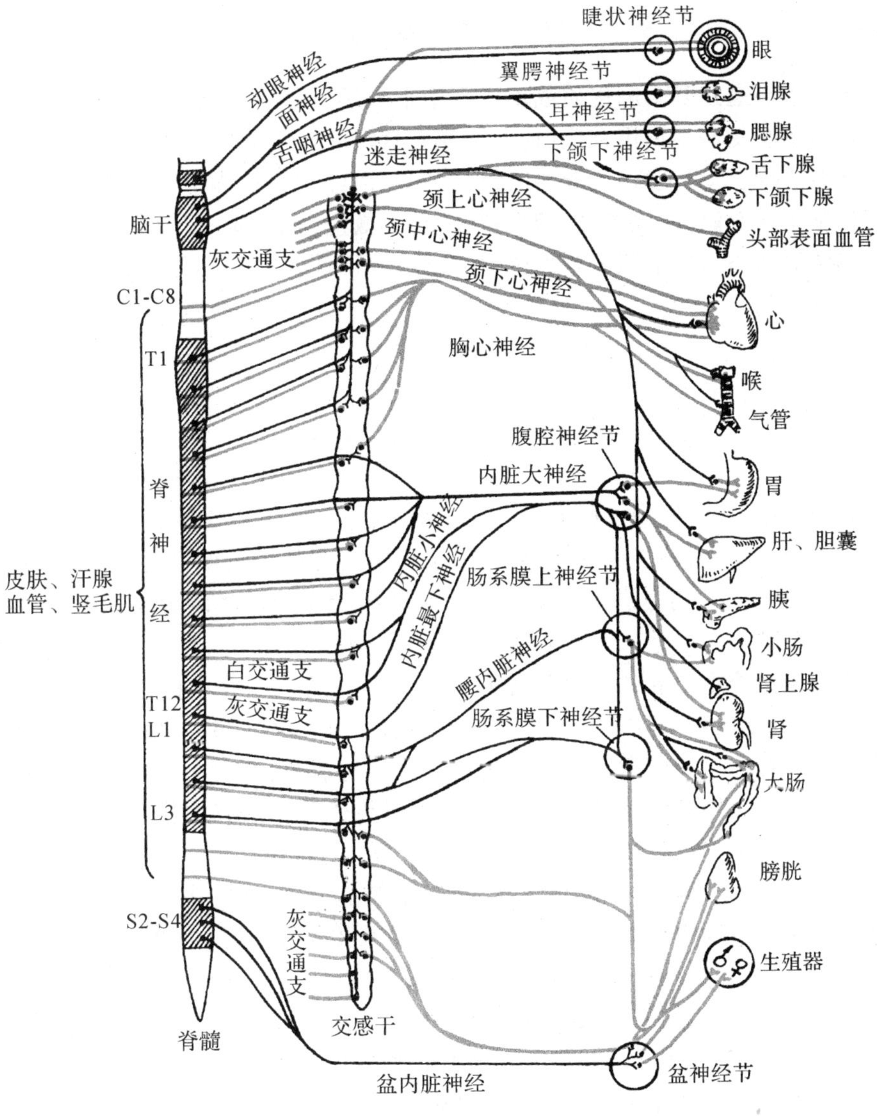

图 3-61 内脏运动神经概况

点:①痛觉模糊、弥散、定位不准确。②对烧灼、切割刺激不敏感,对牵拉、缺血、痉挛、炎症刺激敏感。③可出现牵涉痛,即内脏疾患常引起体表某处发生疼痛或痛觉过敏。

四、神经传导通路

神经传导通路是大脑皮质或皮质下中枢与感受器、效应器之间神经纤维联系的通道。感受器经周围神经(传入神经)、脊髓、脑干、间脑至大脑皮质的神经传导通路称为感觉(上行)传导通路,由大脑皮质经过分析和综合活动后发出的冲动经脑干或脊髓、周围神经(传出神经)传至效应器的神经传导通路称为运动(下行)传导通路。反射弧就是由感觉(上行)传导通路和运动(下行)传导通路有机联系而成的。

(王海斌)

第九节　内分泌系统

在生活中,我们发现有些人长得很矮小,成人身高不足 1 米,但是他(她)们的智力发育正常;而有些人既矮小,智力又低下。有些人长得很高大,身高超过 2.30 米。为什么会有这些差别呢?这跟人体内的内分泌系统分泌激素的多少是密不可分的。

内分泌系统由独立的内分泌腺和分散于某些组织器官中的内分泌细胞组成;两者所分泌的物质称激素,它是直接通过血液循环输送到机体中的靶组织、靶细胞而发挥作用的。激素是具有高效能的生物活性物质,在体内量虽然少而作用却很强,通常只需要极微量的激素就能对机体组织细胞的代谢和机能活动产生很大的影响。

人体内有两类腺体,一类是有管腺(如汗腺,唾液腺等),其分泌物通过导管输送到体表或体腔内,称外分泌腺。另一类是腺体无导管,其分泌物直接进入血液循环,由血液输送到机体的组织细胞内而发挥作用,称内分泌腺。

在正常机体内,内分泌腺的活动是受神经系统以及内分泌腺之间的相互作用调节的,它们的分泌活动与机体的需要互相适应而保持动态平衡。但如果体内某种内分泌腺的激素分泌量超过了机体正常的需要量,那么,将因这种激素的过度作用而引起病态,这种情况称为机能亢进或机能过度;相反,如果某种内分泌腺的激素分泌量不足,也会因这种内分泌功能不足而引起病态,这种情况称为机能不足或机能过低。另外,机体内许多激素的灭活是在肝脏内分解而失去功能的,也称之为灭能,并经肾脏排泄,所以当肝、肾的机能有严重障碍时,这些激素的灭能和排泄就会发生障碍,也会引起某些激素的继发性机能过度现象,例如,肝脏疾病时会出现性激素和肾上腺皮质激素的继发性过多现象。

人体内重要的内分泌腺有甲状腺、甲状旁腺、肾上腺和垂体等，内分泌组织有胰岛、睾丸间质细胞和黄体等（图 3-62）。

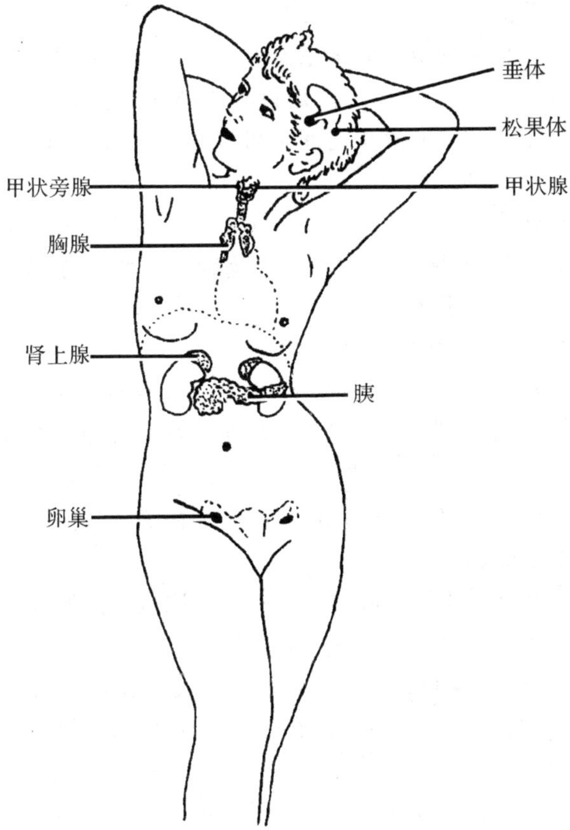

图 3-62　人体内分泌腺概况

一、甲状腺

（一）甲状腺的形态位置

甲状腺呈“H”形，由两个侧叶和中间的峡部组成。侧叶位于喉和气管的两侧，峡部多位于第 2～4 气管软骨环的前方，临床急救进行气管切开时，应尽量避开甲状腺峡。甲状腺分泌的激素有甲状腺素和降钙素，其功能是调节基础代谢并影响骨骼和神经系统的生长发育，并降低血钙。

（二）甲状腺激素的贮存、分泌、运输和代谢

1.贮存　其特点是：①贮存于细胞外；②贮存量大，可供人体利用 50～120

天，故临床使用抗甲状腺激素的药物时，需要较长时间用药才能奏效。

2.释放　在垂体释放的促甲状腺素（TSH）的作用下，甲状腺素经滤泡细胞基底部释放进入血管。

3.运输　释放入血液的甲状腺素经血液循环至全身各处，其中99％以上与某些蛋白质结合，游离的不到1％。但是只有游离状态的激素才能进入组织细胞发挥生理效应。结合型和游离型之间是可以相互转换的，使激素在血液中保持相对的浓度，维持相对的恒定。

4.代谢　甲状腺激素发挥作用后，约80％被靶组织中的脱碘酶脱碘，脱下的碘随尿液排出或再利用，约20％在肝中与葡萄糖醛酸结合，随胆汁进入小肠，由粪便排出。

（三）甲状腺激素的生理作用

甲状腺激素包括T_4（四碘甲状腺原氨酸）和少量活性更强的T_3（三碘甲状腺原氨酸），其生物学作用是促进物质与能量代谢以及生长和发育过程。

因此，患甲状腺机能亢进的病人虽然食量大增，但因氧耗量增加，代谢率高，导致体重减轻而显消瘦，并出现情绪激动、心跳加快等征象。

（四）甲状腺机能的调节

甲状腺的分泌活动受垂体前叶分泌的促甲状腺激素的调节。碘是合成甲状腺激素的重要原料之一，甲状腺具有很强的摄取碘的能力，机体内约有2/3的碘存在于甲状腺内，因此食物中碘的含量对甲状腺机能有很大的影响。如果食物中含碘的量过少，甲状腺合成的甲状腺激素量不足，血液中甲状腺激素的量过低会刺激垂体前叶分泌大量促甲状腺激素，刺激甲状腺的滤泡增生和代偿性肥大，造成甲状腺肿大。这种情况往往和某些山区因水、土壤和食物中缺碘有关，故称为“地方性甲状腺肿”。

二、甲状旁腺

甲状旁腺呈扁圆形的小体，紧贴于甲状腺后缘的上、下部，一般有两对。甲状旁腺分泌的激素称甲状旁腺素，其主要生理作用是调节体内钙和磷的代谢，促进骨钙溶解，升高血钙的作用。

当甲状旁腺机能亢进时，可升高血钙，而骨骼中的钙和磷减少，导致骨质疏松症，可发生自发性骨折，幼儿则可致骨骼变形。当甲状旁腺机能减退时则出现低血钙而致手足搐搦症。

三、肾上腺

肾上腺位于肾的内上方，呈三角形或半月形。肾上腺实质可分为外周的皮质和内部的髓质。肾上腺皮质分泌三类激素：①盐皮质激素，主要是醛固酮，保钠排钾，调节水盐代谢；②糖皮质激素，主要是氢化可的松等，调节碳水化合物的代谢；③雄激素和少量雌激素，可影响性行为和副性征。肾上腺髓质分泌肾上腺素和去甲肾上腺素，能使心跳加快，心肌收缩力增强，小动脉收缩，血压升高，并能调节内脏平滑肌的活动。

四、垂　　体

(一)垂体的形态和位置

垂体位于颅底内面的垂体窝内，为椭圆形小体，重约0.5克，它由腺垂体和神经垂体两部分组成。

(二)腺垂体的激素及其生理功能

腺垂体是垂体的重要组成部分，位居前叶，它不仅分泌多种调节机体基本机能的激素，而且还分泌一些调节其他内分泌腺活动的“促激素”。

1. 生长激素　对人体的各个器官均有影响，特别是对骨骼生长的作用更为显著。

2. 促性腺激素　主要是促卵泡刺激素、黄体生成素与促间质细胞刺激素。当垂体分泌这些激素不足时，可引起第二性征减退，性器官萎缩等现象。如果这些激素分泌过多，在童年期就会发生性早熟的现象。

3. 促甲状腺激素　有维持和促进甲状腺活动的作用。临床上有些甲状腺功能亢进或功能减退的病人，可能是促甲状腺激素过多或不足所致。

4. 促肾上腺皮质激素　有维持和促进肾上腺皮质活动的作用，对肾上腺髓质无影响。

(三)神经垂体的激素和生理功能

神经垂体内不含腺细胞，故不能合成激素，只能贮存和释放由下丘脑神经核分泌的两种激素(抗利尿激素和催产素)，这两种激素现均可人工合成。

1. 抗利尿激素　主要是促进水在肾小管内的重吸收，使尿量减少，产生抗利尿作用。

2. 催产素　促使子宫平滑肌的收缩，尤其是对妊娠末期的子宫作用更为敏感，因此，临床上常用垂体后叶制剂治疗产后子宫收缩不良和产后子宫出血。

五、胰　岛

胰腺中的内分泌细胞分散在胰腺内，呈一团团的小岛状，故称为胰岛。胰岛内有A、B两种细胞，A细胞分泌胰高血糖素，它能促进大分子的肝糖原分解成小分子的葡萄糖，并抑制糖原合成，使血糖升高。B细胞能分泌胰岛素，它一方面使血液中的葡萄糖在肝脏内合成糖原而贮存，另一方面又加速组织细胞对糖的利用，其结果使血糖浓度降低。

（余文富）

第二篇　人体保健

第一章 生理保健

第一节 营养保健知识

一、人体必需的营养

科学合理的饮食习惯,有益于健康。正常人体必需的营养包括蛋白质、脂肪、糖、维生素、水、无机盐等,是人体的基本营养物质。

蛋白质是修补组织不可缺少的物质,是体内各种酶、抗体、内分泌激素的重要成分,蛋白质在体内经过氧化产生热能。正常人体需要足够的蛋白质以维持氮平衡,如果蛋白质供给不足,青少年就会发育迟缓,抗病能力差,成人会出现体重减轻、疲乏无力,严重者可出现水肿和其他并发症。蛋白质的营养价值与所含氨基酸的种类有关,也与是否易消化和吸收有关。动物蛋白质含有必需氨基酸多且易消化吸收,如奶、瘦肉蛋白,而谷类食物中及大豆蛋白质中含赖氨酸高,平时需要搭配摄食,这样能提高蛋白质的生物效价。

脂肪在体内氧化后,产生较多的热量,它的功能有维持体温、固定组织、保护脏器等。脂肪的供应重要的是脂肪酸的性质,不饱和脂肪酸能降低血清胆固醇和其他脂质,具有防止动脉硬化的作用。小孩及青壮年要进食动物脂肪和植物脂肪,而老年人以植物油为主(含不饱和脂肪酸较多)。

糖是人体热能的主要来源,故米、面等粮食类食品是我们的主食。

维生素能调节人体各种物质代谢,一旦缺乏,就会影响代谢平衡,带来严重后果。大多数维生素在体内不能合成和大量贮存,故必须经常依靠食物供给。各种维生素主要存在于蔬菜、水果、动物内脏、牛奶等食物中,一般正常饮食的人不会发生缺乏维生素的疾病。

水在人体内约占体重的70%,成人每日需水量约1500~3000ml,如体内水分丧失超过20%,生命就受到严重威胁,若没有水,就会引起死亡。

无机盐与人体的健康密切相关,人体内含有钾、钠、铁、钙、磷、镁、氯等必需元素,其中每日需要量小于100mg者如铜、铁、锌、氟、碘、硒等,称为微量元素,它们对人体正常代谢和健康也起重要作用。人体对无机盐的摄取主要来源于食物，若体内无机盐平衡失调就会引起疾病。如长期高钠饮食，高血压发病率会增高；如长期少食或腹泻引起低钾发生全身性肌无力，甚至可引起心律失常等严重后果。

二、营养供给和调配

人体所需的营养缺少哪一种都会发生疾病。机体对营养的要求有一定的量，即适量，太少会引起营养缺乏症，过多了也会引起疾病，如进食过多的糖和脂肪会引起肥胖症、高血压、冠心病、糖尿病。过多地摄入维生素 A、D 可引起中毒。所以在日常中营养的供给应根据各年龄段的生理需要进行合理的调配。

米、面等粮食是我们的主食，每天不大于总热量的 70%，成人主食约 300～400g 左右；脂肪供应的热量在 20%左右，主要从植物油和肉类中获得；其余为蛋白质，从鸡、肉、鱼、蛋、奶及豆类食物中获得；无机盐和维生素在各种蔬菜、副食品中获得。蔬菜应每天都供给，因进食蔬菜不仅可提供各种维生素，还可刺激消化液分泌，同时它含有粗纤维，可吸收水分，促进肠蠕动，加快粪便排泄，降低血清低密度脂蛋白，抑制肠内厌氧菌活动等作用，对防治肥胖病、动脉粥样硬化、胆石症、糖尿病、便秘有良好作用。各种无机盐及维生素在不同的食物中有不同的含量，需要进行选择，如钙在牛奶、豆制品中较多，铁在菠菜、动物肝脏中较多，海产品含碘较多，胡萝卜富含胡萝卜素，进食后可转化为维生素 A，新鲜蔬菜及水果中含维生素 C 多。

在日常生活中，主食调配注意粗粮与细粮搭配吃，副食调配注意荤菜与素菜搭配吃，以清淡饮食为宜，食盐每天 6g 左右。要有合理的膳食结构，科学安排一日三餐。白天，新陈代谢旺盛，活动量大，能量消耗多，所需营养多，而晚上睡眠，能量消耗少，所以应该“早餐要好，午餐要饱，晚餐要少”。早餐应吃营养价值高、少而精的食品，约占全天总量的 25%～30%，如鸡蛋、牛奶（或豆浆）加稀饭或面包。每天吃早餐有利健康。中餐主食量大，约占全天总量的 40%，副食花样要多，有荤有素，饭后再吃些水果。晚餐约占全天总量的 30%～35%，副食以蔬菜和糖类为主。一日三餐，两餐间隔以 4～5 小时为宜，定时定量，七八分饱，不偏食，不暴饮暴食。进食速度适中。每天吃一些不同种类的水果。

综上所述，所谓营养就是人体所需要的物质，它从广而杂的食物中获得。

（张巧玲）

第二节 运动健身

一、生命在于运动

运动是养生防病的重要手段,运动可以有效增大肺活量,使肺内气体交换充分;运动可使心肌收缩有力,心搏出量增加,血液循环加快,血管弹性增加;运动可以促进胃肠蠕动,增强胃肠的消化、吸收功能;运动可以提高肾脏排泄废物的能力;运动可以增加肌力,促进骨骼的生长发育,促进骨质强化,防止骨质增生、骨质疏松和韧带退化;运动可以提高新陈代谢能力,并提高机体免疫功能,维护健康,减缓各系统器官的衰老。适当的体育锻炼和体力活动是很有必要的。

二、运动的原则

1. 终身坚持运动　从小就开始运动,培养良好的运动习惯,持之以恒。

2. 适量运动　从强度低的运动开始,逐渐增加运动量,观察心率及运动后的疲劳程度决定自己的适量运动量。运动时间每次20～30分钟,运动时脉搏以不超过120次/分为宜。运动后若有疲劳,休息5～10分钟后精神体力恢复正常后再开始。运动期间饮食睡眠良好,精神饱满说明运动适量,一般一周运动5次。

3. 选择有氧运动　有氧运动是指以增强人体吸入、输送与使用氧气为目的的耐久性运动;是锻炼身体时,身体所需要的氧气,运动时都能及时满足需要的运动。

有氧运动的特点是强度低,有节奏,不中断和持续时间长。我们常用的方法有步行、慢跑、骑车、旅游、做健身操、扭秧歌等。

步行是最简单易行的健身运动,各年龄段都可进行,活动量虽不大,但健身效果很明显。通过步行,使全身的肌、关节得到适度运动,各器官功能协调,消除身心疲劳,起助消化、睡眠,减肥,防治疾病等作用。

4. 几种运动方法　保健运动方式多种,除散步外也可选择原地跑步、快行、游泳、赤足走路、拍打、太极拳、气功疗法等。个体差异始终存在,同一个人在不同的年龄段,机能状态也不一样,因此适宜的或适当的运动方式就是最好的或最佳的选择。

(张巧玲)

第三节　心理保健

一、保持良好的心理状态

世界卫生组织(WHO)给健康下的定义是,“不仅是不生病,而且是个体在身体上、精神上、社会适应上均处于完全安宁的状态”。心理、情绪对人体健康有重要的影响,有好多疾病的发生与心理社会因素密切相关。如原发性高血压普查资料中显示,从事高度紧张工作的人员发病率明显提高,这些人包括教师、会计、售票员、驾驶员。有的人遇到精神刺激,耐受力低,情绪波动大且持续过久,引起血压增高。中国科学院心理研究所经过研究认为,工作和学习上的长期紧张,工作和家庭成员中关系不协调,生活中的重大不幸事件等方面是发生癌肿的主要心理因素。在癌肿病人存活的调查材料中也显示,心理因素对癌肿病人的治疗预后有明显的影响,乐观开朗,有良好的心理状态就能延长生存时间。“生活像镜子,你笑它也笑”,我们应该心胸开阔,有理想、有信念、有追求,对各种精神刺激或社会因素加强心理上的自我调控,避免不良情绪对自己的影响,即保持“平和心态”。

二、自我调控的方法

1. 培养崇高的生活追求、事业责任心、良好的情绪和性格　思想清静,对生活不苛求,不存邪念。这需要我们提高自身的修养,提高自身的心理素质,节制自己的感情,妥善处理人际关系,就能维持心理平衡。

2. 正确对待生活中遇到的问题　遇事不可过忧,要乐观豁达。俗话说“既来之,则安之”,心安则神静,用积极的态度去对待。学会自我解脱。

3. 转移不良的精神刺激,当遇到不良的精神刺激时,用心理调节加以转移。

4. 精神宣泄　遇到抑郁在胸中的不良情绪时可向亲朋好友倾诉,能使自己心理平衡。

5. 保持情绪稳定　注意劳逸结合,培养业余兴趣爱好,避免抑郁和沉闷。

(张巧玲)

第四节　戒烟限酒

一、戒　　烟

吸烟对人体有百害而无一益处,吸烟者与30多种疾病的发生有关。吸烟人群更易患支气管炎、肺气肿、肺癌、高血压、冠心病、胃溃疡、中风等,吸烟为癌症的发病打开了“方便之门”,除高发肺癌外,还可诱发口腔癌、喉癌、膀胱癌等。吸烟的人好发牙周病。吸烟可毒害脑细胞,降低血液携氧能力,能使阴茎供血不足,精子数目减少,母亲吸烟会影响孩子智商。吸烟能加快人的衰老,吸烟者易早逝。吸烟的危害性很大,所以健康的生活必须戒烟。同时要注意避免被动吸烟。

二、限　　酒

适量饮酒,饮低度酒(啤酒、葡萄酒、黄酒)可增加食欲,在冬季具有暖肠胃、御风寒、活血通络等作用。但饮酒过度尤其饮烈性酒,甚至酗酒,对身体有很多危害,可诱发胃炎、肝炎、肝硬化、高血压、心脏病、酒精中毒,容易造成中风。过度饮酒者,口腔、咽喉、食管、肝脏癌症的发生率比一般人高,易导致身体养分加速流失,对生殖细胞有损害,可引起大脑变异。过度饮酒可引起精神、行为失常,以致引起交通肇事、家庭纠纷,甚至刑事犯罪,可谓浅尝添乐趣,过量却伤身。

(张巧玲)

第五节　人体各系统保健

一、运动系统

(一)青少年运动系统的特点

青少年骨与骨连结的主要特点是软骨组织较多,骨组织内的水分和有机质多,无机质略少,故青少年的骨富于弹性,但坚固性较差。由于骨的硬度小,韧性大,所以不易骨折,但易变形。腕骨的骨化在10～13岁完成,而指骨的骨化要到18岁才能完成。所以青少年对用手、腕多的活动要适当增加。胸骨一般要到20～25岁才能定型,故在这之前如体内缺乏维生素D或缺钙,或在读书写字时姿势不正确,都可能发生胸骨畸形和胸廓畸形。骨盆完全骨化是在25岁左右,在尚未骨化时,不正确的跳跃、不良的姿势或过多从高处向地面跳下,都可能引起骨盆变形,影响发育。

青少年关节的关节软骨较厚,关节囊、韧带的伸展性大,但关节的牢固性差,在外力的作用下,比较容易发生脱位。

青少年的肌肉含水分较多,蛋白质和无机盐较少,所以富于弹性,但肌力较弱,耐力差,易疲劳。随着年龄的增长,青少年肌虽亦增长,但落后于骨的生长速度,这时,身体各部分肌发展不平衡,大肌中的上肢肌、屈肌发育较早,而小肌中的下肢肌、伸肌发育较迟。所以青少年做动作不够精确,下肢的活动灵活性和协调性差。在青春期,肌适应骨的快速增长而主要向长度发展,肌纤维较细,力量和耐力差。青春期过后,身体的增高速度逐渐缓慢,由于激素的作用,使肌纤维增粗,向横径发展,于是,肌的力量明显增加。

(二)肌的疲劳与恢复

持久的肌收缩可使肌的工作能力减弱,以至于完全消失,这种现象称为肌疲劳。

在实验条件下,离体肌疲劳的原因主要是由于肌所贮存的能量物质大量被消耗和肌收缩所产生的代谢产物蓄积过多,特别是乳酸,从而改变了肌纤维本身的机能状态而发生疲劳。实验证明,如用任氏液冲洗,并供给氧气,已疲劳的离体肌组织,可消除这种疲劳而恢复正常。

(三)体育锻炼对运动系统的影响

人体长期坚持体育锻炼和劳动,可使骨密质增厚,骨径变粗,骨小梁的排列整齐有规律。这是由于骨的新陈代谢加强,骨的血液循环得到改善,从而在形态结构上产生良好效果。随着形态结构的变化,骨变得更加粗壮和坚固,在抗折、抗弯、抗压缩和抗扭转方面都有了提高。

动物实验证明,长期运动可使关节软骨增厚,这种变化在青少年最明显。同时,加强体育活动可使肌腱和韧带增粗,从而加大了关节的稳固性。

通过体育锻炼,还可以明显地看到肌体积增大,肌纤维中线粒体数目增多,肌中脂肪减少,从而提高肌的收缩效率。

长期坚持体育锻炼,肌的化学成分可发生相应变化。如肌中肌糖原、肌球蛋白、肌动蛋白、肌红蛋白和水分含量都可增加。这些物质增多,不仅提高了肌的收缩能力,并及时供给肌能量,增加氧的贮备量,有利于肌氧化反应的进行,有助于肌力量的增长。

实验证明,体育锻炼可使肌内毛细血管增多。系统的体育锻炼可使运动终板在数量上有明显的增多,对提高肌活动能力有利。

（四）骨的营养

良好的营养是骨骼保持正常代谢的基本条件，营养中各要素的全面、合理是十分重要的，某种或某一方面成分缺乏都会对骨代谢带来不利影响。为此，膳食中应保证足够的蛋白质、碳水化合物、钙质及多种维生素。骨的主要原料是钙质。在儿童、青少年时期，骨生长发育对钙的需求量大，可选择摄入含钙量高的牛奶、鸡蛋、虾皮、豆制品、马铃薯、芝麻酱、白菜和青菜等动、植物食品。维生素D可促进小肠对钙、磷的吸收，利于造骨；缺乏时，则可影响钙、磷的吸收和利用，导致小儿发生“佝偻病”，成人则易患“骨软化病”。

（应志国）

二、消化系统

（一）注重口腔健康

口腔健康是全身健康的重要组成部分。健康的口腔应具备以下要素：①没有任何疼痛和不适；②良好的功能：咀嚼、吞咽和语言功能；③心理方面：外观正常、不影响自尊、个人满意；④社会方面：没有口臭，不影响社会交流。为了促进口腔健康，应做到饭后漱口，早晚刷牙，定期到医院进行口腔健康检查，通常是儿童每半年检查一次，成人则每年检查一次。同时应避免：

1. 咀嚼不充分　进食时“狼吞虎咽”，咀嚼不彻底，不利于营养物质的消化吸收；会丧失应有的生理性刺激，影响上、下颌骨的正常发育。提倡适当多吃一些硬度适宜、又较粗糙的食物，细嚼慢咽，既有助消化，多吸收营养，增强抗病能力，也可慢慢地品尝出佳肴美味，丰富人生的乐趣。

2. 一侧性咀嚼　每次进食只用一侧牙咀嚼，另一侧则闲置不用。由于两侧咀嚼的功能性刺激不一样，结果使颌面部两侧出现不匀称、不协调。

3. 用大人嚼过的食物喂小孩　一方面会导致“病从口入”，另一方面会使小孩的牙和上、下颌骨发育不正常，影响以后的美观与进食。

4. 饭后剔牙　剔牙会损伤牙质和牙床，容易使牙龈萎缩、牙根暴露、牙缝变宽。由于牙缝越宽，食物残渣越易嵌进去，于是形成了恶性循环。

（二）饮茶要讲究科学

饮茶是我国人民的传统习惯，茶也是世界十大饮料之一，但要讲究科学，合理饮用。饭前半小时不宜饮茶，常因唾液、胃液被稀释，消化酶作用减弱，导致食欲减退。饭后也不宜马上饮茶，因为茶叶中含有的鞣酸能与食物的蛋白质、铁质起化学作用，影响氨基酸和铁质的吸收。临睡前也不宜饮茶，茶叶中的咖啡碱能提高中枢神经系统的兴奋性，影响正常睡眠。另外，隔夜茶不饮，服药时不饮，提倡饮用新茶、淡茶。

（三）避免不良情绪，养成良好的饮食习惯，合理营养

1. 情绪与胃液的分泌量有直接的关系，心情紧张、强烈发怒、忧愁都会使胃酸的分泌量增多一倍以上，导致一些局部的小溃疡。只要情绪平稳下来，溃疡有可能自愈。酒精、咖啡、尼古丁也是使胃酸产量增加的因素。饮食不规律更是胃的大敌，造成胃的负担闲忙不均。

2. 长期饮酒可导致酒精性脂肪肝，短期反复大量饮酒可导致酒精性肝炎，持续10～15年即有可能导致酒精性肝硬化。过量饮酒、暴饮暴食使短时间内大量食物进入十二指肠，可致胰液分泌增加，十二指肠大乳头水肿，胰液排出受阻并返流，出现胰腺组织自溶现象，引起急性胰腺炎。

（杨最素）

三、呼吸系统

呼吸道是沟通肺与外界的唯一通道，气管软骨环构成支架，保证气流畅通。鼻毛能阻挡空气中的尘埃；呼吸管道内衬的黏膜上皮中有大量的杯状细胞，能分泌黏蛋白，可吸附空气中的尘埃等；上皮细胞游离面上的纤毛，不断地有节律地向喉口方向作波浪式运动，将分泌物和被黏着的尘埃、病菌等形成痰而被推向喉口，咳向外界。局部弥散的淋巴组织，是入侵细菌和病毒的防御屏障，参与组成呼吸系统的自身防御体系。

对呼吸系统疾病的防治，主要注意以下几点：

1.加强体育锻炼，增强体质及免疫功能，可按身体情况循序渐进地洗冷水脸、冷水澡等耐寒锻炼。

2.改善劳动卫生环境，如消除职业粉尘，防止空气污染，平时在公共场所和室内保持空气流通。

3.吸烟会影响呼吸道黏膜的功能，导致呼吸道抗病能力降低，有害健康。清除鼻咽部病灶等有利于气道的畅通，预防感染。

4. 不随地吐痰，以防呼吸道疾病的传播。

5.对呼吸道感染患者，除了进行合理的对症治疗外，应注意休息，多饮开水，忌烟，加强营养和室内通风，补充足量维生素C等。

6.对呼吸道传染性疾病，如流行性感冒、肺结核、非典型性肺炎等，适当隔离与及早治疗病人，以减少传播机会，并加强病人的餐具、衣服及病房、空气的消毒和通风等。

（宋跃华）

四、泌尿系统

肾不仅是产生尿液的器官,也是调节体液、维持电解质平衡的重要器官。如果肾功能发生障碍,代谢产物就会蓄积于体内,破坏机体内环境的稳定,影响机体新陈代谢的正常进行,严重时可出现尿毒症,危及生命。在排尿过程中,输尿管的三处狭窄、膀胱以及男性尿道三处狭窄,都是尿路结石易滞留的部位。女性尿道有短直宽的特点,易发生逆行性尿路感染。

泌尿系统疾病的防治要注意以下几点:

1.积极预防呼吸道感染,若慢性扁桃体炎反复发作,可考虑扁桃体摘除。因这些疾病可引起机体变态反应导致"肾炎"等疾病的发生。

2.平时注意个人卫生,加强体育锻炼,增强抗病能力。女性月经期及新婚夫妻更应注意会阴部的清洁,避免尿路感染。

3.对患有泌尿系统疾病的患者,除积极治疗外,要避免加重肾脏损害的因素,如感染、尿路梗阻、过度疲劳、妊娠及肾毒性药物等,以保护肾功能。

4.对有水肿和肾功能不良的患者,应卧床休息,宜低盐低脂饮食,并减少高蛋白的摄入。定期检查尿常规和肾功能。

(宋跃华)

五、生殖系统

(一)注意经期卫生

1.痛经　凡在月经前或月经期有明显的下腹部胀痛难于忍受而影响日常生活和工作者,称痛经,可分原发性和继发性痛经两种。自月经初潮开始,每次于月经前一二日下腹部有阵发性疼痛,并常伴有恶心、呕吐等症状,至经血来潮畅流后逐渐减轻,为原发性痛经。月经初潮后数年才出现痛经,为继发性痛经。

2.闭经　凡年满18岁的女子,月经尚未来潮,或在已出现月经后,再连续6个月以上不来月经,都叫闭经。

3.绝经　女性到50岁左右,由于卵巢功能减退,卵泡不再发育,子宫内膜周期性增生脱落停止,不再出现阴道流血现象,称绝经。这是持续变化的一个过程。如绝经后出现阴道不规则流血必须去妇科检查。

4.经期卫生　首先对月经要有正确的认识,这是正常的生理现象,切勿情绪紧张,要保持心情舒畅,以防月经失调。行经期间,子宫和阴道抵抗力较弱,易被细菌感染而引起疾病。因此,必须注意经期卫生。

(1)保持外阴部卫生　勤换月经垫,经常用温水擦洗外阴部,但切忌坐浴。

擦洗用品要分开,以防止交叉感染。

(2)注意保暖,避免受凉　尽量不要涉水、淋雨和用冷水洗澡、洗头、洗脚等。受凉后会使子宫内膜血管收缩,造成月经过少,甚至突然停止。

(3)注意饮食卫生　不要暴饮暴食,少吃或不吃刺激性强的食物,更不能大量饮酒,因这会造成子宫内膜充血和经血过多。

(4)参加适当劳动,避免剧烈运动　过重的体力劳动和剧烈运动,可造成行经时间延长和经血过多。

(二)防止不良习惯

1.防止手淫　手淫是用手玩弄外阴的不良习惯,男、女都有,男性较多。手淫可因大脑皮质过度兴奋而引起神经衰弱、头晕、失眠、记忆力下降等症状;男性可出现频繁遗精、阳萎等,女性则因盆腔充血而使月经失调或痛经等。青年人每月在睡眠或梦中排精2～5次称为遗精,是正常的生理现象,但1～2天遗精一次,或一有性冲动就排精则是病态。克服手淫和避免不正常的遗精首先要加强思想修养,了解有关的性知识并正确对待性的问题,同时睡前过度兴奋、内裤太紧、被子太厚等都有可能导致遗精。

2.不吸烟、不酗酒　烟叶中含有多种有毒物质,其中尼古丁的毒性最大,易发生慢性尼古丁中毒。尤其是正处在发育时期的青少年吸烟,更易引发各种心血管疾病、呼吸道疾病,甚至导致肺癌。据统计,每吸一支卷烟,平均寿命缩短20分钟。吸烟还可导致周围人群的被动吸烟而中毒,危害他人健康。少量低度偶尔饮酒对人体危害不大,如饮少量红葡萄酒或黄酒起到活血作用,还有益于身体健康。但经常酗酒,易造成慢性酒精中毒,引起肝硬化、血管硬化、心脏收缩乏力、脑细胞损伤、记忆力下降等。青少年正处在生长发育时期,对烟、酒的敏感性特别强,对人体的损害也越大,同时容易养成嗜好烟酒的陋习。

3.保持身心健康　青少年思维活跃,对新事物接受能力强,但对事物的正确判断能力尚处在不断提高阶段,加上好奇心、神秘感的驱使,容易对黄色的视、听画面和声音产生浓厚兴趣。因此,青年人应自觉抵制低级色情的东西,使身心健康发展。同时在学习自然科学的同时,要学习一些唯物主义辩证法,以提高正确判断事物的能力。同时培养自己不怕挫折、勇于克服困难的精神,这也是心理卫生的重要组成部分。

(三)计划生育

有计划地生育子女,是我国的一项基本国策,它不仅关系到人民的切身利益,而且关系到中华民族的前途和命运。

计划生育的措施一是避孕,即男、女性其中一方用药物或避孕工具防止排卵或防止精子与卵子相遇，方法很多；二是绝育，是指不想再有子女，男性输精管结扎或女性输卵管结扎。

计划生育的基本内容和要求是提倡晚婚、晚育、少生、优生。所谓晚婚就是青年男女适当地推迟结婚年龄，即农村青年男 25 岁，女 23 岁；城市青年男 26 岁，女 24 岁。这个年龄与人体完全发育成熟的时间相适应。24 周岁以后生育为晚育，妇女 24～27 岁之间生育比较合适，30 岁以后生育，难产的概率会相应增加。早恋、早婚和早育不仅影响学习、工作，而且对身体的发育和健康亦有害。少生，就是提倡一对夫妇只生一个孩子。优生则是采取一系列措施，尽可能减少有遗传病、先天性疾病等患儿的出生，并于出生后进行优育，以期实现后代聪明、健康成长的目的。防止近亲结婚就是优生优育的重要措施。

（卢洪煊）

六、心血管系统

心血管系统的保健主要在于运动，其次是合理饮食。

心输出量主要随着机体各系统器官的需要情况而改变。如安静时心输出量较少，体力劳动或剧烈运动时心输出量明显增多。这是因为运动系统占体重的 60%，大量的骨、关节和肌在活动时需要供血增多。经常进行体育锻炼的人，心脏收缩力量增强，每搏输出量就多，心输出量也相应增多。正因为这样，运动员和强体力劳动者平时的心率比一般人要慢，平均只有每分钟 50～60 次。心跳较慢，心动周期的舒张期明显延长，心肌细胞有更长的休息期。运动使心输出量增多，血液循环加快，对血管也是很好的锻炼。但体育锻炼要注意循序渐进逐步增加运动量并持之以恒，更应结合自身实际选择运动方式和运动量，无规律的剧烈运动可损伤心血管出现意外，中老年脑力劳动者更要注意。

饮食方面主要是低盐低脂。钠盐过量摄入会增加体液的晶体渗透压，导致水钠潴留，增加循环血量，影响血压并加重心脏负担。血液中的血脂过高有沉积血管壁引起动脉硬化的趋势，从而出现高血压，故应适当减少动物脂肪类食物的摄入。

（倪金喜）

七、感觉器官

眼的折光系统包括角膜、房水、晶状体和玻璃体，它们都是无色透明的，光线能够透过。倒睫等病，可使角膜损伤溃疡，形成斑块，影响透光甚至失眠，此时可行角膜移植术。平时要注意眼的保护，出现倒睫等现象应及时矫正。晶状体的凸度因睫状肌的收缩和舒张发生改变,这样无论看近物或远物,物像刚好落在视网膜上。近视的形成是由于长期过度视近物或在光线暗的环境里看书而致角膜和晶状体凸度增大、眼轴变长,以致看远物时物像落在视网膜前而模糊不清。近视预防应从儿童青少年时期开始,要增强体质,注意用眼卫生,读写距离保持35厘米以上,连续读写1小时左右应远眺或作户外活动片刻,同时在中、小学应开展眼保健操。一旦形成近视可戴凹透镜矫治,以能看清远物。

晶状体随着年龄的增加而逐渐硬化,弹性逐渐降低,因此眼的调节能力也逐渐减退,甚至消失,这时看远物还是清晰的,因为不需要眼的调节。但看近物时,由于眼调节能力减退而看不清楚,这样就形成了老花眼,这时需要戴凸透镜,以能看清近物。

中耳鼓室和咽经咽鼓管相通,咽部感染容易引起咽鼓管咽口水肿,咽鼓管通气不畅而致耳鸣不适。小儿因咽鼓管相对粗、短、平直而容易引起中耳炎。中耳炎可造成鼓膜穿孔和听小骨粘连,形成传导性耳聋。因此,听觉器保健要注意预防上呼吸道感染。噪音容易损害中耳传音结构,应减少环境噪音。近距离接触突然巨响如爆竹礼花等,强大的声波气压可震坏鼓膜,应及时捂耳并张大口,使咽鼓管咽口张开通气缓冲鼓膜两侧的压力差。外耳道沉积物要定期清除以利于鼓膜振动,但要注意勿损伤鼓膜和外耳道皮肤。

(余文富)

八、神经系统

(一)开发右脑

人是具有很大潜能的高等生物。研究表明,一般人的大脑可贮存5亿本书的信息容量,相当于美国国会图书馆藏书量的5倍。由于神经传导的交叉,人体左、右两侧的感觉和运动分别由右脑和左脑管理。人群中“右利手”居多,左脑的发育通常好于右脑。因而“左撇子”相对聪明不无道理。从生理功能讲,左脑管辖“语言中枢”,负责理解文字、语言,进行逻辑思维;右脑则负责鉴赏绘画,观赏外界事物,欣赏音乐,凭直觉观察物体,纵观全局,把握整体,具有图形、空间形象等认识能力,进行形象思维。可见开发右脑的重要途径是形象真实的教学,从二维平面转变到三维立体,在感兴趣的实践中培养智能。所谓百闻不如一见,百见不如一摸,百摸不如一动,是人人皆知的道理,说明智能的培养主要来源于实践。当然在强调实践重要性的同时不能忽视理论的必要性。人出生到3岁是人脑发育最快的时期,到3周岁时,脑的重量已接近成人的90%,6~7岁时达到99%。

(二)细胞凋亡

发育过程中细胞的自然死亡称为凋亡,这是必然的生命现象。细胞死亡的时空分布受一定规律支配,死亡细胞还表现出一定的形态和梯状电泳图谱特征,因此又称为编程死亡。产生的机制有“基因决定论”和“细胞间相互作用”两种学说。大脑皮质的神经细胞约有140亿,成年后,特别是40岁以后,每天约死亡神经细胞25万(9000万/年)。但即使是70岁的健康老人,也不会出现明显的脑功能障碍,生活完全可以自理,有的还可以继续作出新的贡献。这是由于:①维持正常生活只需5%的脑细胞的功能。②年龄的增长,知识、经验的积累,一定程度上弥补了生理的衰退。根据细胞分裂周期推测,人体预期寿命约为120～150岁,凡是此前死亡,应该理解为病死而不是正常死亡(老死)。

所谓的老年性痴呆,因多见于老年人而得名,现在40～50岁的人群中也有发生。随着年龄的增长,脑细胞不断死亡,更为重要的是由于某些致病因子的作用,导致脑细胞之间的神经纤维形成缠结,彼此间的兴奋传导或传递受阻而出现思维中断。此种疾病在脑力劳动者中较为少见。

(王海斌、卢洪煊)

九、内分泌系统

(一)甲状腺

甲状腺激素的作用是促进物质与能量代谢以及生长和发育过程。因此,患甲状腺机能亢进的病人虽然食量大增,但因氧耗量增加,代谢率高,导致体重减轻而显消瘦,并出现情绪激动、心跳加快等征象。

患先天性甲状腺发育不全的胎儿,出生时,身长和发育基本正常,只是在数周至3～4个月后才出现身材矮小、智力迟钝、生殖器官发育不全等症状,称为呆小症。

甲状腺激素还能够提高神经系统的兴奋性,特别是对交感神经的作用明显,因此甲状腺机能亢进的病人往往情绪容易激动,精神紧张,烦躁易怒,容易出汗,手颤抖,心跳加快,心收缩力也加强,收缩期的血压可偏高;而甲状腺机能减退的病人则往往神情淡漠,动作迟缓,记忆力差,出汗少,心跳慢,心收缩力降低,血钙也偏低。

甲状腺的分泌活动受垂体前叶分泌的促甲状腺激素的调节。碘是合成甲状腺激素的重要原料之一,甲状腺具有很强的摄取碘的能力,机体内约有2/3的碘存在于甲状腺内,因此食物中碘的含量对甲状腺机能也有很大的影响。如果食物中含碘量过少,甲状腺合成的甲状腺激素量不足,血液中甲状腺激素的量过低会刺激垂体前叶分泌大量促甲状腺激素，刺激甲状腺的滤泡增生和代偿性肥大，造成甲状腺肿大。这种情况往往和某些山区因水、土壤和食物中缺碘有关，故称为“地方性甲状腺肿”。在幼儿期，甲状腺逐渐发育，应添加富含碘的食物。国家强制在食盐中加碘（即碘盐），就是防止“地方性甲状腺肿”。海产品中如海带、紫菜含有丰富的碘，因此常吃海产品的沿海人群中，一般不会缺碘。

（二）甲状旁腺

甲状旁腺机能亢进时，可升高血钙，而骨骼中的钙和磷减少，导致骨质疏松症，可发生自发性骨折，幼儿则可致骨骼变形。当甲状旁腺机能减退时则出现低血钙而致手足搐搦症，因此甲状腺切除术应避免误切甲状旁腺。

（三）垂　体

人在幼年时体内生长激素分泌过多，可使全身各部普遍过度生长，而出现“巨人症”。成年以后，由于骨骺线已闭合，长骨已不能再增长，故身材不再长高，此时生长激素分泌过多，则可刺激身体的末端器官，如下颌、耳、鼻、唇、手、足等部分增生，变得十分肥厚，称肢端肥大症。相反，人在幼年时生长激素分泌过少，会出现垂体性侏儒症。这种病人在智力方面一般不受影响，因而与甲状腺机能不足的呆小症不同。

（四）胰　岛

胰岛素的分泌是受血糖浓度的高低调节的，当血糖升高时，可以刺激胰岛的B细胞分泌胰岛素，从而使血糖下降；相反，当血糖降低时，又能抑制胰岛的分泌，从而使血糖浓度上升，以此来调节正常机体水平的相对稳定。若胰岛内B细胞分泌胰岛素的机能不足，出现血糖浓度超过正常水平，并可以由肾脏排出，出现糖尿，这种疾病称糖尿病。糖尿病人在饮食中要控制甜食，控制糖的摄入量，必要时可以注射胰岛素制剂来治疗。

此外，垂体前叶（腺垂体）分泌的生长激素和肾上腺皮质分泌的糖皮质激素有对抗胰岛素的作用，它们能促进蛋白质转变成糖原（糖原异生作用），并能抑制葡萄糖的利用，从而使血糖升高，这些激素也都参与了糖代谢，调节血糖水平。

（余文富）

第二章 常见疾病防治

病人主观感受到不适感、异常感觉或病态改变,称为症状,如发热、咳嗽、头痛、腹痛等。医师或其他人能客观检查到的异常改变称为体征,如皮疹、肝脾肿大、心脏杂音等。但症状或体征不等于疾病。一种疾病可有一个或数个症状,而不同的疾病又可有相同的症状,如感冒、肺炎、败血症、急性白血病、阑尾炎、急性扁桃体炎、中暑等均有发热(体温升高超出正常范围,正常人体体温——口温一般为36.5～37℃左右);如严重心脏病、肾炎、肾病综合征、肝硬化等都可有水肿的表现;如慢性胃炎、消化性溃疡、肝炎等均有慢性腹痛(起病缓,疼痛程度轻),急性肠炎、急性胆囊炎、胆石症、尿路结石、肠梗阻、急性阑尾炎、宫外孕破裂等都可表现急性腹痛(起病急,疼痛程度重);如病毒性肝炎、肝硬化、急性胆囊炎、胆石症、急性胰腺炎、肝癌等可表现黄疸(血中总胆红素超过34.2μmol/L时,皮肤、黏膜及巩膜黄染)。所以要医治好疾病,首先要根据症状、体征和必要的检查作出正确的疾病诊断,有了正确的诊断,才能对疾病进行合理有效的治疗和预防。绝不能在疾病诊断未明之前,就随意地对症给药,如发热病人应用退热药、头痛病人应用止痛药,这样可能会贻误病情,甚至造成严重后果。

人类的疾病繁多,根据世界卫生组织(WHO)编写的《国际疾病分类》中记载已多达1万多种。根据我国的具体情况、按照本书的读者对象、目的要求以及选修课的时间安排,我们通俗简单的介绍以下一些常见疾病的知识,使读者增加保健知识,建立健康的生活方式,增强体质。

第一节 内科疾病

一、急性上呼吸道感染

(一)概 述

急性上呼吸道感染是指鼻腔、咽或喉部急性炎症的概称,常由一般的细菌或一群病毒引起,是常见的人和人之间传染的呼吸道传染病。全年皆可发病,冬春季多发。一个人一年内可有多次发病。当受凉、淋雨、过度疲劳、全身或呼吸道局部防御功能降低时发病，老幼体弱或有鼻旁窦炎、扁桃体炎者，更易罹患。上呼吸道感染与细菌感染关系密切，上呼吸道病毒感染时，尤其是咽部局部发炎时，可继发细菌感染。

（二）临床表现及检查

1.普通感冒　由病毒引起，俗称“伤风”，起病急，有鼻部症状，如流涕、鼻塞、喷嚏；有咽部症状，如咽痛、干燥感；有气管症状，如咳嗽、咳痰，可无发热，也可有低热，轻度畏寒，全身酸痛不适，乏力和头痛，也可流泪、声嘶。血常规检查白细胞计数正常或偏低，如无并发症，一般经5～7天痊愈。

2.急性病毒性咽炎　表现为咽痒和咽部灼热感，疼痛不明显，咳嗽少。急性病毒性喉炎表现为声音嘶哑，伴发热、咽炎和咳嗽。

（三）治　疗

目前尚无特殊抗病毒药物，包括对症治疗、休息、多饮水、保持室内空气新鲜和适宜的温度、湿度，防治继发细菌感染。

1.对症治疗　可选用含有解热镇痛的抗感冒复合剂，如发热头痛可用百服宁0.5g或泰诺1片，必要时或6小时服一片；咽痛可用四季润喉片；鼻塞流涕可用1%呋麻液滴鼻；也可用中成药银翘解毒片、复方板兰根冲剂等。

2.抗菌药物治疗　病毒感染一般不需要抗菌药物，但婴儿、虚弱的成人或老年人，或可能有细菌继发感染时，应用抗菌药物，如阿莫西林0.5g一日三次，或头孢氨苄胶囊0.25～0.5g一日三次，或罗红霉素0.15g一日二次或左旋氧氟沙星（来立信）0.1g一日三次。

3.安静休息，适当营养，多饮开水，不宜洗澡。

（四）预　防

不接触感冒病人，少到公共场所去。劳逸适度，经常锻炼身体，注意营养，增强抵抗力。室内保持空气流通，经常开窗通风，被褥勤洗勤晒。

二、急性气管支气管炎

（一）概　述

急性支气管炎是由感染（病毒或细菌）、物理、化学刺激或过敏等因素引起的气管-支气管黏膜的急性炎症。受寒、过度疲劳为常见诱因，常见于寒冷季节或气候突变时，也可由急性上呼吸道感染迁延而来。急性支气管炎是常见病，经及时治疗，可完全恢复正常。

（二）临床表现及检查

起病急，可有发热、头痛、咳嗽、咯痰，开始咯少量黏液痰，以后咳嗽加重可咳黏液脓性痰,偶可见痰中带血,有时持续性咳嗽可感胸骨后钝痛,有的可有气急。咳嗽、咳痰可持续2~3周。血常规白细胞计数及中性粒细胞计数可升高。X胸片大多正常或肺纹理增粗。

(三)治 疗

1.一般治疗 休息、保暖、多饮水,吃易消化足够热量的食物。

2.对症治疗 咳嗽无痰者可用咳必清25mg一日三次,如效果不好,可用复方可待因糖浆10ml一日三次(不能久用);痰黏稠不易咳出可用必嗽平(溴己新)16mg一日三次,或盐酸氨溴素30mg一日三次,也可雾化吸入祛痰或用中成药如川贝枇杷露。

3.抗菌药物治疗 控制感染很重要。可选用阿莫西林0.5g一日三次,或头孢氨苄或头孢拉定0.5g一日四次,或头孢克洛(希克劳)0.25g一日三次或头孢呋辛(西力新)0.25g一日二次或罗红霉素0.15g一日二次,或左旋氧氟沙星0.1g一日三次。

(四)预 防

积极进行体育锻炼,增强体质和耐寒能力,防止吸入有害、有刺激的气体,防止过度疲劳。

三、慢性支气管炎

(一)概 述

慢性支气管炎的发病与细菌和病毒的感染、吸烟、大气污染、寒冷、过敏因素等有关,为中年以上成人的慢性常见病、多发病。病情可缓慢进展,并发肺气肿、慢性肺源性心脏病,严重危害人民健康。

(二)临床表现及检查

起病缓慢,早期多在冬春季发作,天气转暖后逐渐缓解,晚期症状加重,常年反复发作。

表现为长期咳嗽、咳痰,反复发作,以早晨起床后较显著,痰为白色黏液泡沫状,有的病人可有气喘,合并感染时,咳嗽、咳痰加剧,痰为黏液脓性伴发热,血白细胞计数和中性粒细胞计数可升高,X胸片表现为两下肺纹理增粗、紊乱。老年人易并发肺炎。慢性支气管炎迁延不愈,可逐渐加重并发肺气肿、慢性肺源性心脏病。

(三)治 疗

1.控制感染 急性发作时(有发热、咯脓痰)应用抗菌药物,可用阿莫西林、罗红霉素、头孢拉定、头孢克洛、头孢呋辛、左旋氧氟沙星等(选用一种或两种),

如病情较重应到医院诊治，应用头孢拉定或头孢他啶或头孢噻肟钠或环丙沙星等静脉滴注。

2. 对症治疗　祛痰平喘，祛痰药同急性支气管炎，平喘药可用沙丁胺醇等气雾剂或葆乐辉 0.2g 睡前口服，也可应用肾上腺皮质激素。

（四）预　防

戒烟，加强锻炼，增强耐寒力，注意保暖，防止感冒。可注射核酪针、气管炎疫苗或口服百令胶囊增强免疫力。

四、支气管哮喘

（一）概　述

支气管哮喘是多种炎症细胞参与的气道慢性炎症，它的发生与多基因遗传有关，在激发因素，如尘螨、花粉、动物毛屑、二氧化硫的吸入，感染（细菌、病毒等），食物（如鱼、虾、蟹、蛋），药物（如普萘洛尔、阿司匹林），气候变化、运动等作用下发生。可以反复发作，若治疗不当，可产生严重后果。

（二）临床表现

典型的支气管哮喘表现为突然喘息或喘鸣（呼气性的呼吸困难），不能平卧，被迫采取半坐位或坐位，严重时口唇和指甲青紫，出汗、焦虑、咳嗽，两肺闻及广泛的哮鸣音。持续数分钟或几小时可自行缓解或应用支气管舒张剂后缓解。常可在夜间发作，可反复发作。

（三）治　疗

1. 急性发作期治疗

（1）脱离变应原（激发因素），避免或控制致喘因素。

（2）一般治疗。必要时吸氧，休息，维持水电解质酸碱平衡，心理安慰。

（3）应用支气管扩张剂。轻度发作用气雾剂，如沙丁胺醇气雾剂（喘乐宁）200～400μg/次吸入或特布他林气雾剂（喘康速）200～400μg/次吸入或合用氨茶碱控释片（葆乐辉）0.2g 睡前一次，或合用异丙托溴铵（爱喘乐）25～75μg 吸入一日三次。中度发作用片剂，如沙丁胺醇 8mg 一日二次，或氨茶碱 0.1g 一日三次。

（4）应用肾上腺皮质激素。轻度用气雾剂，如丙酸倍氯米松（必可酮）100～300μg 吸入一日三次；中度应用片剂如强的松片或加大气雾剂吸入剂量。

（5）排痰。需补充水分稀释痰液，应用抗生素控制感染。

（6）经上述用药，病情不缓解需及时到医院就诊。

2. 非发作期治疗　可根据病情不同选用吸入或口服平喘药，同时给肾上腺皮质激素气雾剂吸入，合用酮替芬 1mg 一日二次，中度病人合用扎鲁司特 20mg 一日二次。

3.哮喘的教育与管理　根据不同对象和具体情况进行多样教育，避免接触激发因素，清除慢性感染病灶。使患者学会在家中监测病情变化，学会简单紧急的自我处理，知道何时该去医院诊治，密切配合医生的诊治，以达到减少复发，提高患者的生活质量等目的。

五、肺　炎

(一)概　述

肺炎是指各种病因引起的肺实质炎症，分为感染性和非感染性两大类。感染性肺炎为最常见，其中又以细菌性肺炎最多见。社区获得性肺炎主要是肺炎球菌肺炎，医院内获得性肺炎主要是革兰氏阴性杆菌肺炎，近年来肺炎支原体肺炎有所增加。

(二)临床表现及检查

1.肺炎球菌肺炎　常发生在身体健康的中青年，尤其是男性。病前常有受凉淋雨、醉酒、上呼吸道感染、疲劳史。起病急骤，畏寒、寒战、高热，伴头痛、恶心、全身酸痛，咳嗽、咳少量黏液痰，可带血或呈铁锈色，患侧胸痛、口周疱疹，严重者可气急、发绀，甚至休克，血白细胞计数和中性粒细胞计数增高，胸部摄片表现为大片密度增高阴影。

2.肺炎支原体肺炎　在秋冬季多发，儿童、青年人居多，起病较缓慢，咽痛、阵发性呛咳、乏力、发热、肌痛，痰为少量黏液。血白细胞总数可正常或略增高，胸部摄片示肺部多种形态的浸润影，呈节段性分布，以下肺野多见。

(三)治　疗

1.肺炎球菌肺炎　首选青霉素，对青霉素过敏者可选用头孢类或红霉素类抗生素；对症治疗，包括酌情退热、多饮水、止咳祛痰等。患者常需住院治疗。

2.肺炎支原体肺炎　抗感染治疗首选红霉素，对症治疗。

(四)预　防

积极防治上呼吸道感染，避免受凉、疲劳，坚持体育锻炼，增强体质。

六、肺结核

(一)概　述

肺结核是由结核杆菌引起肺部受累的慢性呼吸道传染病，俗称肺痨病，是我国发病最多的传染病之一。肺结核感染主要是排菌的肺结核病人咳嗽、打喷嚏时喷出的带菌飞沫经呼吸道吸入而感染,也可以是排菌肺结核病人随地吐痰,结核杆菌在干燥的痰液中存活时间较长,随尘土飞扬,经呼吸道吸入而感染。因此,人体感染结核菌后不一定发病,只有当人体抵抗力降低或细胞介导的变态反应增高时,才会发病。

(二)临床表现及检查

1.全身症状　可表现为午后低热、乏力、食欲减退、消瘦、盗汗(入睡后出汗)等,妇女可有月经失调或闭经。有的病人缺少自觉症状。

2.呼吸系统症状　可有咳嗽(痰少、长期不愈)、咯血(多为痰中带血),有的病人首先以咯血就诊。有的病人,特别是早期或轻症病人无任何自觉症状。

3.X线胸片　成人最常见的肺结核类型是继发型肺结核,表现为锁骨上、下的炎性阴影,可干酪样坏死,形成空洞。

4.痰中找结核菌　直接涂片法找到结核菌是确定肺结核的可靠依据。

(三)治　疗

确诊为肺结核后应先住院,以便采取正确、正规的治疗措施,了解治疗方面要注意的问题,住院一段时间好转后可在家庭治疗,或边工作边治疗,但要注意避免传给他人。

1.化学药物治疗　应按早期、联合、适量、规律全程原则用药。常用的抗结核药为异烟肼、利福平、吡嗪酰胺、链霉素、乙胺丁醇,一般采用二三种药合用(异烟肼、利福平、吡嗪酰胺)。开始化疗的2～3个月内,每天用药,以后每日1次或每周3次间歇用药(常用异烟肼、利福平),疗程一般6～9个月。在治疗过程中督导用药,不可随意更改或无故停用,也不可间断用药,按医嘱全程完成服药。观察症状的变化,复查X胸片及痰菌检查,注意药物的副作用。家庭治疗的病人应定期(每月一次)到医院诊治。若不按治疗原则治疗,则疗效差,复发率高。

2.有咯血时需到医院就诊。

3.保证休息,注意加强营养,禁止过度晒太阳。

(四)预　防

及早发现病人,正规合理地治疗病人,痰菌阴转之前严格消毒隔离,以控制传染源,切断传染途径。增强免疫力、降低易感性,能控制结核病的流行。卡介苗可保护未受感染者,使受感染后不易发病,新生儿出生即接种卡介苗,每隔5年左右,对结核菌素转阴者补种,直至15岁。养成不随地吐痰的良好习惯。

七、原发性高血压

(一)概 述

高血压是以体循环动脉压增高为主要表现的临床综合征,是最常见的心血管疾病。在绝大多数患者中(90%以上),高血压的病因不明,称为原发性高血压。

高血压的标准是收缩压≥18.67kPa(140mmHg)和/或舒张压≥12kPa(90mmHg)。诊断高血压必须在非药物状态下两次或两次以上非同日多次重复测定所得的平均值为依据。诊断原发性高血压需排除继发性高血压。根据血压升高水平分为1,2,3级(表2-1)。

表2-1 血压分级(WHO/ISH,1999年)

分 类	收缩压		舒张压	
	kPa	mmHg	kPa	mmHg
理想血压	<15.96	<120	<10.64	<80
1级高血压(轻度)	18.67~21.15	140~159	11.97~13.17	90~99
2级高血压(中度)	21.28~23.81	160~179	13.3~14.50	100~109
3级高血压(重度)	>23.94	≥180	≥14.63	≥110
单纯收缩期高血压	≥18.67	≥140	<11.97	<90

原发性高血压患者多数有明显的家族史,即父母有原发性高血压,其子女就有患原发性高血压的可能;其次是职业,脑力劳动,尤其是从事较紧张脑力劳动的职业,如司机、会计、统计人员、科研人员等,吸烟、超体重或肥胖及食盐摄入较多者发病率偏高。

(二)临床表现

原发性高血压患者除了可引起高血压本身有关的症状外,长期高血压可影响重要脏器如心、脑、肾等的功能,出现并发症。

1.一般表现 起病缓慢,早期很少症状,有部分病人在体格检查时或看其他疾病测量血压时被发现。另一部分病人可有头痛、头晕、耳鸣、失眠、心慌、疲劳、易怒、注意力不集中等表现。遇精神创伤、情绪变化、过度疲劳、寒冷等,血压可急剧升高,引起高血压危象。

2.并发症 血压持久升高可造成心、脑、肾、眼底、血管等器官损害。

(1)心脏 高血压性心脏病:可有左心肥大,导致充血性心力衰竭(活动后心悸、气急、痰中带血,严重时发生肺水肿)。可并发冠心病,出现心绞痛、心肌梗死等。

(2)肾　长期高血压可出现蛋白尿、肾功能损害，表现多尿、夜尿增多等肾功能损害症状。

(3)脑　常有头痛、头部沉重感，长期高血压可引起短暂性脑缺血发作、脑血栓形成(失语、肢体活动不灵)。血压极度升高可发生高血压脑病、脑出血(剧烈头痛、呕吐、昏迷)。

(三)治　疗

原发性高血压是慢性病，必须长期耐心而积极地治疗。只有采取积极的治疗和预防措施，其预后才是良好的。

1.非药物治疗　劳逸结合，足够的睡眠休息，适当减轻体重，膳食限盐(可控制在每日6克以下)，多进食绿叶蔬菜、鲜奶、豆制品等含钙高的食物，减少膳食脂肪，并戒烟酒，增加及保持适当的体力活动，如练气功、打太极拳、快步走等，减轻精神压力，保持乐观心态，保持心理平衡。

2.药物治疗　根据病人的具体情况可选择应用利尿剂(如双氢克尿噻、吲达帕胺)、β受体阻滞剂(如普萘洛尔、美托洛尔)、钙通道阻滞剂(如硝苯地平、尼群地平、氨氯地平)、血管紧张素转换酶抑制剂(如依那普利、洛丁新)、血管紧张素Ⅱ受体拮抗剂(如氯沙坦、缬沙坦)、α-受体阻滞剂(如哌唑嗪)。尚有复方制剂，如复方降压片。治疗开始后应随诊观察病人对药物的反应及药物可能的副作用。

一般开始先用一种降压药，如无效可采取联合用药(宜请医生决定)，青年、中年或糖尿病患者血压应降至＜17.29/11.31kPa(130/85mmHg)，老年人至少降至18.67/11.97kPa(140/90mmHg)。根据血压调整用药，必须长期坚持服药(终生服药)。

(四)预　防

积极参加体力劳动和文体活动，注意生活规律，保证充分睡眠及劳逸结合，避免精神过度紧张。定期进行健康检查(包括测量血压)达到早期发现、早期治疗。避免摄入食盐过多，宜清淡食物，少摄食富含动物性脂肪和胆固醇的食物。

八、冠状动脉粥样硬化性心脏病

(一)概　述

冠状动脉粥样硬化性心脏病(冠心病)是严重危害人民健康的常见多发病，是动脉粥样硬化导致器官病变的最常见类型，多发生在40岁之后，男性多于女性，脑力劳动者较多。在我国，近年有增多趋势。发生冠状动脉粥样硬化的危险因素包括年龄(40岁以上的中、老年人)、性别(男性及女性绝经期后)、高脂血症(总胆固醇、甘油三酯、低密度脂蛋白或极低密度脂蛋白增高,高密度脂蛋白降低,载脂蛋白A降低,载脂蛋白B增高)高血压、糖尿病和吸烟。次要因素为超体重、从事体力活动少、脑力活动紧张,常进高热量、高脂肪、高胆固醇、高糖、高盐食物,遗传因素及某些微量元素减少等。

冠状动脉粥样硬化性心脏病可分五种临床类型:①无症状型;②心绞痛型;③心肌梗死型;④缺血性心肌病型;⑤猝死型。

(二)临床表现及检查

1.无症状型　是指无临床症状,但心电图检查时或运动试验(运动后做心电图检查)有心肌缺血表现。

2.心绞痛　是由冠状动脉狭窄或部分闭塞致供血不足,心肌急剧、暂时缺血缺氧所引起。可表现为:

(1)稳定型心绞痛　劳累或情绪激动、寒冷、饱餐时可诱发胸骨后压迫、憋闷或紧缩感(压榨样疼痛),可伴出汗,疼痛可放射到左肩、左臂内侧达左无名指、小指。持续时间约3~5分钟,一般在停止活动数分钟后逐渐缓解。舌下含服硝酸甘油后1~3分钟亦可使胸痛缓解,发作时心电图表现ST段压低0.1mV以上,部分出现T波倒置。

(2)不稳定型心绞痛　有的表现为原有劳力性心绞痛在短期内突然发作较前频繁及程度加重,且硝酸甘油效果减弱,有的表现心绞痛于夜间睡眠时发作,有的在静息时发作,发作时心电图呈ST段抬高(称变异型心绞痛)。

3.急性心肌梗死　是冠状动脉粥样硬化造成管腔严重狭窄,冠脉供血急剧减少或中断,使心肌严重而持久地缺血性坏死。发病前常有高血压,近半数病人以往有心绞痛发作。

典型表现为胸骨后剧烈压榨样疼痛,常发生于安静时,持续时间大于30分钟,甚至长达数小时,休息或舌下含服硝酸甘油常不能缓解,伴烦躁不安、出汗、或有濒死感(少数可无胸痛,一开始即表现神志模糊,呼吸困难,休克血压。有的疼痛位于上腹部、下颌、颈部)常同时有恶心、呕吐、乏力、眩晕、心悸。有的病人并发心律失常、心力衰竭、心源性休克。心电图检查T波改变、ST段弓背向上抬高、异常Q波等;生化检查见血清心肌酶谱升高,心肌肌钙蛋白升高。

(三)治　疗

1.防止肥胖、食用低脂、低胆固醇膳食,限制酒和糖,多吃富含维生素C和植物蛋白的食物,生活规律,适当运动,不吸烟。可适当服用降脂、扩血管、小剂量阿司匹林等药物。

2.稳定型心绞痛　急性发作时可用硝酸甘油0.5mg舌下含服或普萘洛尔10～20mg一日三次至一日四次，并休息，控制心绞痛再发作可用消心痛5～40mg一日三次，同时应用抗血小板药物治疗，如每天用阿司匹林75mg，注意休息和保持心理平衡。

3.不稳定型心绞痛　急性发作时一般需送医院治疗，卧床休息、吸氧，酌情使用镇静剂，用硝酸甘油静滴。病情较轻可口服美托洛尔(美多心安)12.5～50mg一日二次，如为变异型心绞痛用地尔硫卓(合心爽)静滴。

4.急性心肌梗死　一旦发生即卧床休息，安慰病人，用硝酸甘油0.5mg含服，每隔5分钟含服1片，共3次，也可用速效救心丸10粒含服，迅速送医院抢救。

(四)预　防

控制体重，饮食上应清淡，摄取低胆固醇食物，少盐低脂，戒烟、酒。适当体育锻炼，积极治疗原发性高血压、高脂血症、糖尿病，抗血小板治疗可用小剂量阿司匹林或中药。

九、病毒性心肌炎

(一)概　述

心肌炎指心肌本身的炎性病变，近年来因病毒感染所致的心肌炎增多，其中以肠道病毒的柯萨奇B组所引起的心肌炎最重要、最常见，称为病毒性心肌炎，是儿童和健康青年猝死的重要原因。

(二)临床表现及检查

可分为急性期和慢性期。临床表现复杂多变，病情轻重相差悬殊。约半数病人于发病前1～3周有病毒感染前驱症状，如发热、全身倦怠感、恶心、呕吐、咽痛、腹泻等，然后出现心悸、头晕、乏力、胸闷、胸痛、气急、浮肿，严重者可晕厥、抽搐、心源性休克和猝死。心电图最多见为窦性心动过速、ST段抬高或压低，T波平坦、倒置，有各种心律失常，特别是房室传导阻滞、室性期前收缩等，血清心肌酶可升高。

(三)治　疗

1.一般治疗　急性期应卧床休息(全休3个月)，补充营养。

2.药物治疗　目前尚无特效药治疗，而以对症治疗为主，无严重并发症的病人可应用维生素C、黄芪口服液、辅酶Q_{10}、曲美他嗪(万爽力)等。对伴有心律失常和心力衰竭的病人均需住院治疗。

(四)预　防

积极防治病毒性感冒和病毒性肠胃炎。

十、急性胃炎

(一)概　述

急性胃炎指胃黏膜的急性炎症,其病因可以是急性感染及病原体毒素(如摄取了被细菌污染的食物)、药物(如阿司匹林、吲哚美辛)、饮食不当(如大量饮酒、摄取冰冷食物、辛辣食物)、急性应激(如大手术、大面积烧伤、严重的脏器疾病、颅内病变)等。

(二)临床表现

不同原因所致者临床表现不尽一致。一般都有食欲减退、恶心、呕吐、上腹胀闷不适、上腹疼痛。细菌性引起的胃炎可有腹泻。大量饮酒或药物引起的胃炎可呕血或黑便。

(三)治　疗

禁食,病情好转给流食,逐渐改半流食、软食。是药物引起的应停止服药,胃痛可注射阿托品。有急性胃黏膜损害,甚至呕血者给西米替丁或雷尼替丁。呕吐频繁引起脱水者应输葡萄糖盐水,纠正脱水和电解质失衡。食物中毒引起的细菌性胃炎应及时住院治疗。

(四)预　防

注意饮食,节制饮酒,不吸烟,慎用对胃有刺激的药物。

十一、慢性胃炎

(一)概　述

慢性胃炎是由多种原因引起的胃黏膜弥漫性或局限性的慢性炎症,是最多见的一种胃肠疾病。主要病因可是幽门螺杆菌(Hp)感染;十二指肠液反流削弱胃黏膜屏障功能;长期饮食不当,尤其是暴饮暴食;老年人胃黏膜屏障功能减退,胃黏膜退行性变;自身免疫;鼻、口咽部的慢性感染等。临床上分成慢性胃窦炎、慢性胃体炎。

(二)临床表现及检查

相当一部分慢性胃炎病人可无明显症状。部分病人有上腹部饱胀不适,尤在进食后明显,上腹无规律性隐痛、烧灼感、恶心、呕吐、嗳气、食欲不振等。少数病人有少量呕血或黑便、消瘦、伴贫血等。

胃镜检查并作活组织检查可以明确诊断,也同时可作幽门螺杆菌检测。

(三)治　疗

1.病因治疗　对幽门螺杆菌感染引起的慢性胃炎,应予根治治疗,可服用胶体次枸橼酸铋(德诺)、甲硝唑400mg一日二次×7天,阿莫西林1.0g一日二次×1周。

如存在鼻腔或口咽部的慢性感染病灶应予以清除。

因十二指肠液反流引起的慢性胃炎可用西米替丁(泰胃美)800mg睡前一次或铝碳酸镁片(达喜)0.5g一日三次嚼碎后服。

避免服用对胃有刺激性的药物。

2.饮食治疗　避免进食过于粗糙或过热过冷的食物,细嚼慢咽,少食盐渍、烟熏或不新鲜食物,戒烟忌酒。

3.对症治疗　有消化不良症状可用吗叮啉10mg一日三次、胃苏冲剂等。

对无症状或症状轻微的病人可不治疗。

4.胃镜活检报告有中、重度不典型增生应定期随访,密切观察。

(四)预　防

积极防治急性胃炎,少量多餐,进食易消化的食物,戒烟,避免长期食用对胃刺激性强的食物(浓茶、浓咖啡、过冷或过烫的食物),积极治疗胃酸缺乏、肠液返流等病。

十二、消化性溃疡

(一)概　述

消化性溃疡是一种常见的消化系统疾病。主要指发生在胃的幽门窦或十二指肠球部黏膜的慢性溃疡。十二指肠溃疡较胃溃疡多见,且以男性青壮年居多。发病与幽门螺杆菌感染、胃酸-胃蛋白酶自身消化、吸烟、饮食不当、精神紧张等多种因素有关。

(二)临床表现与检查

临床表现不一,多数消化性溃疡有上腹隐痛,多在秋冬之交或冬春之交发作。十二指肠溃疡的上腹痛常在空腹或半夜时发作,进食后缓解。胃溃疡的上腹痛多在进餐后半小时发作,持续1~2小时后逐渐缓解。上腹痛长期反复发作,可因劳累、寒冷、精神紧张、饮食不当而诱发,伴反酸、嗳气等。部分患者可无症状,或以呕血、黑便或穿孔并发症(腹部剧烈疼痛)为首发症状。

胃镜检查是诊断消化性溃疡的最佳方法,同时进行幽门螺杆菌检查。

(三)治　疗

1.一般治疗　注意休息、生活有规律、情绪乐观、饮食良好、戒烟酒,禁用对胃黏膜有损害的药物。

2.药物治疗　可用雷尼替丁或奥美拉唑口服，幽门螺杆菌阳性者给予德诺、甲硝唑、阿莫西林口服。按正规疗程应用，十二指肠溃疡为4～6周，胃溃疡为6～8周。

3.有出血、穿孔时应立即送医院。

（四）预　防

克服不良饮食习惯，戒烟，保持乐观，生活有规律，积极治疗胃内幽门螺杆菌感染。

十三、功能性消化不良

（一）概　述

功能性消化不良是指具有持续的或反复发作的上腹部不适、疼痛、食欲减退、腹胀、嗳气、恶心、反酸、烧心、便秘或腹泻等症状，持续时间在4周以上，通过目前的检测手段又未发现食管、胃、十二指肠、肝、胆、胰有器质性病变的病人。

（二）治　疗

1.精神疗法　对病人进行心理治疗，进行病情解释，消除其思想顾虑，必要时给少量镇静剂（如地西泮或舒乐安定）。

2.饮食疗法　少食多餐，易消化、少油腻饮食，忌辛辣、烟酒、咖啡等刺激性食物。

3.药物治疗　可根据病情类型选用西米替丁、吗叮啉、乳酸菌素、丽珠肠乐等。

十四、病毒性肝炎

（一）概　述

病毒性肝炎是由多种肝炎病毒（主要包括甲型肝炎病毒、乙型肝炎病毒、丙型肝炎病毒、丁型肝炎病毒、戊型肝炎症毒）引起的以肝脏炎症和坏死为主的疾病。病毒性肝炎具有传染性强、流行面广、发病率高等特点，是目前我国最常见的传染病之一。病毒性肝炎分成甲型、乙型、丙型、丁型及戊型。甲型和戊型肝炎主要经肠道传染（粪—口传播），可引起爆发流行，多可自限，不会转变为慢性。乙型、丙型和丁型肝炎，主要为肠道外传播（含有肝炎病毒的体液或血液通过接受输血、血液制品及消毒不严格的注射、针刺和手术、性生活），母婴传播为慢性乙型肝炎的主要传播方式，孕妇通过胎盘或分娩把病毒传染给胎儿；多为散发，常变成慢性，部分病例发展成肝硬化或肝癌。戊型肝炎主要经水、食物及日常生活接触传播,一般不转成慢性。

(二)临床表现及检查

5型肝炎临床表现相似,按病情轻重和病程长短可分为急性肝炎(病程6个月以内)、迁延性肝炎和慢性肝炎(病程在6个月以上),均可有黄疸型和无黄疸型。

1.急性病毒性肝炎

(1)急性无黄疸型肝炎　有与确诊的病毒性肝炎患者的密切接触史或半年内曾接受输血及消毒不严格的注射、手术等。急性起病,出现无原因解释的乏力、食欲减退、恶心、呕吐、腹胀、肝区痛等,检查肝肿大并压痛,部分病人脾轻度肿大。

(2)急性黄疸型肝炎　除上述表现外,伴有巩膜皮肤黄染,血清胆红素>17.1μmol/L,尿胆红素阳性,尿色加深,需排除其他原因引起的黄疸。

(3)病原学检查

1)甲型肝炎　血清抗HAV IgM阳性或血清、粪便检出HAV-RNA,可确诊为近期感染。

2)乙型肝炎　血清HBsAg、HBeAg、抗HBe-IgM、抗HBc-IgM、HBV-DNA任何一项阳性即可确诊。HBsAg滴度由高到低,抗HBc-IgM滴度高提示急性乙型肝炎。"大三阳"指HBsAg、HBeAg、抗HBc均阳性,说明乙肝病毒复制活跃,如同时肝功能检查发现转氨酶增高,必须隔离治疗;"小三阳"指HBsAg、抗HBe、抗HBc均阳性,说明乙肝病毒复制减少,传染性小,如肝功能正常,本身无症状,为相对稳定阶段。诊断乙型肝炎还需看HBV-DNA,HBV-DNA阳性是诊断乙型肝炎的佐证,提示体内有乙肝病毒繁殖,有传染性。

3)丙型肝炎　血清HCV-RNA阳性或抗HCV-IgM阳性即可确诊。

4)丁型肝炎　血清HDV-RNA或抗HDV-IgM阳性即可确诊。

5)戊型肝炎　血清HEV-RNA或抗HEV-IgM阳性即可确诊。

(4)肝功能检查　急性病毒性肝炎可有丙氨酸转氨酶(ALT)、天冬氨酸转氨酶(AST)明显升高。

2.慢性病毒性肝炎　指急性肝炎病程超过半年,可分为慢性迁延性肝炎、慢性活动性肝炎。表现乏力、纳差、腹胀、便溏、肝肿大等,慢性活动性肝炎肝功能检查丙氨酸转氨酶(ALT)反复或持续升高,病原学检查,慢性乙型肝炎具有下列一种以上阳性,①血清HBsAg阳性;②血清HBV-DNA阳性;③血清抗HBc-IgM阳性。

慢性丙型肝炎的血清抗HCV阳性。

慢性丁型肝炎的血清 HDV-IgG 持续高滴度,HDV-RNA 持续阳性。

3.重型病毒性肝炎　病情重、发展快,发生急性肝衰竭。多有深度黄疸、腹水、精神神经症状,死亡率高。

(三)治　疗

病毒性肝炎尚无特效治疗方法,应以休息、营养为主,辅以适当药物(包括抗病毒、护肝、改善症状、防止肝纤维化、调节免疫等),避免饮酒、过度劳累和使用损害肝脏药物。

1.急性病毒性肝炎的治疗　卧床休息并住院治疗,肝功能正常 3 个月以上可恢复原工作。饮食以清淡易消化,多维生素为宜(充足维生素 B 族、维生素 C 和维生素 K),保证足够热量,不宜强调高糖,绝对禁酒,不饮含酒精的饮料、营养品,不用损伤肝脏的药物。进食少或呕吐严重者静滴葡萄糖液和维生素 C。

药物治疗,无黄疸者可用甘利欣(甘草酸二胺)静滴、口服复方益肝宁;黄疸型可用苦黄口服液或苦黄针;可用干扰素皮下注射抗病毒。用药不宜过多,以免增加肝脏负担。

2.慢性病毒性肝炎的治疗　活动期应静养为主,饮食注意同急性肝炎,高蛋白,少量多餐,保证维生素的供给量,糖不宜太多。药物治疗选用抗病毒、调节免疫的药物,以保护肝细胞,改善肝功能,改善微循环,防止肝纤维化等,如维生素 B 族和 C、水飞蓟素(西利马林)、胸腺肽、干扰素等。

3.重型病毒性肝炎　早期诊断,及时综合治疗抢救。

(四)预　防

控制传染源,切断肝炎的传播途径。加强水源、饮食、粪便管理,养成良好卫生习惯,严格管理献血员,防止血液及体液传染。若无法避免接触肝炎病人,可注射丙种球蛋白。若与病毒性肝炎病人有接触,可注射甲型或乙型肝炎疫苗。

十五、急性感染性肠炎

(一)概　述

急性感染性肠炎主要有细菌性食物中毒(胃肠型)、细菌性痢疾,夏秋季多见,为我国的常见病。细菌性食物中毒是进食被细菌或细菌毒素污染的食物而引起的;细菌性痢疾是痢疾杆菌引起的肠道传染病。

(二)临床表现及检查

1.细菌性食物中毒　发病突然、潜伏期短,病人有进食变质食品、海产品、腌制食品、未煮熟的肉类、蛋品等病史,共食者在短期内集中发病有重要诊断价值。

常于进食后数小时发病,表现为恶心、呕吐、腹痛、腹泻,大便多数呈黄水样,可伴发热、脱水、头痛等,多数在2~3天内自愈。

2.急性细菌性痢疾　可有不洁饮食史,起病急,畏寒、发热、腹痛、腹泻、大便呈黏液脓血样伴里急后重感。粪便常规检查镜下有大量脓细胞、红细胞等,粪培养见痢疾杆菌。

(三)治　疗

1.细菌性食物中毒　卧床休息,饮食为易消化流质或半流质,补液(视病情可静脉滴注或口服),病原治疗可选用喹诺酮类如来立信或左氧氟沙星。可酌情用654-2解痉止痛。

2.急性细菌性痢疾　隔离、卧床休息、进食易消化饮食,病因治疗选用氧氟沙星或环丙沙星,有高热、脱水者需住院治疗。

(四)预　防

应加强食品管理,注意饮食卫生、饮水卫生,养成良好的个人卫生习惯,防止食物被细菌污染。

十六、慢性肾小球肾炎

(一)概　述

慢性肾小球肾炎是由多种原因原发于肾小球的一组疾病,由多种病理类型组成。病史达1年以上,病情迁延,病变缓慢进展,可有不同程度肾功能减退,最终将发展为慢性肾功能衰竭,10~40岁多见,男多于女。

(二)临床表现及检查

起病缓慢,症状程度轻重不一,多数病人表现为浮肿(常为眼睑、颜面浮肿)、头痛、全身无力、食欲不振,体检有高血压、贫血,尿常规检查有蛋白尿、血尿、管型尿,可有肾功能减退,检查血尿素氮(Bun)、肌酐(cr)升高。少数病人一直无症状,当出现恶心、无力等症状时,检查证实已是尿毒症。

(三)治　疗

1.一般治疗　休息,饮食中给限量优质蛋白质,以动物蛋白为主,限制食盐摄入。

2.药物治疗　目的是防止或延缓肾功能进行性恶化,改善临床症状,防治严重并发症。①积极控制高血压,可用血管紧张素转换酶抑制剂,如依那普利、苯那普利;②抗凝和血小板解聚药,如潘生丁;③中成药,如肾炎康复片、雷公藤多苷。

十七、尿路感染

(一)概　述

尿路感染指由细菌直接侵袭尿路引起的尿路炎症，分为上尿路感染(急性肾盂肾炎)和下尿路感染(膀胱炎、尿道炎)，致病菌常为大肠杆菌。大多数的感染，细菌从尿道进入膀胱，然后再从膀胱继续上升，女性多于男性，好发于婚、育妇女，以新婚妇女为最常见。

(二)临床表现及检查

1.急性肾盂肾炎　急性起病、寒战高热、腰痛，可有或无尿急、尿频、尿痛，体检有肾区叩击痛。血白细胞总数升高，中性分类升高，尿检可发现大量白细胞，可出现白细胞管型、脓尿，清洁中段尿培养细菌数≥10^5/ml。

2.膀胱炎　主要表现为尿频、尿急、尿痛，一般无高热，尿液检查约半数有血尿、白细胞尿，但无白细胞管型。

(三)治　疗

1.一般治疗　卧床休息，多饮水，勤排尿。

2.抗菌治疗　一般首选对革兰氏阴性杆菌有效的抗生素，轻型可选用复方新诺明或氧氟沙星或希刻劳；较严重宜静滴头孢呋肟(西力欣)或环丙沙星；严重者需住院治疗。

(四)预　防

经常清洗外阴，尤其是月经期及怀孕期，多饮水，勤排尿，积极防治泌尿系统结石、糖尿病等疾病。

十八、慢性肾衰竭

(一)概　述

各种慢性肾实质疾病逐渐进展，缓慢出现肾功能减退，最终至慢性肾衰竭。根据肾功能损害的程度分为肾功能不全代偿期、肾功能不全失代偿期、肾功能衰竭期、尿毒症期，预后差。最常见的病因为慢性肾小球肾炎，其次为糖尿病性肾病、高血压肾病等。

(二)临床表现及检查

1.慢性肾功能不全代偿期　临床表现有原发病的表现，肾功能轻度受损，内生肌酐清除率减少至正常的50%～80%，而血尿素氮(＜9mmol/L)、血肌酐维持正常水平(＜178μmol/L)。

2.慢性肾功能不全失代偿期　有乏力、纳差、轻度贫血等表现，肾功能进一步恶化，内生肌酐清除率减少至正常的25%～50%，血尿素氮9～20mmol/L，血肌酐<450μmol/L)。

3.肾功能衰竭期 出现明显贫血、恶心、呕吐、高血压，对外界反应淡漠、低钙高磷、代谢性酸中毒、夜尿增多、尿少浮肿、皮肤瘙痒等。内生肌酐清除率减少至正常的10%～25%，血尿素氮增高至20～28.6mmol/L，血肌酐增高至451～707 μmol/L，双肾B超表现双肾固缩。

4.尿毒症期 表现虚弱无力，恶心呕吐，全身各系统症状更严重，有些病人以昏迷、急性左心衰等为首发症状。内生肌酐清除率降至正常的10%以下，血尿素氮>28.6mmol/L，血肌酐>707μmol/L。

(三)治　疗

慢性肾衰竭病人代偿期可限制蛋白质，口服α-酮酸及血管紧张素转换酶抑制剂(如洛丁新)降血压，保护肾功能。到失代偿期后应住院治疗，至肾功能衰竭期要进行透析疗法，尤其是血液透析，最有效或最终的治疗方法是肾移植。

十九、贫　血

(一)定　义

贫血是多种病因引起的病理情况，指单位容积(1000ml)血液里血红蛋白含量低于同龄、同性别、同地区健康人正常值的下限，同时伴有不同程度的红细胞数量和红细胞比容的减少。

世界卫生组织(WHO)将贫血的诊断标准定为成年男性血红蛋白低于130g/L，女性低于120g/L，孕妇低于100g/L。我国的标准为成年男性低于125g/L，女性低于115g/L。

(二)病因与分类

许多疾病都可引起贫血，其原因分为：

1.红细胞生成不足

(1)造血原料缺乏 如缺铁性贫血等。

(2)造血功能障碍 如再生障碍性贫血、白血病、慢性肾衰竭等。

2.红细胞破坏过多(溶血性贫血)。

3.红细胞丢失过多 如各种急性和慢性失血所造成的贫血。

(三)临床表现及实验室检查

1.缺铁性贫血

(1)病因 最主要原因为慢性失血，如妇女月经过多、痔出血、钩虫病、消化道疾病所致的慢性失血。另外，婴幼儿，女性在妊娠、哺乳等情况下对铁需要量增多,没有及时补充可以引起,有胃肠疾病,嗜饮浓茶可影响铁的吸收。

(2)临床表现 早期多无症状,发展到一定程度可表现为疲乏、头晕、心悸、气促、面色口唇苍白,皮肤干燥、毛发脱落无光泽、指甲扁平、反甲、舌炎、口角炎、头痛、易激动等。

(3)血检查除血红蛋白降低外,血涂片发现红细胞小,低色素;血清铁、血清铁蛋白降低,骨髓检查铁染色减少或消失。

2.再生障碍性贫血

(1)病因 可能与药物(如氯霉素)、化学毒物(如苯、有机溶剂)、X线、肝炎病毒感染等有关。有的病因不明。

(2)临床表现 起病可以急,也可缓慢,表现为疲乏、头晕、发热(常有呼吸道感染、口腔黏膜感染等)、皮肤淤斑淤点、鼻衄、齿龈出血等出血现象,严重者可便血、血尿、脑出血、眼底出血。肝脾淋巴结不大。

(3)血检发现红细胞、白细胞、血小板减少,骨髓象可以明确诊断。

3.急性白血病

(1)病因 尚未完全清楚,与病毒感染、放射、化学(如装修中应用的有关材料)、遗传和免疫等综合因素有关。

(2)临床表现 起病可急,也可缓慢 表现为疲乏、头晕、面色口唇苍白;发热,有感染的表现,常为咽峡炎、口腔炎、肺部感染等;有皮肤淤点、淤斑,鼻、牙龈出血,甚至呕血、咯血、便血、颅内出血;肝脾和淋巴结可肿大,四肢骨或胸骨疼痛,有的可呈脑膜炎样的表现。

(3)血常规检查 红细胞、血红蛋白和血小板减少,白细胞数高低不等,有的血涂片可见幼稚细胞,骨髓检查可以确诊。

(四)治 疗

1.缺铁性贫血

(1)根治原发病 如治疗痔疮、月经过多。

(2)铁剂治疗 口服硫酸亚铁,应进餐后服药与维生素C同服,忌与茶水、牛奶同服。

(3)合理安排膳食,应用铁强化食品。

2.再生障碍性贫血 需住院治疗。急性再生障碍性贫血,有条件可考虑骨髓移植。

3.急性白血病 应住院治疗,用抗白血药物进行化学治疗。造血干细胞移植为有效的治疗方法。

(五)预　防

合理营养,防治痔疮、钩虫病、月经过多等疾病。防止药物、化学毒物污染中毒,避免感染。

二十、糖尿病

(一)定义与发病

糖尿病是因血中胰岛素绝对或相对不足及/或靶细胞对胰岛素敏感性降低引起血糖过高,进而引起脂肪和蛋白质代谢紊乱的疾病(胰岛素的作用是帮助机体将血糖转化为能量)。

近年来,我国的发病率达2.6%～3.2%,死亡率仅次于癌症、冠心病、高血压,被称为"第四位杀手"。病因尚未完全清楚,与遗传、环境因素以及饮食卫生有关。糖尿病分成1型糖尿病、2型糖尿病及其他类型,我国90%以上是2型糖尿病。2型糖尿病患者常因多食、肥胖、体力活动少等诱发。

(二)临床表现

1.三多一少征　多食、多尿、多饮,消瘦乏力。2型糖尿病起病缓慢,病情较轻,有时不知何时开始发病,早期可无上述症状,仅因伴随症就诊或健康检查时发现高血糖。有的病人首诊以急性或慢性并发症就诊。

2.常见伴随症　易感染(疖、尿路感染、结核等),皮肤瘙痒、消化不良、下肢溃疡。

3.并发症

(1)急性并发症　常见为酮症酸中毒。

(2)慢性并发症　糖尿病远期可损害心血管循环系统,如可并发高血压、冠心、中风、心肌病等;可出现眼部疾病,如视网膜病变、白内障等(常可视物模糊,甚至失明);可损害肾脏出现糖尿病肾病,最后出现肾衰。有糖尿病神经病变,肢端尤其下肢会出现各种疼痛症状、感觉异常和丧失。有的病人以慢性并发症就诊。

(三)诊断标准

1.有明显三多一少症状,禁食8小时后空腹血糖≥7mmol/L (126mg/dl)或有三多一少症状,随机血糖≥11.1mmol/L(200mg/dl)(随机血糖指一天当中的任意时间)诊断可确定。

2.如三多一少症状不典型,要求在第一次测定后,需另一天重复检查,若结果仍符合诊断标准,诊断可确定。

3.2型糖尿病患者空腹血糖可以正常,需注意测餐后2小时血糖。

(四)治　疗

1.控制指标　“良好”控制指标是空腹血糖4.4～6.1mmol/L,餐后2小时血糖4.4～8.0mmol/L,血压、体重、血脂正常。

2.糖尿病教育　因没有彻底根治办法,故需教育患者和家属了解本病知识,注意饮食控制,了解药物,学会无菌注射,学会血糖、尿糖检查,密切与医生配合,定期复查。

3.饮食治疗　控制饮食是很重要的治疗方法之一,应长期严格控制。根据患者的标准体重、生理条件、工作性质计算总热量,然后进行各营养成分的分配,根据实际情况折算成具体食物进行分配,适当增加高纤维饮食,减少钠的摄入,免食各种含糖多的糖果、点心、冷饮、酒类。根据病情作适当调整。

4.运动治疗　大多数患者可进行步行、慢跑、太极拳、游泳、球类等活动,持之以恒,有利于降血糖、降血脂。

5.药物治疗

(1)口服降血糖药　①磺脲类,如格列齐特(达美康),适用于2型糖尿病经饮食及运动治疗后未能有效控制血糖者;②双胍类,如二甲双胍,适用于2型糖尿病经饮食及运动治疗后未能控制且肥胖、食量大者;③α-葡萄糖苷酶抑制剂,如拜糖平,适用于2型糖尿病餐后高血糖者。

(2)胰岛素　适用于1型糖尿病、2型糖尿病经口服降糖药治疗效果不佳者,有急、慢性并发症,合并重症感染、手术治疗、妊娠和分娩者。按病情调整剂量,注意低血糖等副作用。

(五)预　防

不吸烟,少饮酒,少吃盐,合理膳食,经常运动,防止肥胖。家族中有糖尿病病史的应定期检查血糖,及早检查并治疗。

二十一、脑血栓形成和脑出血

(一)定　义

脑血栓形成指脑动脉的颅内外段管壁病变的基础上形成血栓,引起供血区脑组织缺血、缺氧、坏死。常见病因为脑动脉粥样硬化,常伴有高血压。60岁以上老年人发病率最高。

脑出血指非外伤性脑实质内的血管自发性破裂出血。死亡率、致残率高,常见病因是高血压合并脑动脉硬化。

(二)临床表现

1.脑血栓形成　多见于50岁以上,原有脑动脉硬化,常伴高血压、冠心病、糖尿病。多数在安静、休息或睡眠时发病，晨起时发现一侧肢体活动不灵，言语不利，意识障碍无或较轻，脉搏、呼吸、血压大多稳定，无明显头痛、呕吐。1～3天后病情达到高峰。颅脑CT检查在24小时后出现低密度影。

2.脑出血　多见于50岁以上原有高血压者，寒冷季节发病较多。病前可有头痛、头晕等。常在白天活动中或情绪激动时突然发病。突感剧烈头痛、频繁呕吐，继之昏迷、偏瘫、失语、呼吸有鼾声，血压明显升高，严重者可在起病后数小时死亡。颅脑CT检查呈高密度出血影。

(三)治　疗

均需住院治疗。脑出血者发病后尽量避免搬动，控制血压，降低颅内压，必要时手术治疗。

二十二、性传播疾病

(一)艾滋病(AIDS)

1.定义　艾滋病是人免疫缺陷病毒(HIV)或艾滋病毒所引起的严重(致命性)传染病，主要表现为后天性获得性免疫缺乏症。我国的艾滋病流行近年来呈快速上升趋势，患者中20～49岁占90%，严重威胁着人类的健康和社会的发展。

2.流行病学　是性传播疾病之一，病人和无症状的病毒携带者是本病的传染源，尤其是无症状携带者的血液、精液，子宫和阴道分泌物中均含有病毒，其他如唾液、眼泪和乳汁中亦含有病毒，均具有传染性。

性接触传染、注射传染、母婴传染——艾滋病病毒可通过胎盘或分娩时血性分泌物、哺乳传染给胎儿和婴儿、密切接触传染(如接吻)。高危人群是男同性恋者、性乱交者、静脉药瘾者、多次输血者。

3.临床表现和检查　人感染上艾滋病病毒，不会立即发病。一般认为病毒感染1.5～3个月后出现抗体阳性。而从感染发展到出现艾滋病症状的潜伏期约为0.5～5年，长短很不一致。经输血感染潜伏期短，平均2年，性接触感染潜伏期长，一般6～8年或更长。艾滋病可分为4个阶段：

(1)急性感染期　一般无症状，有时有发热、倦怠、肌和关节疼痛、厌食、吐泻等。持续3～21日。

(2)无症状感染　没有任何症状，仅血液检查病毒抗体阳性。可持续数月、数年不等。

(3)艾滋病相关综合征　全身淋巴结肿大，早期症状是原因不明的长期发热、疲劳、消瘦、食欲不振、盗汗、持续性腹泻等。

(4)艾滋病 严重的临床免疫缺陷,病情加重,侵犯全身,多种病原体(如卡氏肺孢子虫等)感染引起肺炎、严重腹泻、中枢神经系统感染症状(如头痛、癫痫、下肢瘫痪等),继发肿瘤、恶性肿瘤等。

4.实验室检查 抗艾滋病毒-1抗体检查阳性。

5.治疗 目前还没有特效的抗病毒药物。许多疗法及药物尚在研究中,包括抗病毒治疗、免疫治疗、并发症治疗、支持治疗及中医中药。故预防工作极为重要。

6.预防 应洁身自爱,避免性乱行为。严格献血人员的检测工作,严禁使用国外进口血制品。

(二)淋 病

1.定义 淋病是由淋病双球菌所致的性传播性疾病,绝大部分通过性交直接传播,少部分是因接触带有淋球菌的浴巾、便器、浴盆、衣服、被褥等引起。孕妇若患淋病,分娩时通过产道可传染给新生儿。

2.临床表现

(1)男性淋病 开始尿道外口潮红,略肿胀,发痒、烧灼感,排尿时疼痛。以后尿道中可流出淡黄色或黄绿色脓性分泌物,伴尿频、尿急、尿痛及腹股沟淋巴结肿大。治疗不当可转化为慢性淋病,出现前列腺炎、精索炎等并发症。

(2)女性淋病 尿痛、尿急、尿频,见肉眼血尿,有的有外阴瘙痒和下腹部疼痛,白带增多呈黏液性或脓性。治疗不及时可转化为慢性淋病,并发宫颈炎、子宫内膜炎、输卵管炎,可并发不孕。

(3)尿道及宫颈分泌物涂片检查,可见大量脓球及淋病双球菌。

3. 治疗 一旦确诊,需夫妻同时治疗。

(1)抗生素 ①青霉素480万u一次肌注或青霉素400万u静滴,连续3次(需做皮试)。

②菌必治(头孢三嗪)250mg肌注,一日二次。

(2)治疗期间禁止性生活,患者污染的被褥、衣裤、浴巾、浴盆等应清洗消毒。

二十三、非典型肺炎

(一)概 述

非典型肺炎泛指细菌以外病原体所致肺炎,指一组具有类似肺炎临床表现的肺炎,简称"非典"。

传染性非典型肺炎是指2002年11月我国局部地区发生的、由SARS冠状病毒引起的,主要以近距离空气飞沫和密切接触传播为主的呼吸道传染病。传染性强,病情较重,可累及多个脏器系统,进展快,危害大。

世界卫生组织(WHO)称其为严重急性呼吸综合征(Severe Acute Respiratory Syndromes,SARS)。目前尚无特效治疗药物,抗生素治疗无效。

目前“非典”的主要传染源是“非典”病人。

传播途径:以近距离飞沫传播为主,也存在通过接触呼吸道分泌物传播的途径。也可由被污染手、玩具等经口、鼻黏膜、眼结膜而传播。

密切接触病人易感此病。

(二)临床表现与检查

1.症状

(1)多数病人的潜伏期为4～5天,最先出现发热,>38℃,多为高热。

(2)干咳、少痰,伴头痛、全身酸痛,严重者出现气促、呼吸困难或进展为急性呼吸窘迫综合征(R>28次/分,发绀等)。

2.体征　部分病人可闻少许干、湿罗音或有肺实变体征。多数不明显。

3.实验室及辅助检查

(1)外周血白细胞总数不高或降低,淋巴细胞减少。

(2)血气分析示低氧血症。

(3)胸部X线检查示不同程度片状、斑片状浸润阴影或呈网状样改变。

(三)治　疗

需立即隔离治疗。与病人有接触的人群需隔离观察14天。

(四)预　防

“非典”流行期间应保持生活、工作环境空气流通,及时用肥皂和流动水洗手,勤饮水,外出戴口罩。防寒保暖,增强身体抵抗力,必要时房间内消毒。

第二节　外科疾病

一、疖

(一)概　述

疖是细菌(多为葡萄球菌)侵入毛囊或皮脂腺内引起的化脓性炎症。多发生在颈、头、面、背、臀部等处。

(二)临床表现

初为红、肿、痛的小硬结,逐渐扩大,顶部出现脓头,中部变软,脓液排出疼痛停止,收口愈合。小的疖一般无发热等症状。大的疖可引起畏寒、发热、头痛等症状。

(三)治疗

初起时可在顶部涂2%碘酒、或热敷、或敷鱼石脂软膏,出脓后外敷药膏,大疖子可用抗生素。需注意口鼻周围疖肿不能挤压或挑刺,以免引起颅内感染。

二、急性阑尾炎

(一)概　述

急性阑尾炎是外科最常见疾病之一,20～30岁青年人发病率较高。其病因与阑尾腔梗阻、细菌感染、神经反射因素有关。早期诊断并进行治疗,患者可迅速恢复健康,一部分化脓性阑尾炎可发生穿孔,形成腹膜炎,如治疗不及时,可出现严重后果。

(二)临床表现及检查

1. 症状　腹痛是最常见也是最重要的症状,开始于上腹部或脐部隐痛,逐渐加重,约经过数小时至24小时,腹痛转移至右下腹,呈持续痛,伴发热、寒战及恶心、呕吐等。

2. 体征　患者弯腰行走,手按住右下腹(以减轻腹痛),平卧时常屈曲右髋关节。于右髂前上棘与脐连线的中、外1/3交点处压痛,严重时可反跳痛阳性,右下腹肌紧张。

3. 实验室检查　血常规可有白细胞总数及中性粒细胞计数升高。

(三)治　疗

大部分病人应手术治疗。

三、急性胆囊炎、胆石症

(一)概　述

胆囊贮存肝脏分泌的胆汁,胆汁沿胆囊管进入胆囊,进食后胆囊收缩,囊内80%以上的胆汁排出,经胆总管进入肠道。胆囊及胆囊管极易发生梗阻,最常见原因为胆囊结石,胆囊结石患者的胆汁、胆囊壁、胆囊淋巴结中多含有细菌,一旦结石嵌于胆囊管或胆囊颈部,胆汁浓缩加之细菌感染,造成急性胆囊炎。

(二)临床表现

1.症状　进食油腻食物常是诱发因素。表现为位于右上腹或上腹中部剧烈疼痛,呈持续性疼痛、阵发性加剧伴恶心、呕吐、发热,严重时可出现黄疸。

2.体征　右上腹肌紧张、右上腹压痛、Murphy征阳性或可扪及肿大的胆囊。

3.实验室检查　血象示白细胞计数和中性粒细胞计数增高。

胆囊B超显示胆囊增大,可发现胆囊结石、胆囊收缩不良等影像。

(三)治　疗

1.非手术治疗　大部分需住院治疗,包括禁食、止痛,应用有效抗生素(急性胆囊炎的感染菌多为肠道菌)、补液、纠正水电解质紊乱等。

2.手术治疗。

四、痔

(一)概　述

痔的发病率很高,我国约为50%~70%,男性多于女性,多发生于青壮年。痔的实质是直肠下端黏膜下和肛管皮下的静脉丛曲张而形成的静脉团。发病除解剖因素外,与妊娠、便秘、长时期咳嗽、前列腺肥大等原因引起腹压增高有关,也与肛管、肛周、肛窦的炎症感染,辛辣食物及饮酒等刺激有关。

按痔的位置分为内痔、外痔与混合痔。内痔为直肠上静脉丛曲张成团块,由直肠黏膜所覆盖,外痔为直肠下静脉丛曲张成团块,表面为肛管皮肤所覆盖。混合痔表面同时为直肠黏膜和肛管皮肤所覆盖。

(二)临床表现

1.症状　大便时出血,色鲜红,不与大便相混。轻时大便带血或便后滴血,重时喷射状出血,重者静脉曲张团块可由肛门脱出。内痔一般不伴疼痛,血栓外痔可有局部疼痛,大便习惯无改变。

2.体征　外痔可在肛门周围见到,内痔一般用直肠指诊,必要时行肛门镜检查发现红色或暗红色圆形肿块,无压痛。

(三)治　疗

1.非手术治疗　早期内痔或单纯外痔不需手术治疗,可用1∶5000高锰酸钾温热水坐浴,保持大便通畅,注意休息等,也可肛管内注入痔疮膏等。

2.手术治疗　严重的内痔、混合痔适合手术治疗。

(四)预　防

养成每天定时大便的习惯,不暴饮暴食,少吃辛辣刺激食物,多吃蔬菜,锻炼身体,增强体质,注意肛部卫生。

五、骨　　折

(一)概　述

骨的完整性或连续性中断称骨折。可因直接暴力、间接暴力、肌力牵拉引起骨折。骨肿瘤、骨髓炎可导致病理性骨折。

按骨折处是否与外界相通分为开放性骨折(骨折处与外界相通)与闭合性骨折(骨折处不与外界相通);按骨折形态分为不完全骨折与完全骨折。完全骨折可分横骨折、斜骨折、螺旋骨折、粉碎骨折等。

(二)临床表现及检查

1.局部表现

(1)疼痛和压痛　骨折部位疼痛,触之压痛。

(2)局部肿胀。

(3)畸形　骨折段移位后伤肢形态改变。

(4)功能障碍。

2.全身表现　严重的多发骨折、开放骨折病人可因剧烈疼痛、大量出血或并发其他脏器损害引起休克,严重骨折血肿吸收,或开放性骨折伴感染可以发热。

3.并发症

(1)脏器损伤　如肋骨骨折可引起气胸、血胸,骨盆骨折可损伤尿道、膀胱。

(2)大动脉损伤　如肱骨髁上骨折可伤及肱动脉。

(3)神经损伤　如脊柱骨折可造成脊髓损伤,上肢骨折可引起桡神经、正中神经、尺神经的损伤。

(4)脂肪栓塞　骨折后骨髓被破坏,脂肪滴可进入破裂的静脉窦内引起栓塞。

(5)缺血性骨坏死、骨折后骨折段的血供被切断可造成骨坏死。

4.辅助检查　X线检查对确诊、治疗起重要作用。

(三)治　疗

1.急救处理　在骨折发生时要求用简易有效的方法抢救生命,保护患肢,迅速安全地运送至医院。

(1)监测生命体征,明确有无大出血、休克、内脏的损害和并发症。有休克者先抗休克治疗。

(2)妥善固定骨折肢体,在固定时可就地取材,如树枝、木棍、竹棍;如为脊柱骨折,应平卧在硬木板担架上,不可扶病人坐起;如为上肢骨折,可将骨折的上肢与上半身固定在一起;如为下肢可与健侧下肢一并绑起来。

(3)处理伤口,有出血者止血。

(4)迅速安全地转送。

2.入院后处理　包括复位、固定、功能锻炼。

六、脑震荡

(一)概　述

脑震荡指头部受到打击或跌倒时所引起的轻度脑部损伤所致的临床综合征,是脑损伤中最轻的一种。

(二)临床表现

1.有颅脑外伤史。

2.伤后立即有短暂的意识障碍,一般不超过30分钟,清醒后不能回忆受伤当时至伤前一段时间内的情况。

3.醒后伴有不同程度的头痛、头晕、情绪波动、记忆力减退,有时有恶心呕吐。

4.神经系统检查无异常,脑脊液化验正常。

(三)治　疗

1.适当输液、给氧,减少外界刺激,卧床休息5~7天。

2.对症治疗　头痛者给止痛片。烦燥、失眠者给予镇静剂,如安定。

3.颅脑外伤后应观察意识、瞳孔、呼吸、脉搏、心率等,以排除颅内血肿。

七、落　　枕

(一)概　述

落枕常由于睡眠姿势不良,或因睡眠时枕头不合适,或因感受风寒而引起,病程较短,及时治疗数天就可痊愈,有的不治疗亦可自愈,但会复发。

(二)临床表现

1.颈后部、上背部疼痛不适。

2.颈项不能自由旋转,活动受限。

(三)治　疗

1.局部手法治疗,在痛的部位及其邻近穴位行点压,继之捏痛处肌肉,再进行按摩。

2.也可用针灸治疗。

3.外贴麝香止痛膏。

八、急性腰扭伤

(一)概　述

急性腰扭伤多见于过度后伸、前屈、扭转、弯腰致腰部肌肉、韧带急性损伤。

(二)临床表现

1.受伤时可感到腰部有“格得”响声，随之感腰部剧烈疼痛，腰部活动受限，腰部活动、咳嗽、腹部用力时腰痛加剧。

2.体检：患侧腰肌紧张、僵硬，脊柱向患侧倾斜。

3.腰骶部X线摄片无异常。

(三)治　疗

1.推拿按摩治疗。

2.针灸治疗。

3.用中成药，如三七片、云南白药等治疗。

4.外用药。

5.局部封闭：醋酸氢化考的松加2%普鲁卡因作局部痛点注射。

6.卧硬板床。急性疼痛减轻后逐步行腰肌锻炼。

第三节　妇科疾病

一、功能失调性子宫出血

(一)概　述

月经是生育期妇女的正常生理现象。排卵前卵泡产生雌激素，这种激素刺激子宫内膜使其充血；排卵后，卵巢里出现黄体，如卵子未受精，黄体分泌孕酮，使子宫内膜进一步增生并脱落、出血，形成月经，这一系列变化约28天重复一次。正常月经持续3～7天，少数为3～5天，每次月经量大约是20～100ml。月经失调有功能失调性子宫出血、闭经、痛经。

功能失调性子宫出血（简称功血）是指由于神经内分泌功能失调而引起的子宫异常出血，是妇科的常见病，又称功能失调性月经紊乱。该病的病因常为青春期卵巢发育未成熟、精神刺激、环境改变、过度劳累、全身性疾病等，也可为更年期卵巢功能衰退造成。生殖系统无器质性病变。

(二)临床表现

临床上功能失调性子宫出血分无排卵性功血和排卵性功血。

1.无排卵性功血　占功血的80%。多发生于青春期及更年期妇女，表现为不规则子宫出血，月经提前或滞后，经期长短不一，出血量时多时少，半数患者先有短期停经，然后发生出血，出血量较多，持续长达月余不能自止。有时开始即表现不规则出血，也有的开始周期尚准，但经量多、经期长，一般无腹痛，妇科检查无明显异常。

2. 排卵性功血　多发生于产后或流产后,可表现为周期正常。经量过多,妇科检查无明显异常。有的表现为月经规律,经量正常,周期缩短,妇科检查无异常。有的表现月经周期规律,但经期延长,经量不多但淋漓不止,妇科检查无异常。有的表现为月经中期有少量阴道出血伴腹痛,持续 3~7 天,流血可自止,妇科检查无异常。

(三)诊　断

诊断除病史、全身体检和妇科检查外,常需测定基础体温、子宫颈黏液检查、阴道细胞学检查、测定血中雌、孕激素量,已婚妇女可行诊断性刮宫术加病理检查。

(四)治　疗

对于无排卵性功血,青春期患者以调整周期、恢复排卵为目的,更年期患者以止血、减少经量为主。辅以支持疗法、休息,有贫血者纠正贫血。出血多者卧床或住院。

1. 止血　①已婚患者首选的止血方法是刮宫术,青春期患者可应用雌激素达到止血;②更年期妇女可选用雄激素(如丙酸睾丸酮),但一般不单独用;③其他止血药,如止血芳酸、6-氨基己酸、安络血可配合使用。

2. 调整月经周期　在医生指导下可选用雌-孕激素序贯法(人工周期)。

3. 促进排卵　在医生的指导下选用氯菧酚胺及绒毛膜促性腺激素。

4. 对症治疗　纠正贫血,给抗生素预防感染等。注意外阴部卫生。忌性生活。避免涉水冒雨,忌食生冷、辛辣的饮食。

5. 中医中药。

二、闭　经

(一)概　述

闭经是因全身性或局部性疾病所引起的月经不来潮的表现。凡年过 18 岁月经尚未来潮者称原发性闭经;以往有过正常的月经,现月经连续 6 个月以上不来潮者称继发性闭经。青春期、妊娠期及绝经期后各时期,月经不来潮者称生理性闭经。病因可以多种。

(二)临床表现

随病因或原发病不同而有不同表现。

1. 先天性子宫发育不良或无子宫,可表现性交困难或性交不能。

2. 子宫内膜结核:有低热、消瘦、盗汗、食欲不振等表现。

3.卵巢功能早衰:阴道干涩、性交困难、烦躁出汗等。

4.垂体前叶功能减退症:表现产后无奶、性欲减退、生殖器萎缩等。

5.下丘脑性(可精神、神经因素,或因服用避孕药,或有全身性疾病)。

(三)诊 断

除询问病史、体格检查外,可进行诊断性刮宫及子宫内膜检查,测量基础体温,宫颈黏液检查,阴道脱落细胞检查,雌激素、孕激素测定,垂体促性腺激素、生乳素测定,甲状腺激素、肾上腺皮质功能测定等检查明确病因或原发病。

(四)治 疗

1.病因或原发病治疗。

2.雌-孕激素替代疗法(人工周期)。

3.心理治疗。

4.中医中药。

三、痛 经

(一)概 述

在经期前后或行经期间出现下腹部疼痛伴全身不适,以致影响工作及日常生活者,称痛经。痛经分为原发性痛经和继发性痛经。

原发性痛经者生殖器官无器质性病变,以月经初潮后1~2年开始发病的青年妇女多见,与精神神经、卵巢、内分泌及子宫因素有关。大多在结婚生育后可自行消失。继发性痛经者常有生殖器官器质性病变。

(二)临床表现

1.一般在见少量经血时感下腹阵发性疼痛,呈胀痛、坠痛或绞痛,逐渐加剧(剧烈时可面色苍白、手足冰冷,甚至昏厥),有时可放射至股内侧及阴道、肛门,伴下腹凉,喜按压,热敷后减轻,持续时间约数小时至2~3天不等,经量增多,外流通畅后腹痛缓解。

2.膜样痛经

月经3~4天排出大块脱落的子宫内膜时感剧烈下腹疼痛,伴恶心呕吐,尿频尿急、肛门坠胀、头痛头晕,排出后腹痛即减轻。

(三)诊 断

行妇检、B超、子宫输卵管造影等检查排除继发性痛经。

(四)治 疗

1.对症止痛 疼痛剧烈时可肌注阿托品,口服安定或止痛片。

2.中医中药。

3. 心理治疗。

(五)预　防

生活规律,劳逸结合,行经期注意经期卫生,避免过度劳累、寒冷潮湿、情绪波动。

第四节　五官科及口腔疾病

一、睑腺炎

(一)概　述

睑腺炎是睫毛囊皮脂或睑板腺的急性化脓性感染,常由葡萄球菌所致,又称“麦粒肿”。

(二)临床表现

1. 症状　眼痛、头痛,严重者可有发热。

2. 体检　眼睑局限性红肿,初起触之较硬,有压痛,数天后可出现脓头,可自行破溃,严重者可有耳前或下颌下淋巴结肿大。

(三)治　疗

1. 抗感染　可口服头孢氨苄或阿莫西林等抗生素。

2. 局部处理　早期眼局部热敷,可滴抗生素滴眼药水,晚上涂金霉素眼膏。

3. 若已成脓可到医院切开排脓。

(四)预　防

保持眼睛清洁,增强抵抗力。

二、沙　眼

(一)概　述

沙眼是沙眼衣原体引起的慢性传染性结膜角膜炎。常因睑结膜发生瘢痕引起睑内翻倒睫致角膜溃疡损害,影响视力。

(二)临床表现

1. 症状　双眼感痒、有异物、干燥。

2. 体检　睑结膜充血,可有乳头肥大增生,滤泡形成,以后有结膜瘢痕和角膜翳。

(三)治　疗

1. 局部治疗:用氯霉素等眼药水滴眼,夜间用金霉素眼膏涂眼。

2.手术治疗。

(四)预　防

提倡一人一巾,不用脏手揉眼。

三、急性卡他性结膜炎

(一)概　述

急性卡他性结膜炎常在春季发病,由肺炎双球菌、金黄色葡萄球菌等感染结膜后发生。传播迅速、发病急骤。

(二)临床表现

1.症状　眼部异物感、痒感,眼睑灼热、羞明疼痛,有黏液脓性分泌物。

2.体检　眼结膜充血,球结膜周边充血,有分泌物存留在结膜囊和内眦部,严重者眼睑肿胀充血。

(三)治疗

1.局部用药　可选用氯霉素等眼药水滴眼,夜间涂抗生素眼膏。

2.分泌物多者可到医院进行冲洗结膜囊。

3.做好消毒隔离工作,禁忌眼部包扎。

四、急性扁桃体炎

(一)概　述

本病常由乙型溶血性链球菌等通过飞沫、食物而传染,机体抵抗力下降及上呼吸道感染时可诱发本病。

(二)临床表现

1.症状　①畏寒发热、头痛、全身酸痛;② 咽痛,疼痛剧烈时可放射至耳部,可引起吞咽困难。

2.体征　体温达 39.0℃,咽充血,两侧扁桃体红肿,可有黄白色点状渗出物。

3.实验室检查　血白细胞总数升高,中性粒细胞计数增高。

(三)治疗

1.抗感染　口服或肌注抗生素,如青霉素针 80 万肌注,一日二次,严重者可静滴抗生素。

2.含片含服,用生理盐水含漱,酌情用退热片。

3.中医中药,如锡类散、珠黄散、六神丸等。

五、急性咽炎

(一)概　述

急性咽炎是咽黏膜和黏膜下组织及淋巴组织发生的急性炎症。可发生在任何年龄,以秋冬春三季气温急骤变化时容易发病。病毒与细菌感染均可引起本病。

(二)临床表现

1.症状　咽干、灼热、粗糙感,咽痒、咽痛,可放射到耳部和颈部,伴咳嗽,有时伴发热。

2.体检　咽红、腭垂充血水肿,严重者可在咽后壁上出现渗出物,呈黄白色脓点,两侧颌下淋巴结肿大伴压痛。

(三)治　疗

1.抗病毒药物。

2.抗生素。

3.含片和温生理盐水或野菊花煎水含漱。

4.中医中药。

六、复发性口腔溃疡

(一)概　述

本病是以口腔无角化黏膜发生浅层溃疡为主的非特异性炎症。好发在唇、颊、口底和软腭等处。常反复发作,病因可能与精神紧张、胃肠功能紊乱、细菌病毒感染、内分泌障碍等因素有关,是口腔科的常见病。

(二)临床表现

1.症状　口腔黏膜溃疡处感灼热样疼痛,进食时尤甚,伴口干、便秘、睡眠欠佳等。

2.体检　溃疡直径在1cm以内,数量可多可少,1～2周后可自行愈合,不留疤痕,有的可有颌下淋巴结肿大伴压痛。

(三)治　疗

1.局部治疗,意可贴外敷。

2.维生素治疗,尤其是维生素B族及C。

3.中医中药,如西瓜霜、锡类散吹患处。

4.必要时用糖皮质激素治疗。

七、冠周炎

(一)概 述

冠周炎是指智齿萌出不全而引起牙冠周围软组织发生的急性炎症,好发于18～30岁。

(二)临床表现

1.症状 牙龈肿痛,伴不同程度的开口障碍,可伴发热。

2.体检 第三磨牙萌出不全,牙冠周围软组织红肿疼痛,牙龈处有脓性分泌物,可伴颌下淋巴结肿大伴疼痛。

(三)治 疗

1.抗生素抗感染。

2.口腔科局部处理。

3.炎症消退后,如牙冠不能全部萌出,可予拔除。

八、龋 病

(一)概 述

龋病是指牙体组织被腐蚀、软化、逐渐崩解,造成缺损的疾病,好发在磨牙、双尖牙、上切牙。龋病是口腔卫生习惯不良,细菌产酸和细菌作用于糖类发酵产酸而使牙脱钙、有机质被蛋白溶解酶溶解,组织结构遭到破坏而形成。病变发展可发生牙髓炎、根尖周炎等并发症。

(二)临床表现

1.症状 开始可无症状,当两牙接触点破坏时可出现食物嵌入,当病情发展到牙本质浅层时,对酸、甜、冷热有过敏表现,如破坏达牙本质深层,就出现牙痛。

2.体检 牙釉质呈墨浸状,病情发展可有洞龋,探查有敏感或疼痛。

(三)治 疗

1.应去口腔科进行专科治疗。

2.临时止痛 可用牙痛片或牙痛水吞服或涂牙。

(四)预 防

注意口腔卫生,坚持饭后刷牙漱口,应用含氟牙膏,定期口腔检查。

第五节　皮肤病

一、接触性皮炎

(一)概　述

接触性皮炎是皮肤或黏膜接触外界刺激物或引起变态反应的物质后发生的急性炎症。

(二)临床表现

1. 发病前常有某种物质的接触史。

2. 皮肤或黏膜接触处可表现红肿、红斑、丘疹、水疱、明显瘙痒,局部可灼热或胀痛。

(三)治　疗

1. 抗过敏药物:如扑尔敏、仙特敏口服。

2. 糖皮质激素,重者可口服强的松或静滴地塞米松。

3. 外用药:轻者且无渗液,可用炉甘石洗剂;皮疹表现为无渗液糜烂或表现为肥厚可外涂皮质类固醇霜剂或软膏。

4. 严重者应立即到医院就诊。

(四)预　防

日常工作生活中不宜接触高浓度的化学物品,确知致敏物质者应避免接触,当发现接触某物质后有反应,应用大量清水冲洗,并去医院诊治。

二、荨麻疹

(一)概　述

荨麻疹是常见的过敏性疾病,常与药物、食物、吸入物、寄生虫、物理、内分泌、体内感染病灶有关,俗称“风疹块”。

(二)临床表现

1. 皮肤瘙痒、发生风团,呈大小不等,色淡红、鲜红或苍白色,有的风团融合成地图形状,1天内可消退,也可反复出现。

2. 如累及消化道,可表现腹痛、恶心、呕吐等消化道症状;如累及到呼吸道,可表现为气急,严重者喉头水肿,发生窒息。

(三)治　疗

1. 抗组织胺药物,如扑尔敏、非那根、仙特敏等。

2. 可静脉注射 10% 葡萄糖酸钙。

3. 严重者应静注地塞米松或氢化考的松。

4. 有喉头水肿、气急者，即送医院，皮下注射 1‰ 肾上腺素并其他治疗。

5. 局部用药 外涂止痒洗剂，如酚炉甘石洗剂等。

三、痤 疮

(一)概 述

痤疮多见于青年男女，是一种毛囊与皮脂腺的慢性炎症性皮肤病。发病与雄激素有关。青春期由于雄激素的刺激，皮脂分泌增多并淤积于毛囊内形成脂栓类物质，致皮脂腺分泌物不易排出，形成粉刺。痤疮的发生还可能与消化不良、食用过多糖类或脂类物质等因素有关。

(二)临床表现

1. 痤疮呈粟粒大小圆形丘疹，略感瘙痒，好发部位为前额、面颊、胸背部位，用手挤压有乳白色或米黄色胶体状物排出。若顶端干燥污染可呈黑色。

2. 如继发细菌感染，可呈脓疱。

3. 病程较长，时轻时重，大部分患者于青春期后自然痊愈或减轻。重症可迁延难愈，甚至有瘢痕形成。

(三)治 疗

1. 局部用药：选用中性肥皂清洗皮肤，可选用去痤疮洗剂。必要时请医生清理。

2. 内服维生素 A、B、E。

3. 有感染者，可用抗生素。

4. 避免捏挤、手抓，尤其在面部不能挤压，以免继发细菌感染或感染扩散。常用温水洗脸，多食蔬菜水果和清淡无辛辣刺激的食物。

四、手足癣及甲癣

(一)概 述

手足癣及甲癣是真菌感染手、足及指甲所致的皮肤病，相当常见。

(二)临床表现

1. 手癣主要侵犯手指和手掌，脚癣主要侵犯足趾、趾间和足底皮肤。

2. 可表现水疱型：小水疱，剧痒，水泡干燥后脱屑，有的可破溃糜烂；糜烂型：趾间皮肤糜烂，去掉糜烂表皮可见红色潮湿面，有时可干燥，有脱屑；鳞屑角化型：局部角化后皲裂。

3. 可并发细菌感染，尤其是足癣。可发热，局部红肿、腹股沟淋巴结肿痛。

4.甲癣表现为指甲失去光泽,成灰白色、褐色,指甲增厚,凹凸不平,脆性大。

(三)治　疗

1.手足癣常用外用药,水疱型可用冰醋酸溶液、复方苯甲酸洗剂,糜烂型可用10%十一烯酸溶液,角化型可用克霉唑霜。

2.甲癣治疗可用小刀剔除部分病甲,再外用药物。

(四)预　防

保持鞋袜干燥清洁,进公共浴室应自带拖鞋、毛巾。

(张巧玲)

第三章 心理卫生

1948 年,世界卫生组织(WHO)在成立宪章中指出:健康不仅是没有身体缺陷与疾病,还包括有完满的生理、心理状态和良好的社会适应能力。

现代社会生活的快节奏,要求人们高效率、高质量地掌握新知识;过多过强的社会刺激,给人们的心理造成了巨大的冲击。这些都给现代人类的身心健康带来影响。要适应社会,保持自身的健康发展,不仅需要加强体育锻炼,增强体魄,更为重要的是要善于调节自己的情绪,关注自己心理的健康状况,做好心理卫生工作。

第一节 心理卫生概述

一、心理卫生与心理健康

(一)心理卫生的概念

心理卫生,也称精神卫生,是相对于生理卫生而言的。心理卫生不仅是指预防和矫治各种心理疾病、心理障碍,而且包括如何维护和增强人们的心理健康,提高全人类对社会生活的适应与改造能力。

(二)心理健康与生理健康的关系

心理健康与生理健康本身就存在着密切联系,两者互相促进,互为因果。心理不健康会产生多种生理疾病,如冠心病、胃溃疡,甚至是癌症;同样,身体健康与否也关系到其心理健康,如久病不治者会产生抑郁、焦虑等心理症状。

关于身心健康的相互关系,早在远古时代,人们就曾进行过论述。

在西方,生活于公元前 460 至公元前 377 年的古希腊著名医学家希波克拉底就论述过有关心理健康与生理健康的相互关系,他提出要通过提高医学知识水平和医学专家们的心理卫生活动来增强心理对外部环境有害因素的抵抗力。他指出情绪与性格对于人类的身体健康有重大影响,他认为人体内存在着四种体液,即血液、黑胆汁、黄胆汁、黏液,它们分别产生于心脏、胃、肝和大脑。四种体液形成了人体的气质,机体的状态取决于四种体液的正确配合,当其中任何一种体液所占比例过多或过少时，人就感到痛苦，产生疾病，只有四种体液调和，人才健康幸福。

我国在心身保健与养身之道方面的历史可追溯到最早的一部医学书籍《黄帝内经》，其论述的"神形合一"思想对现代医学仍有指导意义。它指出："心者，五脏六腑之主也……故悲哀忧愁则心动，心动则五腑动摇。"养生要"志闲而少欲，心安而不惧，形劳而不倦"（《素问·上古天真论》）。

以现代知识来理解，上述论述并非完全准确，但古人对心理健康的作用，以及身心健康的相互关系的见解，无疑具有参考借鉴的意义。

（三）心理健康的标准

怎样才算心理健康，其标准是什么？目前有多种观点。

美国心理学家马斯洛和麦特曼提出了心理健康的10条被认为是经典的标准：①有充分的适应力；②充分了解自己，并能对自己的能力进行恰当的评估；③生活理想合乎现实；④不脱离周围现实环境；⑤能保持人格的完整与和谐；⑥善于从经验中学习；⑦能保持良好的人际关系；⑧能适当地宣泄和控制情绪；⑨在不违背集体利益的前提下，能有限度地发挥自己的个性；⑩在不违背社会规范的前提下，能适当地满足个人的基本需要。

美国心理学家奥尔波特提出的6条标准：①力争自我的成长；②能客观地看待自己；③人生观的统一；④有与他人建立和睦关系的能力；⑤人生所需的能力、知识和技能的获得；⑥具有同情心。

《简明不列颠百科全书》中有关心理健康的标准：①智力和认识过程正常；②情绪乐观、心情舒畅；③意志坚强、做事有目的；④人格健全；⑤养成健康的习惯和行为；⑥精力充沛、适应社会。

台湾学者黄坚厚提出的4条标准：①乐于工作；②乐于与人交往，建立良好的人际关系；③适当了解自己、悦纳自己；④和现实环境保持良好接触并能有效解决问题。

我国心理学家基本上都接受这种观点：一个人具有明确的自我意识；能充分发挥其身心潜能；能有效地进行工作或学习；行为能适应社会环境，并为自身带来快乐和成就；有良好的情绪和自控能力。

二、促进心理卫生的途径、手段与方法

（一）促进心理卫生的途径

美国《人类行为百科全书》中指出："增进人类心理健康的活动，应包括生理、心理和社会三方面的内容。生理方面是指从受孕期到老年各阶段的神经系统尤

其是脑的保护和预防损伤的各种卫生保健服务事项。心理方面是指自幼到老各发展阶段的心理需要获得满足和情绪困扰减低到最低限度。社会方面是指社会环境、社会制度和社会组织各方面功能的强化。”

依据上述对增进心理健康的描述，可以将维护和增进心理健康的途径归纳为以下三方面：

1.生理方面的途径　主要包括如下几方面：

(1)实施优生政策，防止或减少遗传性疾病，避免先天性有害生理影响。

(2)保证良好分娩过程服务，防止生产时的损伤或缺氧。

(3)儿童期营养的保证，以防止智能障碍的发生。

(4)提供免疫和其他医疗措施，以预防感染性疾病。

(5)加强体育运动，以增强体质。

(6)合理的休息和娱乐，以消除疲劳、调节情绪。

2.心理方面的途径　主要包括如下几方面：

(1)在婴幼儿期给予充分的母爱和关怀，提供友爱、温暖、鼓励的养育氛围。

(2)进行必要的社会行为训练，发展儿童的探索精神以及活动能力。

(3)提供科学的家庭、学校、社会的教育和训练。

(4)培养对挫折的承受能力。

(5)对心理压力，尤其是心理危机给予充分的心理支持和帮助。

(6)建立合理的自我形象，善于处理自我意识的矛盾以及协调个人与他人、与社会的关系。

(7)培养乐观、积极幽默与爱的情绪，善于控制和调节不良情绪。

(8)发展人际关系的能力，提高对人生各转折期的适应能力。

(9)树立健康积极的人生哲学。

(10)给予患有各类疾病的人以心理帮助或心理行为干预，使他们的心身尽快康复。

3.社会方面的途径　社会方面的心理卫生工作包括媒体对促进心理健康的呼吁、提供公民健康的生活环境、住宅的改造、健全医疗保障机构、心理健康网络构建、心理卫生组织机构建设、心理咨询职业构建与鉴定等等。

增进心理健康的三条途径是一个有机的整体，只有三者的协调发展才能使心理健康工作获得全面而良好的效果。综上所述，医学在增进心理健康每个环节中具有重要的作用，占据着重要的地位。

(二)促进心理卫生的手段

1.自我心理保健　在日常生活中，当个体产生心理不适或轻度心理问题时，可以进行自我心理保健，如自我放松、自我解嘲、寻求社会支持、寻找发泄途径等。这些内容在后面针对不同生命周期个体的心身特点及心理健康章节中分别介绍。

2.心理咨询与治疗　当个体产生轻、中度心理障碍，自我心理保健不能凑效时，应当积极寻求学校或社会心理咨询部门的帮助。心理咨询通过心理测试、分析访谈等方式，帮助来访者理清其个人问题，启发来访者自己解决心理和情绪上的苦恼，能够更好地适应环境，保持身心健康。

重度心理障碍或心理疾病患者应由经过正规的专业培训，具备心理学、医学、神经科学、社会学等多方面知识的心理治疗师进行心理诊断和心理治疗。

(三)常用心理咨询与治疗方法

1.精神分析治疗　由奥地利著名心理学家、精神分析学派领袖弗洛伊德首创，后得到衍生发展。其理论与分析治疗技术主要来自于对精神病患者的研究，强调存在于个体潜意识中的童年时期的心理冲突对其成年后出现的各种神经症状的影响。治疗过程主要是通过"自由联想"、"释梦"、分析患者童年经历等方式，使患者能从那些被他潜抑在无意识中的心理冲突中挣脱出来，转变为他能够意识到的内容，帮助患者重新认识自己，并能进行自我调整。

该心理治疗的基本干预技术包括自由联想、移情作用、阻抗作用、释梦、解释、修通。

(1)自由联想：精神分析的基本手段，治疗师鼓励患者毫不保留地将他想到的所有情绪、感受、想法或所经历的事件表达出来，即使这些想法有时是极端荒诞怪异。治疗师对之进行分析，帮助患者认清存在于他潜意识中的心理冲突，并建立现实健康的心理。

(2)移情作用：患者将与他有重要关系的人的情感或态度转移到治疗师身上，转移的情感有正性的(如喜欢、仰慕)，也有负性的(如仇恨、厌恶)。在精神分析中，移情作用是保证治疗成功的关键，通过移情，治疗师引发患者诉说更多的情感经历。

(3)阻抗作用：在治疗过程中，患者有时会表现出对治疗过程的抗拒，如失约、迟到、沉默不语或发脾气等。阻抗的产生，主要是患者不敢承认或面对自己潜意识中的欲念或冲突，或是对自己关于生活中重要他人的真实态度或情感难以接受。在心理治疗过程中都可能出现阻抗作用，治疗师往往会通过了解与鼓励，协助患者感悟。阻抗作用的产生及解决，可使治疗向前迈进一大步。

(4)释梦：弗洛伊德认为梦是通往个体潜意识中的重要通道。他认为个体的一些被潜抑的、原始的、不合乎现实的真实想法，在睡眠时，由于大脑防御水平降低，会经由伪装后出现于个体的梦中。在治疗过程中，治疗师让患者对其梦的内容进行自由联想，揭示其潜在内容。

(5)解释：治疗师通过了解患者在自由联想、梦及阻抗作用中表现出的行为或情感态度，分析其心理问题或症状背后的心理动因，让患者有所领悟。解释的时机必须把握恰当，太早可能会引起患者产生抗拒而无法接受，一般在治疗过程的中后期进行。

(6)修通：帮助患者对自己的所有问题有清晰的了解，在情感上能够接受，并付诸行动做出改变。

2.行为治疗　行为治疗是以行为学习理论为依据的一组心理治疗。其核心观点是：人的良好行为是通过学习获得的，不良行为也一样是通过学习获得的。同样，通过学习可以矫正不良行为。行为治疗方法常见的有以下几种：

(1)系统脱敏法：主要适用于一些有焦虑或恐惧症的患者。治疗包括三个步骤：放松训练、制订焦虑等级表、脱敏治疗。治疗时首先帮助患者做"放松训练"，患者练习可以产生与出现症状时相反的生理与心理效果，多次练习，直到患者能自然让身体放松为止；接着将能引起患者出现症状的相关情境进行等级划分(一般分为10个等级)；最后进行脱敏训练，按由弱到强的方式，将已形成放松习惯的患者逐级放入相关情境中，使患者学会在一个较低等级的刺激情境里不再出现症状或症状得到减轻后，再增加刺激等级，逐级上升，让患者能够慢慢减少对刺激情境的敏感度，直到完全通过。

(2)正强化法：这种方法常用于训练形成或增加某些良好行为。正强化法包括：

1)代币法：所谓"代币法"是当患者表现出良好行为时，通过给予一些类似于钱币的取代物来鼓励该行为的再次出现，多次反复，促进行为的获得，另外在患者表现出不当行为时取走其代币作为处罚来消除这些不适当行为。如：培养儿童养成爱清洁的习惯。当儿童做出打扫卫生、整理衣柜等行为时，奖给他们一些小红花(代币)以示鼓励，当他们出现乱扔垃圾等行为时，取走一部分已奖励的小红花，进行惩罚。这样多次训练，使得该儿童逐渐形成爱清洁的习惯。

2)行为的塑造：劳夫斯运用此疗法治疗自闭症儿童。自闭症儿童的表现是不与人接触，不说话，只生活在自己的世界中，对外界缺乏反应。治疗时，治疗师与自闭症儿童保持目光接触，并示范一些希望患者能够出现的行为，由简单到复杂，一旦患者表现该行为，治疗师立刻给予奖励，如表扬、赞赏、拥抱等。行为由简单到复杂逐渐深入，直到最后患者能说出正确的词或句子。

(3)厌恶疗法：常用于治疗一些不良行为，如抽烟、酗酒、吸毒、无法控制的暴力行为等。具体做法是，当患者产生这些行为时，就给予厌恶刺激(如电击、呕吐剂)，多次反复，在行为与厌恶刺激之间建立联结，从而逐渐削弱不良行为产生的次数，直到完全消失。

3.认知行为矫正疗法　该疗法发展于20世纪70年代，主要代表人物有艾利斯、贝克。他们认为，患者内心里存在着一些歪曲的、不合理的错误信念，这些错误信念会在个体不容易察觉的情况下影响其情绪及行为。因此，这一疗法的关键是治疗师要找出患者对问题的错误信念及想法，使患者了解到正是这些思维导致他们的失调行为，帮助患者进行认知矫正，以比较合逻辑的方式表达自己的情绪，减少偏执成见，进而影响其行为并得到合理改善。

(1)艾利斯的合理情绪疗法：合理情绪疗法认为，人们的心理问题和心理疾病症状是由他们对事件和情绪的解释方式造成，他的A-B-C人格理论是其理论基础。A是一个诱发性事件，B是个体对于A的认知或信念，C是个体的情绪或行为反应。他认为，诱发事件本身并不造成患者的情绪或反应，而是由患者对事件的认知所引起的。例如，一名学生因考试而感到焦虑，其实考试本身并不带来焦虑情绪，而是学生想到考试不能通过所带来的惩罚而造成他的情绪反应。因此，心理治疗在于改变患者的不良认知，并帮助其建立合理信念，以能更好地适应生活。

(2)贝克的认知疗法：认知疗法的创始人艾伦·贝克用该疗法对抑郁症患者进行了治疗。他认为，抑郁症状的持续，是因为患者头脑中存在着许多无意识的、且已习惯化了的消极思想，当遇到相关事件时，这些思想会自动出现。例如，我永远不可能做得比其他人好、我的父母只喜欢我的弟弟。抑郁症患者会始终生活在这些消极认知中，所回忆的都是生活中的失败，看任何事情都以消极对待，即使在一些有利于他们的环境中也会做出许多不良反应，如将他人的赞扬看作是讽刺，真心对待看作是虚情假意、别有所图等。贝克提出，治疗师可通过四种策略来改变抑郁者的认知：①引导患者向自己的认知假设提出挑战；②对患者无意识产生的思想进行评估，指出其错误思想；③对事件再次进行归因，指出事件发生的真实原因而不是指责患者；④与患者一起讨论在面对有可能失败的复杂任务时，如何找到有效的解决办法。

4.以患者为中心疗法　由美国心理学家罗杰斯于20世纪40年代首创。与前述三种疗法不同，以患者为中心疗法不重视治疗技术，而是强调治疗的关键在于治疗师的态度及治疗师与患者(也称来访者)建立良好人际关系。该疗法的基本假设是治疗师应将患者看作是积极主动，具有追求向上目标的动力的个体。在治疗过程中，治疗师要表现出对患者的充分尊重，相信患者有能力自己解决困难与冲突。治疗师的任务不是给患者提供明确的改善方法及解决问题的途径，而是在治疗时给患者提供一个完全接纳的、真诚温暖的氛围，通过转述患者的讲话，帮助他了解接纳自己，并促使来访者致力于自我实现与自我改变。这一疗法强调患者的主观能动性，治疗目标在于发挥个人潜力，促进个人的心理健康成长。

5.集体治疗法　集体治疗是一种形式也是一种方法，由多名患者和1～2名治疗师所组成，患者在20人左右，一般由同质患者组成，即他们的疾病都具有一定的相似性，如都带有不同程度的人际交往恐惧症。集体治疗的好处是能够帮助患者尽快适应情境，增强他们的社会支持感，减少孤独，通过集体讨论、分享、反馈等方式，从他人眼中认识自己、了解自己，练习沟通表达技巧，为患者提供了更多的练习实践机会，并通过模仿他人的适应行为，来获得治疗。

6.家庭婚姻治疗法　与集体治疗相类似，只是治疗组成员由家人组成。该疗法的基本假设是：患者行为症状的产生，不仅是其本身的问题，而且与其家庭中的每个成员有关，家庭中某个成员出现问题，则代表其整个家庭系统的不协调，因此治疗要涉及家庭中的每一个体。

该疗法常用于治疗夫妻间的问题。当夫妻关系出现问题时，夫妻双方同时进行治疗，比只针对一方的治疗更为有效。治疗师强调夫妻间的交流方式，并帮助他们改善；指导夫妻双方学习如何强化对方做那些自己所期望的行为，撤销对不期望行为的强化；指导他们如何学会倾听，能够帮助对方澄清并且表达其情感和想法。

三、不同生命周期的心理卫生

心理卫生贯穿于个体的整个生命周期。由于不同生命周期个体的生理、心理发展水平不同，面临的问题不一，所以促进心理卫生的方法也不同。大学生及成年人的心理特点和心理卫生将在后两节予以讨论，以下就儿童、青少年的心理特点及心理问题作简要介绍。

（一）乳儿期心理发展特点及保健

1.乳儿期的心身特点　乳儿是指出生至满1周岁的儿童。在这一年时间里，儿童身体发展迅速，特别是脑的结构和机能得到迅速发展；动作从全身性的、笼统散漫的整体动作逐渐分化为局部的、准确的专门化动作。乳儿的心理发展主要表现在认知、言语和情绪方面。乳儿期儿童的感觉有比较快的发展，知觉开始出现，也开始出现了一定的注意力及初步的记忆能力，思维属前语言思维。最初的言语活动是从听懂成人说出的词开始，大约8～9个月乳儿开始理解言语，并有了模仿的意图。约1周岁,儿童能说出第一个词。到了乳儿后期,儿童的情绪依恋已有积极和消极之分,并在此基础上有了进一步的分化;大约在40～44周儿童出现了依恋的第一次高峰。

2.乳儿期的心理卫生　根据乳儿期儿童的心身特点,应注意以下几方面的问题:

(1)保证乳儿生长发育的营养。已有许多研究表明,早期营养不良是造成儿童弱智的原因之一,而非特异性食疗——提供各种各样的营养是一种改善智力的有效方法。因此,要充分满足乳儿对营养的需求,尤其是要提供足量的蛋白质和核酸,以促进身体及神经系统的健康发育。

(2)满足乳儿的情感需求。乳儿期出现了极为强烈的依恋需要,依恋的缺乏对其日后的成长有消极影响,如不良人际关系、不良情绪体验、缺乏认知动机。因此,父母应与儿童建立亲密的情感联系,经常给予乳儿身体接触。

(3)经常与乳儿进行言语交谈。此阶段的言语交谈似乎是单向的,且对方还常常没有反应,但是这对儿童来说却是非常重要的。这种交谈提供了儿童理解言语的机会和学习言语的榜样。

(4)重视感官功能和动作训练。实验证明,经常给予乳儿感官(听觉、视觉等)刺激,可明显提高乳儿的感觉动作能力。

(5)选择断奶时间和注意断奶方式。对于乳儿来说断奶是最大的心理刺激,常常引起乳儿强烈的心身反应。乳儿会因饮食的变化在生理上出现适应不良,也会因与母亲肌肤接触一定程度的剥夺在心理上产生强烈反应。因此,必须考虑断奶时间和断奶方式。一般认为,乳儿最佳断奶时期是满1周岁前后两个月,避免选择在梅雨期和夏季断奶,因为这两个季节容易得胃肠道疾病。断奶期间要注意母婴的相互作用方式,尽可能避免以喂奶的姿势抱孩子,以免引起婴儿吮吸的欲望,同时,尽可能保持与乳儿的肌肤接触。

(6)避免养成不良习惯,及时矫正不良行为。乳儿期易养成的不良习惯是让大人抱着、走着入睡。这习惯的养成起初是无意识的,如母亲抱着孩子与别人讲话,孩子睡着;也可能是孩子晚上哭闹不肯睡,母亲不耐烦地将他随手抱在怀里哄他睡。经过二三次的强化,乳儿便不肯独自躺着入睡了。如果强迫,他就哭闹不止。乳儿的这一不良习惯给大人带来许多麻烦,而且会一直延续到婴儿期、幼儿期。父母要及时纠正这种不良行为,可使用消退法,即让乳儿定时躺在床上,即便哭闹很厉害也不理会。经过一定时间,可以使哭闹行为消退。

(二)婴儿期心理发展特点及保健

1.婴儿期的心身特点　婴儿是指满1周岁至满3周岁的儿童。这一期间,儿童的神经系统结构和机能继续快速发展，脑的重量已达成人的1/3；动作发展也非常迅速，学会了随意独立行走，扩大了他们的活动范围；手的动作也有了相当的发展，可以准确地玩弄和操纵熟悉的物体，如用杯子喝水、用笔画画、扣纽扣等。婴儿期是口头言语发展的关键期，从积极理解言语到开始能说出简单字句，再到初步掌握最基本的口头言语；随着言语的发展，儿童的自我意识也开始发展。婴儿的感知觉进一步发展，能辨认多种颜色、声调、节奏及物体的远近大小。婴儿的注意和记忆基本是无意识，但已经出现了有意注意和记忆的萌芽。婴儿的思维具有直接行动性，即思维离不开动作，离开了动作，思维也就终止。婴儿的情绪主要取决于生理需要的满足和身体健康状况，当生理需要得到满足，身体舒适就产生积极的、肯定的情绪体验；相反，则产生消极的体验；婴儿情绪体验进一步复杂，并掺杂了社会性成分，如羞耻感、嫉妒心等；无论是肯定的还是否定的情绪，婴儿的情绪都具有易变性、易冲动性和易感染性的特点。

2. 婴儿期的心理卫生　根据婴儿期儿童的心身特点，应注意以下几方面的问题：

(1)运动技能训练。提供宽松的穿着训练婴儿的运动技能，如学会自如地转身、翻滚等，促进走、跑、跳、攀登等基本动作，训练手的精细动作等。

(2)口头言语训练。大脑言语中枢的发展已为婴儿掌握言语提供了物质基础，因此，应该多与儿童交谈，鼓励儿童说话。

(3)注意婴儿智力的开发。婴儿期已有求知欲、探究欲，他们喜欢发问，对任何现象都喜欢问个究竟，对此父母切不可责骂、不理不睬，更不可胡编乱造，应该深入浅出地、耐心地运用儿童能理解的言语给予解释。

(4)培养婴儿良好的生活习惯。婴儿时期应该注意培养的生活习惯主要有：①睡眠习惯。研究表明，儿童生长素的分泌在睡眠时明显升高，儿童睡眠不足不仅会影响儿童的生长，而且也会引起儿童出现一系列的精神症状，如烦躁不安、注意力不能集中等。因此，要训练婴儿定时、独睡的习惯。②进食习惯。培养儿童自己进食可以锻炼手的灵活性，促进大脑发育，培养儿童自己动手做力所能及的事的信心；同时注意防止偏食。③卫生习惯。训练儿童控制和排泄大小便，但由于此阶段儿童的随意控制能力还未发展成熟，所以过松或过紧的训练都会给儿童留下心理创伤，因此，婴儿大小便训练可适当采用正、负强化的程序循序渐进地进行。

(5)及时矫正婴儿出现的不良行为问题。婴儿较容易出现的不良行为有：①吮、咬手指或其他实物，这不仅很不卫生，研究还表明，长期吮手指可导致儿童下颌发育不良等。戒除这种不良行为用强硬的捆绑手段或手指上涂苦辣油的方法效果并不理想；更好的方法是通过与同伴游戏等方法满足儿童交往的需要，并引导儿童将注意力集中于游戏活动上；同时可以通过说明吮手指的害处及使用奖励法减少不良行为和增加适应性行为。②跺脚、歇斯底里发脾气。不少婴儿稍遇到不顺心的事，就大发脾气，拼命跺脚或歇斯底里发作。其原因，可能是因为婴儿想做的事受到成人的阻止，也可能是因为婴儿自身的行为无法满足自己对自己提出的要求，或是因为婴儿总感到实物不依他们所想而存在和变化，或是因为长时间地玩一种游戏引起疲劳、厌恶等。

(三)幼儿期心理发展特点及保健

1.幼儿期的心身特点　幼儿是指4～7岁的儿童。幼儿的身体仍在继续迅速地发展，脑的重量继续增加，到7岁已达1280g左右，为成人的90%。神经系统的兴奋与抑制过程都有所增加，表现为觉醒时间延长及自我控制能力的加强。幼儿大骨骼肌的发展，使他们能较长时间地从事各种活动；小骨骼肌的发展，使他们已经能够学习绘画、弹琴及做一些精确的活动。幼儿的词汇量大大增加，语法结构也基本掌握，可以比较自由地与人交谈，表达自己的一些想法。言语中“我”的使用，意味着自我意识的发展；言语的发展还促进了思维的发展。虽然，此阶段的儿童思维能够摆脱动作的束缚，但还不能进行抽象的逻辑思维。幼儿的记忆大部分属不随意记忆，但随意记忆也开始了发展。幼儿的随意注意发展得很快，到了幼儿末期，可对其进行20～30分种的课堂教育。幼儿的情绪体验已相当分化，能体验到成人的大部分情绪，但在体验的深刻程度及表现形式上与成人相比还存在很大差异。幼儿的情绪表现是外显的、缺乏控制的、易变化的；幼儿的社会性情感也开始迅速发展，有了初步的友谊感、道德感、理智感。

2.幼儿期的心理卫生　根据幼儿期儿童的心身特点，应注意以下几方面的问题：

(1)开展丰富多彩的游戏活动，训练儿童各种运动技能。如在游戏中对儿童提出更高的协调使用手脚的要求，训练身体的平衡功能，训练幼儿的反应速度。

(2)口头言语的进一步训练和书面言语开始培养。幼儿期是培养儿童口头言语表达能力、丰富词汇量、发展连贯性言语、完善句子结构的重要阶段。因此，对这一时期的儿童应该经常给他们讲故事，并要求他们复述。书面言语主要靠有计划地学习形成，但幼儿已具备了学习书面言语的初步能力，可以开始认一些简单的字和数字。

(3)注意数概念的培养。抽象的数概念的掌握是抽象思维能力的一种表现形式，儿童是否掌握抽象的数概念是衡量儿童思维发展的指标之一。幼儿已经开始有数的概念，但这种数概念还离不开物体，如他们不能理解3－1意味着什么,但是能知道3个苹果吃掉1个还剩2个的道理,儿童最初的数概念必须与他所熟悉的物体相联系。所以在对幼儿进行数概念形成的教育中要注意使用具体的方法。

(4)注意幼儿的社会化训练。所谓社会化是指个体获得自身所处文化推崇的行为模式、动机、态度和价值观等的整个过程。幼儿期是个体社会化发展最重要的时期,为了适应自身所赖以生存的社会环境,应该让儿童与同伴进行各种各样的游戏、交往,学会合作、谦让、为别人着想、讲礼貌等。幼儿上幼儿园是他们社会化的开端,在幼儿园中,他们要学习处理与小朋友、教师的关系,独立完成各种任务,扮演游戏中的各种角色。因此,应该提倡对幼儿进行学前教育。

(5)培养幼儿的良好生活习惯。幼儿期要注意培养儿童许多良好的生活习惯,如:①为自己动手做力所能及的事,如穿衣、洗漱等;②养成乐意帮助别人的好品质;③学会单独地处理一些简单的人际关系等。

(6)及时矫正幼儿常见的不良行为。幼儿期儿童常见的不良行为有遗尿、咬手指、作怪相、口吃、过食、偏食、厌食等。具体地可使用正强化、惩罚、消退等行为治疗方法。

(四)童年期心理发展特点及保健

1.童年期的心身特点　童年期儿童是指7～12岁的儿童,即小学期儿童。这一时期,儿童开始接受正规教育,开始承担一定的社会义务;他们的社会地位、社会交往范围、生活环境等都发生了巨大的变化。这些都促使儿童的心理发展产生质的飞跃。这一时期,儿童的身高、体重发育平稳,身高每年增长4.5～5cm,体重每年增加2～2.5kg。脊柱所有的弯曲正在形成,骨化过程还在进行;牙逐渐由乳牙更换为恒牙;三种肌组织、内脏各器官功能都在不断发展;脑的重量已接近成人,脑的兴奋与抑制过程逐渐趋向平衡,觉醒时间延长,睡眠时间缩短。童年期口头言语进一步发展,口头词汇进一步丰富、精确,表达能力更为完善;儿童的书面言语在这一时期进行着大量的正规训练,这些训练不仅促使儿童口头言语的继续发展,而且促进了儿童思维的发展。童年期认知活动的有意性及目的性在不断发展,具体表现在认知活动的选择性及持续性上。各种感受性不断提高,知觉的分析与综合水平也开始发展。记忆能力迅速发展,主要表现为:从机械识记占主导地位逐渐向理解识记占主导地位的方向发展;从无意识记占主导地位逐渐向有意识记占主导地位的方向发展;在具体形象记忆的基础上逐渐增加了词的抽象记忆。思维的发展也增添了许多新内容,其主要特点是:从以具体形象思维为主要形式逐步过渡到以抽象逻辑思维为主要形式,但是,此时的抽象逻辑思维在很大程度上仍然是直接与感性经验相联系的,仍然具有很大成分的具体形象性。童年期儿童的情感内容不断丰富,有来自学习成败的、与同伴关系的、教师奖赏和批评的等等;其情感的深刻性也在不断增加;但是情感表现仍具有比较外显、易激动、不够深刻等特点。大约到小学高年级他们的情感逐渐内化,对自己的情感也能较好地控制。

2.童年期的心理卫生　根据童年期儿童的心身特点,应注意以下几方面的问题:

(1)注意培养儿童各种认知能力的发展。童年期应注意培养儿童迅速地默读及有表情地朗读课文的能力,初步的观察能力、写作能力,掌握一定的记忆方法,促进具体形象思维向抽象思维过渡,让他们学会思考问题、提高解决问题的能力。

(2)培养儿童良好的习惯。这一时期主要培养:①良好的学习习惯,具体包括上学不迟到、不早退,不随便缺课,上课专心听讲,积极举手发言,当天的功课当天独立完成,整理自己的读书环境等;②培养集体意识及合作精神,让儿童体会到自己是集体的一员,集体的光荣就是自己的光荣,并能与集体其他成员合作;③学会做事有始有终,让儿童养成在遇到困难时坚持不懈的精神,在小学期间这常常需要家长及教师的督促和鼓励;④学会替别人着想,尽力自己完成自己的学习及其他任务,尽量不打搅别人;⑤培养儿童对家庭的责任心,帮助做一些家务事,个体责任心的培养往往从这里开始。

(3)及时纠正童年期常见的不良行为。童年容易出现的不良行为有:①逃学。儿童在学校学习成绩不好,受老师批评,同伴排斥、瞧不起,会引起学习积极性降低,交往障碍,自尊心下降,以至产生厌学、逃学;也有的经济落后的地区是因为看不到学习的用处,受"读书无用论"的影响,面对这种情况,首先要了解原因,再根据不同情况进行治疗、帮助和教育。②说谎。童年期儿童由于知识面和社会接触面的扩大,对各种事物产生了兴趣,同时自制力又较差,常会因游戏忘记学习,忘了时间,为了逃避老师及家长的批评,他们常用说谎来"补救"自己的错误。对这种说谎行为要根据具体情况具体处理,但总的原则是:既不能过分严厉地责备、惩罚,也不能置之不理,应以说理的方式对儿童进行教育,让他们自觉犯错的惭愧,必要时还可使用一些行为治疗方法。③偷窃。儿童偷窃行为与成人的偷窃在动机上存在一些差异,大部分儿童或是因为对物品的喜欢和贪小便宜,或是因为精力得不到正当的发泄而寻找刺激。对个别行窃的儿童要说服教育,切忌当众令其出丑,引起同学嘲笑,伤害自尊心。对集体行窃的儿童,要注意让他们的精力得到正当发挥,注意榜样示范,如培养他们的爱好,注意防止同伴不良行为的影响等。

(五)青少年期心理发展特点及保健

青少年是指12～18岁这一年龄阶段的个体,也有些人将青少年期称为青春期。这是个体从不成熟走向成熟的过渡阶段。个体面临许多生理、心理、社会方面的不断变化,这些变化会使青少年出现一系列的危机,因此,帮助青少年适应这些变化是一项很重要的工作。

1.青少年的生理特点。青少年最突出的生理变化就是性成熟开始,性器官和性功能发展非常迅速。睾丸或卵巢的发育,不断分泌男性或女性激素,促使个体出现第二性征,如男孩出现胡须、变音及首次遗精;女孩乳腺发育、皮下脂肪增多、月经初潮等。同时各器官、组织都不同程度地发育、增长至成熟,神经系统得到进一步发育,到了青少年末期,个体的大脑重量和容积已接近成人水平,大脑皮层的沟回已经完善,神经元复杂化、神经纤维的髓鞘化也已完成。青少年的生理飞速发展,到了青春期末,各器官结构与功能已基本达到成人水平。

2.青少年的心理特点 青少年期最主要的心理变化是性心理的发展,最常见的心理反应是出现害羞和紧张情绪,最容易出现的问题是生理自我认同困难。

(1)性心理的发展。性激素的刺激伴随着性器官的发育,青少年男女逐渐出现了性意识。他们开始注意自己的修饰,男孩、女孩以不同的方式吸引异性的注意,并渴望了解性知识。美国心理学家赫洛克认为,从性意识的萌芽到爱情的产生和发展,大致可分为四个阶段:①青春初期疏远异性的否定期;②向往异性的牛犊恋期;③青春中期积极接近异性的狂热期;④青春后期的浪漫恋爱期。

(2)情绪反应。由生理变化引起的情绪反应主要有羞怯及紧张。第二性征的出现会使少男少女产生明显的性不安、羞涩,甚至对自身的反感。他们特别关注自己身体微小的变化,并将这些变化与同伴进行比较。当他们发现自己的身体变化远远超过或落后于同伴时,就会引起紧张反应。对缺乏性生理知识的青少年,女孩会因月经初潮紧张,也会害怕月经的污秽、痛经、经期活动不便;男孩会因初次遗精产生紧张、恐惧。

(3)生理自我认同。青少年由于生理急剧变化及各器官发育的不平衡,常出现一些生理自我认同困难。如他们常常接受不了自己那双大手大脚。性认同是指个体把自己看成是男还是女的非此即彼的确认。性认同包括:①性别识别,即对自身生物学性征的确认,也就是对“我是男的”或“我是女的”的认识。性别识别一般在3岁前基本完成。但是,也有人出现性别识别障碍,如“易性癖”,即坚持认为自己是异性,严重者甚至强烈要求做“性别改换术”。②性别认同,即对自身性别角色的确认。如男性角色应该更独立、更果断、更少情绪性、更富于竞争和冒险等;而女性应该更温柔、更敏感、更热情、更具有爱心及更有教养等。性顺应不良也是性认同发生障碍的一种表现,如同性恋、异装癖、恋物癖等等。

(4)对青少年应该进行必要的性教育。首先,进行性医学教育,应有计划、有步骤、系统性地向青少年介绍科学的性医学知识,让他们正确认识性生理、性心理的本质,消除性紧张、性迷惑、性心理障碍及可能产生的各种错误的观念。其次,进行性道德教育,让青少年学会克制自己的情感冲动,学会将精力放在学习及人生目标的追求上。再次,加强法制教育,增强青少年的法制、道德意识,防止性犯罪。

3.青少年自我意识的发展及心理卫生

(1)青少年自我意识发展的特点。青少年生理的变化、心理的变化及社会环境的变化,使他们的自我意识发生了突变。具体表现为以下几个特点:①自我意识的分化。青少年由于生理的不断成熟、心理的不断发展,逐渐地将眼光从观察外部世界转向观察自身的内部世界,于是将原来不可分割的自我意识分化为观察者的自我和被观察者的自我,即把自己作为主体去观察,又把自己作为客体被观察;分化为现实的我和理想的我,即当前的自我和自己努力想成为的自我。青少年在自我意识的分化过程中会出现两种不平衡的分化,一种是扩大了现实的自我,这类人没有理想,没有奋斗目标,他们喜欢炫耀自己,哗众取宠;另一种是扩大了理想的我,把显示的自我萎缩到很小程度,拼命追求不切实际的理想自我。②自我意识发展出现的矛盾。在自我意识发展过程中常出现的矛盾有:理想自我与现实自我的矛盾,独立性与依赖性的矛盾,交往需要与自我封闭的矛盾。③自我意识的强度和深度不断增加。④自我评价逐渐趋于成熟。⑤自我意识逐渐趋于统一。

(2)青少年自我意识发展的缺陷及其调整。青少年自我意识的发展很可能出现偏差,如过多的自我中心,过多的从众心理,过强的自尊心、自卑感和虚荣心等等。最典型的有:①自我拒绝。自我拒绝指不赞成自己,不喜欢自己,不能容忍自己的缺点和弱点,抱怨和指责自己。这是一种自我评价过低的表现,会导致自我贬低、轻视自己、怀疑自己、内心孤独、自卑退缩、人际关系不协调、学习被动、情绪低落、抑郁、沮丧、过敏、过激和自暴自弃等行为。②过度自我接受。自我接受指喜欢自己,肯定自己的能力,能客观评价自己的能力和局限、长处和短处。过度自我接受是自我接受的极端表现,由过高估计自己而引起,他们常常通过"放大镜"看自己的长处,甚至将自己的缺点也看成是优点;而对别人则用"放大镜"看缺点。

对青少年自我意识偏差的调整包括:首先,使青少年正确认识自己,了解自己的长处和不足。第二,使青少年学会辩证思维的方法,对于现实的情况能用客观的标准去衡量，而不是从自我出发，靠想当然去做判断和评价。第三，鼓励青少年多参加集体活动，在集体活动中发展自我、发挥自我的潜能、表现自己的水平。第四，帮助青少年确立适当的奋斗目标，从而避免因抱负水平过高引起的心理挫折和失败感的产生。第五，指导青少年正确对待失败和挫折，增强他们的应对能力。

4.青少年社会性交往的心理发展及心理卫生　青少年期个体社会性交往方面主要的发展任务是：①从儿童-父母的系带中独立出来；②建立家庭之外的各种人际关系。

(1)青少年与家庭的关系：青少年随着心身的发展，逐渐从依赖父母的心理关系中独立出来，成为能够仔细地考虑、判断和解决自己所面临的问题的社会人。有人将这一过程称为“心理上的断乳期”。心理上的断乳包括：①从父母的监督下独立出来；②安全感不再是父母给予，而是自己创造给予；③不再认为父母是自己的保护者、监督者；④不再依赖父母的指示，而是自己制订生活、学习计划，并能根据自身的特点做出判断及行事等等。

心理上的“断乳期”容易使青少年出现心理危机，因此，应该帮助他们度过这一关键时期。一方面，父母应有意识地培养青少年独立自主、判断、解决问题的能力，但并非放任自流；另一方面，应加强他们与同伴的交往，建立朋友的依赖关系和健康的友谊关系，尽可能让青少年接触社会，了解社会，在接触社会过程中培养独立思考、分辨是非的能力，但必须注意避免过多地受社会不良风气的侵袭。

(2)青少年与同伴的关系：青少年与同性和异性同伴的关系是日后成人人际关系的雏型，如他们与同伴之间在学习、娱乐等方面处理好关系，就为今后协调同事关系做好准备。良好的同伴关系能给予青少年许多益处，如：①带来稳定感；②度过快乐的时光；③获得与别人和睦相处的经验；④使宽容大度和理解力得到发展；⑤获得许多社会技能；⑥从别人的批评中，更全面了解自己；⑦促进诚实品质的发展等等。

青少年与同伴的关系并不是都发展为同一个水平，他们之间可以是彼此互相吸引而成为知心朋友、亲密朋友、好友，或互相不具有吸引力。一般来说，心理距离越近彼此之间的影响越大，所以，应特别关注青少年交往的同伴对象，以免受具有问题行为的青少年不良习性的影响。

(3)青少年易出现的交往心理问题：①闭锁心理，是指将自己心理闭锁起来，表现为对外界和他人(包括父母、教师、甚至同伴)的孤立和疏远、抵触和猜疑等。强烈地表现出需要有自己单独的空间，如自己的房间、自己的书桌、自己的抽屉等等,他们希望与父母保持距离。他们经常以写日记来发泄自己的欲望,来倾吐自己的情感。在个体心理发展历程中,大部分人在青少年期都经历这一现象,有些人表现得轻一些,有些人表现得重一些,有些人持续时间短一些,而有些人持续时间长一些。绝大部分青少年对闭锁心理能自行缓解或逐步纠正。但也有个别青少年却表现得严重而持续,甚至发展到无法协调人际关系、无法接触社会,更甚者会造成日后的人格障碍,对这类青少年应该及早给予心理治疗。②自发合群心理,是指青少年在与同伴的交往中,在相互关照的心理基础上,形成的一种自发性组织交往关系。这些组织成员只要在某些问题上有比较一致的兴趣和爱好,就会自发地集合在一起,形成一个"集团"。自我合群心理虽然有利于青少年社会化的发展,能促进成员间思想、道德、情操的健康发展,成员间的交流可发展多样化的兴趣和爱好,促进社会化成熟,为日后适应社会打下良好基础。但是,由于青少年的认知、情感发展还未完全成熟,判断是非的标准和能力欠缺,所以有时集体会自发地做出一些不良行为,并对个体健康心理的发展产生不良影响。因此,教师、医生、社会工作者应密切关注青少年的这种行为,必要时给予一定的引导、教育和指导。

(黄　丽)

第二节　大学生心理特点与心理卫生

大学生是时代的精英、社会的栋梁,他们的健康发展关系着人类社会的不断向前推进。大学生需要有强壮的体魄和健康的心理,才能担当起发展人类社会的雄伟大业,引导人类文明向着正常有序的方向发展。社会的转型和发展,给大学生带来了许多心理上的冲击,大学生的心理健康问题也大量凸现,这不仅对他们的生活学习造成了一定的影响,也阻碍了他们的社会适应能力等方面的发展。本节将描述现代大学生的心理特点、所面临的心理问题,并提出促进心理健康的策略。

一、心理健康标准

我国学者王登峰、张伯源(1992)提出了8条评价大学生心理健康的标准:①了解自我、悦纳自我;②接受他人、善与人处;③正视现实、接受现实;④热爱生活、乐于工作;⑤能协调与控制情绪、心理良好;⑥人格完整和谐;⑦智力正常,智商在80分以上;⑧心理行为符合年龄特征。

马建青(1992)归纳总结了8条评判大学生心理健康的基本标准:①智力正

常;②情绪健康;③意志健全;④人格完整;⑤自我评价正确;⑥人际关系和谐;⑦适应能力强;⑧心理行为符合大学生的年龄特征。

目前得到一致认可的大学生健康标准归纳起来有以下几点:

1.对学习持较浓厚的兴趣和求知欲望。心理健康者能够将学习由被动变为主动,探索新事物,追求新思想,从而不断地更新自己的知识结构。

2.有正确的自我意识,能够接纳自我。心理健康的人能够了解接纳自己,分析识别真实自我与理想自我的差距,为自己制定合理的目标。

3.能保持和谐的人际关系,乐于交往。人的社会性决定了和谐的人际关系是保证身心健康发展的必要条件。心理健康的学生能够与他人融洽相处,建立良好的人际关系。

4.能协调和控制情绪,保持良好的心境。情绪影响人的健康,负性情绪不仅影响工作学习效率,而且会带来身心疾病。只有经常保持开朗自信、乐观向上的心情,情绪稳定,才能够发现生活的意义,开拓创新。

5.能保持良好的环境适应能力。环境适应能力包括正确认识环境及处理个人与环境的关系。心理健康的学生能够根据环境的变化,对自己做出客观的评价与认识,并能够根据自身特点,修正自己的目标,主动适应环境,具有良好的可塑性。

6.能保持完整统一的人格品质。人格是个体整体精神面貌的总和,包括一个人的兴趣、需要、爱好、信念、人生观等个性倾向,以及一个人的气质、性格、能力等心理特征的综合。心理健康的学生能够做到言行一致,保持人格的稳定性。

7.心理行为符合年龄特征。在人的每个生命发展周期,都有其独特的心理特征,心理健康的大学生具有精力充沛、热情奔放、思维敏锐等表现。

二、心理特点

大学生的年龄在18~25岁之间,其心理发展有以下特征:

(一)自我意识增强并渐趋成熟

自我意识是个体对自己及自己与周围世界关系的认识。大学生活是脱离家庭逐步走向社会的过渡阶段。大学生离开家庭,开始独立的生活,他们的独立感得到增强,自我意识进一步发展。他们重视自省,开始学会对自身进行审视,致力于认识自我,探讨理想自我与真实自我之间的差距,追求自我完善,自我实现。

由于大学生生活阅历的限制,缺乏社会实践,因此在认识自我时还是容易出现偏差,对自我认识不够全面,容易产生极端自信或极端自卑的倾向。

(二)流体智力发展到达顶峰,逻辑思维能力强

心理学家卡特尔将人类智力分为晶体智力与流体智力。晶体智力是一种通过后天学习获得的智慧能力,如学习获得的语言、数学知识,这类智力在人的一生中随着年龄的发展而提高,一般到70岁或80岁以后才出现减退;流体智力则是不依靠学习,随着人类的生长发育而发展的智力知识,如对关系的认知、逻辑推理能力、思维的集中等。这类智力在人类早期发展很快,衰退的时间也比较早,大约在30岁左右开始衰退。

大学生记忆力强,反应敏捷,思维灵活,创造性思维能力得到高度发展,分析与解决问题的能力增强,对于许多事物及问题通常会产生创新性想法,表现出强烈的求知欲望。大学生逐渐学会不囿于问题的简单直接答案,而去寻求分析解决问题的多种方法,发散思维能力增强。但是因为学习多是限于理论,缺乏实践拓展,所以分析问题时理论色彩较浓,缺乏实践性。

(三)情感丰富,情绪波动大,自制力较差

大学生刚走出青春期的迷惑,进入成年,各方面的生理机能发育渐趋成熟,但是情绪自控能力还不稳定。大学生的情感体验非常丰富,自尊心强,有强烈的民族自尊与爱国热情,他们嫉恶如仇,爱憎分明,是非黑白明确,正义感强;精力充沛,热情奔放,具有勇往直前的魄力。但是,由于大学生缺少生活磨炼,其情感仍以感性为主,理性自控能力较差,情绪体验波动较大,容易冲动,在感受到挑衅时,容易情绪失控而表现出过激行为,当遭受挫折与失败时容易迷茫。

(四)人际交往需要骤增

心理学家埃里克森在他的关于人类发展的八个阶段理论中,将人的社会化过程看作是解决一系列主要危机的过程。大学生处于成年早期,这时期的个体产生的主要心理危机是亲密感与疏离,个体的主要任务是有能力与他人建立亲密和谐的人际关系,防止孤独。

独立生活的关键就是建立良好的人际关系,大学生的人际交往不似中学时代单纯,需要自己具有一定的主动性与技巧才能顺利进行,这是许多学生在以往生活中不曾遇到过的,也因此使一些学生出现心理孤独与紧张。

三、人际交往与心理卫生

(一)人际交往是大学生社会化过程的关键

人与动物的根本差异在于人的社会性,良好的人际关系给人们带来生命活力,每个人都希望得到友情、亲情与爱情,希望归属于一个或多个群体。心理学家沙利文认为,个体的人格是体现于人与人的相互交往之中,缺少了人与人的相

互关系，人格就毫无意义。马斯洛在他的需要层次论中也论述了爱与归属需要的重要性，他将这种需要放在基本的生理需要与安全需要之上，前两个需要是保证个体生命得以延续的根本条件，是人与动物所共有。当人获得了基本的生存权之后，他就产生了爱与归属的需要。一个离群索居的人不可能生存并融合于现代社会之中，一个社会的人每天都在与他人发生着一定的关系和联系，和谐的人际关系是个体健康成长的基本条件。

建立和谐的人际关系对大学生来说非常重要，大学生多是来自天南地北、四面八方，彼此之间不熟悉，在生活习惯上也各有差异，学会与他人建立良好的人际关系就显得极为重要。大学生的人际关系虽不如工作中的人际关系复杂，但也不似中学生那样简单。中学生的生活重心主要是学习，取得好成绩之后，自然会得到老师的偏爱和同学的倾慕赞赏，不用自己费心，身边总会围绕着一大群朋友。但当进入大学后，他们首先会发现自己成绩效应的光环已经淡化，聚集在大学校园内的优秀者比比皆是，人际交往从单一走向互动。因此，大学生需要不断地调适自己的态度与行为，学会如何与他人相处，这也是大学生迈入社会必要和关键的一步。

(二)人际交往中的心理效应

1.月晕效应　月晕效应是一种以偏概全的倾向，人们在对一个人的某种特征形成好的或坏的印象后，倾向于据此推论该人的其他方面的特征。一般来说，引起月晕效应的特征通常是一些较为显著的外在特征，如外貌美丑、身份地位等。我们发现，在现实生活中，人们会经常出现这种人际交往失误。大学生在择偶时，倾向于外貌选择，女孩子喜欢外形高大威猛的男孩，认为他们更有男子汉气概，懂得体贴照顾他人，更有安全感；男孩子则选择那些长相甜美的女孩，认为她们温柔娴淑。

2.首因效应　首因效应是人际交往中最为常见的一种心理效应，即“第一印象”的作用。许多人会在较长的时间内仍保留与他人初次见面交往时所留下的感觉。

“第一印象”效应要引起重视，大学生在与他人初次交谈时，要注意给对方留下良好印象，如果首次即给他人造成不好的印象，在随后的交往中，将花费很长一段时间才能扭转此感觉。特别是大学生与老师之间良好关系的建立，更要注意首因效应的作用。与中学不同，大学里的老师不只肩负教学任务，同时还要进行科研实践，平时都是上课来下课走，师生见面交流的机会较少，老师对某个学生的记忆可能仅限于偶尔的一两次交流。因此，学生更要注意给老师留下良好的“第一印象”。

3.近因效应　与首因效应相反，一个人在与他人的最后一次交往中所留下的印象也会产生长久的影响，这就是近因效应。多年不见的朋友或老同学，在自己脑海中印象最深的，可能是临别时的情景。因此，当毕业与朋友分别时，要尽可能地表现出真诚，给予对方温馨的祝福，以使自己在他心目中的形象更加美好。

首因效应与近因效应可能也与人类的记忆特点有关，心理学家发现，那些处于记忆材料开端与结尾部分的内容更容易保持，而中间的内容则遗忘较多。

4.刻板效应　也称定型效应，是指人们会依据以往的经验在头脑中形成关于某类人的固定形象，即好像是有块模板，与他人进行交往时，会根据对方的职业、性别、年龄等进行归类，并根据已有的关于这类人的固定形象，对之进行判断。比如，工人比较坦率；农民比较朴实；商人容易见利忘义；南方人聪明伶俐，善于随机应变；北方人刚强正直，能吃苦耐劳。再比如，年轻人总认为老年人墨守成规，思想保守，缺乏进取心；老年人又往往觉得年轻人举止轻浮，不知天高地厚，办事不可靠等等。刻板效应在某些条件下，有利于对他人形成概括性的认识，但是，它又过于简单化，常常会造成偏见，阻碍人与人之间形成正确的印象。

5.投射效应　投射效应是指人们在了解他人缺乏足够有用的信息时，往往会以己推人，以自己的某些特性去推测认识对象所具有的特征，也即自我投射效应。对于与自己年龄、职业相同的认识对象，经常会用到投射效应。人们有时倾向于将自己所具有的某些不被人接受的特征投射到他人身上，如胸怀狭窄的人做事小心翼翼，他们觉得某些自己不能容忍的做法他人也不会接受；喜欢撒谎的人也不容易相信别人；爱说闲话的人总觉得别人在议论自己，即所谓的"以小人之心，度君子之腹"。投射效应常常会导致对他人的误解，做出错误的评估，造成交往障碍。因此，我们在与他人进行交往时，要注意避免，应多从对方的角度进行思考，保持头脑清醒，了解具体情况，客观公正地进行评价。

以上效应在一定程度上促进了人们对他人的认识，但这种以点求面、以表及里的方式往往会带来许多弊端，使认识具有片面性，要引起注意。大学生在与他人交往时要理智客观地对他人进行认知和评价。

这些效应有时也是人们在无意识的过程中产生的，因此，在与他人交往时也要学会有效地运用这些效应，给他人留下良好印象，促进人际交往的进一步发展。

(三)大学生人际交往不适的类型

有研究者指出，当代大学生所面对的最大问题就是人际关系的不适应。人际关系的不适应给大学生的学习、生活与身心健康都带来负面影响。人际交往的不适具体有以下几种类型：

1.缺乏知心朋友　在外人看来，这类大学生人缘广，交际能力强，好相处，与他人关系都不错。但是他们自己总感到缺乏真正合得来的朋友，找不到谈知心话的对象，与他人都是泛泛之交，能一起玩，但不能与之分享情感经历，因此有时会感到孤独寂寞。

2.与他人关系平淡　这类大学生一般都性格内向，个性安静，他们与其他人没有感情矛盾冲突，能够和平相处，但是却难以与他人建立亲密关系，找不到他人陪伴，总是自己孤单一人，他们内心空虚寂寞，孤独无奈。这类大学生更需要寻求异性情感慰藉。

3.难以与他人相处　有些大学生因为个性原因，如自私自利，喜欢占小便宜、言语伤人等，不易被他人所接受。即使能发展一两个朋友，最终也会因为自己缺点的暴露而无法坚持长久。他们很苦恼，希望有所改变，但是却无法克服自己的弱点。这类大学生最好是接受心理咨询与治疗，改变不良认知，从而能够在以后的生活中有所增益。

4.社交恐惧症　这类大学生害怕接触他人，对人际交往异常敏感，对于别人的主动接近也会产生严重的心理不适感，他们会极力回避与他人的接触，必须进行交往时也会表现得紧张、语无伦次或是默不作声。其实他们内心往往因此而焦虑、痛苦。这类大学生有着严重的心理问题，其症状的产生是经年累月所致，有些甚至是早期童年经历所造成，他们需要进行专业的心理分析与治疗。

（四）大学生如何建立良好的人际关系

1.学会与别人如何相处　人本主义心理学家罗杰斯提出建立良好人际关系的三个因素：真诚、尊重和共情。

(1)真诚　建立良好的人际关系，真诚是必要的。在生活中，那些对人真心诚意，朴实大方的人，人们更愿意去亲近他们，与他们建立友谊；而人们都讨厌虚伪做作、假情假意、当面一套背后一套的人，排斥回避他们。

(2)尊重　意味着把别人看作是一个具有价值和尊严的人，而予以表扬和尊重。

(3)共情　要想对方所想，学会以对方的角度去考虑问题，而不是以自我为中心。要学会理解别人，每个人做事都有自己的原则，当双方产生分歧与隔阂时，要能多考虑对方的想法，学会理解他人这样做的原因。要做到能共情，也需要交往双方能够以一定的生活阅历与相似的经历为基础。事实上，拥有相同背景经历的人更容易成为好朋友，关系更为融洽。

2.要善于赞美他人的优点，喜欢他人　待人热情是受到他人喜欢的一个特别重要的品质。福尔克斯和西尔斯进行了相关实验,结果表示,喜欢别人的人也更容易得到别人的喜爱。人们对于那些称赞喜欢他们的人会给予同样的反馈。待人热情,对他人持肯定的态度,而非轻视、厌恶,更易得到他人的积极回应。

在阿诺森与林德的实验中,他们安排实验者与不知情的人进行交往,并设计情景让不知情者"偶然"听到实验者对他们的评价。评价有两种:肯定评价,表示对不知情者的喜欢;否定评价,表示不喜欢。然后询问他们对实验者的态度。结果表明双方评价是对等的,知道实验者喜欢自己的人对实验者的评价是肯定的;得知不喜欢自己的,也表示对实验者的讨厌。这说明,人们都倾向于喜欢对自己表示好感的人,而远离不喜欢自己的人。

3.与他人分享经验　要善于自我暴露,就是向别人讲心理话,坦率表白推销自己。一个从不自我暴露的人不可能与他人建立亲密的友谊。善于自我暴露的人,容易与别人建立友情。但是暴露太多也是无益,习惯喋喋不休谈论自己的人,完全以自我为中心,比起不善于谈论自己者,更引起别人讨厌。心理学家认为较理想的交往模式应该是对少数亲密朋友作较多自我暴露,而对其他人作中等程度暴露。

根据心理学家的研究,在建立人际交往关系的初期,当个体开始自我暴露时,这便表示对他人开始信任,如果对方以同样水平回应,成为接受信任的标志,反复交换,直到双方建立满意的关系为止。这时,任何再进一步的自我暴露反而会引起对方的不适,对方会退回到原来建立关系的初期,不会再前进。

自我暴露有性别差异,女性更喜欢与他人分享自己的感情与经历,而男性这方面的需要较低。

4.与人谈话更要注重非言语交流　与人交谈时的非言语交流包括目光接触、面部表情及姿态表情等。谈话时双方的目光接触很重要,尤其是倾听一方,将自己的视线保持在谈话者身上,表示他对谈话感兴趣,谈话能够顺利进行;相反,如果避免或中断目光接触,甚至是东张西望,会使谈话者认为对方心不在焉或对谈话内容不感兴趣,这时谈话者也就没有信心再继续交谈。也有一些人会因害羞或羞愧而不敢或不愿直视对方的眼睛,有相关研究指出,将目光保持在对方的耳垂处,也有同样效果。

面部及姿态表情也是与人交谈时的重要沟通技巧。与人交谈,特别是涉及一些带感情的话题时,倾听者如将身体向对方处微倾,会使对方感受到关怀,从而感情表达更加流畅。身体表情非常重要,如果有重要的事情需要离开,最好是借谈话者表达感情的间歇礼貌地提出,表达要真诚,并最好主动约定下次见面时间,而不要以不停看表的方式来提示对方,这样会造成双方感情的中断。

5.要培养自己成为“人缘型学生” 我国学者黄希庭于1983年采用社会测量、观察与访问等方法进行研究，归纳出“人缘型学生”与“嫌弃型学生”的人格特质。

● 人缘型学生人格特质的等级顺序依次为：

1.尊重他人、关心他人，对人一视同仁、富有同情心；

2.热心团体活动，对工作非常可靠和负责；

3.持重、耐心、忠厚老实；

4.热情、开朗，喜爱社交，待人真诚；

5.聪明，爱独立思考，成绩优良，乐于助人；

6.独立自治并有谦逊品质；

7.有多方面兴趣与爱好；

8.有审美眼光与幽默感，但不尖酸刻薄；

9.斯文、端庄、仪表美。

● 嫌弃型学生人格特质的等级顺序依次为：

1.自我中心，只关心自己，不为他人的处境和利益着想，有极强的妒忌心；

2.对团体工作缺乏责任感，敷衍了事或虚浮不实，或完全置身于团体之外；

3.虚伪、固执，爱吹毛求疵；

4.不尊重他人，操纵欲、支配欲强；

5.对人淡漠、孤僻，不合群；

6.有敌对、猜疑和报复的性格；

7.行为古怪、喜怒无常，粗暴、粗鲁、神经质；

8.狂妄自大、自命不凡；

9.成绩优良却不肯帮助他人，甚至轻视他人；

10.自我期望很高，气量狭小，对人际关系过分敏感；

11.势利眼、巴结奉承；

12.不用功，不求上进；

13.兴趣贫乏；

14.生活散漫。

四、爱情与心理卫生

爱情是人类永恒不变的话题，千百年来古今中外的文人墨客对爱情进行了大量的歌颂和赞美，他们笔下的爱情都纯洁真诚。但是书中美好的爱情在现实社会中非常难求。随着个体年龄的增长，社会化的深入，本是两个人的爱情就显得越来越复杂,恋爱能否开花结果受到其他诸如父母亲戚、经济条件、社会意识等许多因素的干扰。

大学时期的恋爱因为没有多少社会因素牵涉其中,应该是人生中最为纯洁真挚的爱恋表达。但是现代大学生的恋爱观也变得复杂多样。

(一)大学生恋爱中的不良心理

1.恋爱的动机不纯　现在有些大学生并不是因为喜欢、爱而选择对方,他们谈恋爱的动机并不单纯,有些甚至是违背自己的初衷。

2.盲从心理　有些大学生,刚进校园时,没有恋爱打算,只想专心求学,但是一学期过后,发现身边的朋友,寝室的伙伴都成双入对,便动起了谈恋爱的念头。但是恋爱并非挑选商品,不是一蹴而就,盲从的结果可能就是随便找一个自己并不喜欢的将就凑合,结果是误己害人。

3.排解寂寞　许多大学生是初次离开父母,进入校园寄宿生活。缺乏父母亲人的关爱和照顾,一方面要应付繁重的学业,另一方面又要学习建立新的人际关系网络,因此大一新生是出现感情危机最多的群体,一部分学生为寻求新的感情慰藉而恋爱。

4.恋爱中的男女占有欲非常强,他们不希望有外人介入他们的亲密关系,将自己视为对方感情的独有物,容不得对方与异性有任何联系。持这种观念的人将热恋中的另一方看作是情感联系的唯一纽带,而忽视了与其他人建立人际交往的必要性。在这种情况下恋爱双方容易走入感情的极端,有些自私心过强的人不允许恋人与其他异性有任何接触,轻易对恋人产生怀疑。

在爱情的世界里,自私、猜疑在一定范围内是正常的,但是过分的猜忌就会影响爱情发展,影响自己或他人的心理健康,还有可能会导致病态人格的产生。因此,大学生在发展恋爱关系的同时,也要有意识地培养与其他同性或异性的友情,建立良好的人际交往圈,这样才能有利于身心的健康发展,同时保证爱情的健康发展。

(二)失恋的调适

恋爱是美好的,失恋是痛苦的。大学生失恋的原因多种多样,如前所述的恋爱动机不纯,毕业时所面临的去向选择等等。失恋是大学生心理咨询最常见的问题之一。以下方法能较好地解决失恋的困惑:

1.补偿　运用某种方法来弥补其心理上的不安全感,即所谓的“失之东隅,收之桑榆”。

失恋会带来一系列的心理问题,失恋者往往会产生自卑心理,认为是自己某些方面的不足,才导致失败。其实爱情心理是很复杂的,无法用常理来推测,一个人可能不理会身边各方面都很优异的求爱者，而选择一个不如他的对象，这种情况在现实中很多。失恋者不要过多地苛求自己，可运用补偿的办法来使自己获得心理平衡，具体做法是：列举对方的缺点，寻找自己的优点，如果自己实在受自卑情绪所扰，可以请朋友帮忙，从他人口中听到对自己的赞美，效果会更好。

另一种补偿办法是寻找与自己同样或更加不幸的人进行比较，获取心灵上的慰藉，如可阅读他人传记，看他人所遭受的巨大磨难，从而获得心理安慰。

2.升华　将被压抑的、原始的、不符合社会道德规范的冲动用符合社会要求的方式表达出来。

感情受挫后，一方面是自卑，另一方面则是内心充满挫折与愤慨，有发不完的无名火。性格过激的人有时会选择偏激的行为方式，如伤害自己或他人。采用升华的防御机制，将心中的愤怒转化为社会认可的行为，寻找有意义、能获得他人赞赏的事情来做，既转移了原来的情绪，又创造了人生的积极价值。抛开自贬自怜心理，重新寻求人生的意义与价值是当务之急。如将生活重心放于学习上，给自己一个更高的学习目标；参加社会公益事业，找到精神寄托。如歌德就是在失恋后，将心理升华，写下了不朽的名著《少年维特的烦恼》。

3.学会幽默　一个人在遭受挫折、遇到困难或尴尬情境时，幽默是一种行之有效的化解方式，既可维持自己的自尊，又化解了彼此的仇恨。这是聪明人的做法，只有当个人修养达到一定层面，内心豁然大气者，才能做到。

失恋或是单相思被拒绝，都是尴尬痛苦的场面，不论是失恋者、拒绝者或是前来安慰关心者，都有说不清道不明的情结，场面较为凝重，如果不好好处理，有可能会影响到以后的人际交往。如果此时伤心人能欣然一笑，或是幽默自嘲，则效果较好。当然一般人在如此情境下是很难这样做的，所以我们要不断地提高自己的人生修养。

4.转移　将精神上的痛苦，通过其他外化的方式表达出来，从而避开心理焦虑和痛苦。

在感情受到挫折后，往往会出现较长一段时间的心灵空虚，在这段时间里，会沉湎于回顾过去两个人在一起的美好时光而不可自拔。为避免这种情况，可以根据自己的兴趣爱好，寻找一些有意义的事情来做，这样既可以避免空虚，减少因回想过去而引发的痛苦，又可以增加生活的乐趣，不断完善自己。

较为有效的方法诸如：进行体育锻炼，将心中的愤懑用“外力”的方式表达出来；转移自己的注意，将精力放在工作与学习上，为自己制订合理的目标；或者进行一次旅游，将自己置身于更开阔的空间，扩大视野。

5.合理化　也可称作“文饰作用”，是个体在遭受挫折时，用其他理由来为自己辩解,修饰面临的窘境,从而使自己得到解脱的一种防御机制。

大学生恋爱失败后,要学会进行自我劝解和自我安慰,如失恋的挫折大多数人都会经历,人生的大起大落更有助于磨练人的意志,对方不要我是他(她)的损失等。

6.充分借助亲人朋友的力量,尽情倾诉愁肠　失恋会造成人生的价值感失落,产生许多负面评价。有些人认为是丢脸的事情而不愿意向他人诉说,也有人过于内敛,怕给朋友亲人带来麻烦而不愿意去打扰他人。这些都是不正确的想法。这时要尽量与父母亲人相处,体会他们的温情与关爱,找知心朋友倾诉是行之有效的方法。

7.充分利用专业咨询机构的效用　现在许多大学都配备了专业的心理咨询室,有专业教师帮助大学生解决各类生活情感问题,他们都经过正规培训,有着丰富的生活阅历,能够提供许多解决方案,可以充分加以利用。

五、学习生活与心理卫生

(一)大学的学习与生活方式变化,对心理产生一定的冲击

1.学习方式由被动转为主动,易出现适应不良　中学的学习是一种包办式学习,有明确简单的学习目标即考上大学,有父母老师的监督,有指定的参考书籍与学习范围。大学生的学习方式则有了质的变化,以自主学习为主,学习的内容、学习方式、学习效果多是由自己决定,少了父母老师的监督。这一方面促进了大学生自我意识的发展,但同时也可能出现适应不良的现象,如:进入大学之后,因为远离父母的监管,缺少老师的督促,思想上大为放松,认为四年时间很长,决定休息一阵再进行学习。因为没有了约束,到了想收心时,发现很难,而且大学课程内容广博精深,要想获得真知识,只满足于课堂教学与指定教材不行,还需要参阅大量的文献材料,并在有可能的情况下进行实践。认识到这一点需要一个时间过程,等到想进行学习时,发现已经落后于别人太远,这时就容易产生学习上的过度焦虑。

2.学习带来的自我价值感降低　大学生是同龄人群中的佼佼者,从小到大深得父母长辈老师的喜爱,习惯了带着光环生活,乐于成为集体的中心。进入大学后,这种优势没有了,来自四面八方的人才聚在一起,以前的优秀者就变得平庸。对大学生来说,这是人生所面对的第一次重大的严峻考验,有可能会影响到他的自我价值感,打击他的自信心。

影响自我价值感的另一方面就是大学生强调全面发展,单一的学习成绩不再是优秀的代名词,还要包括组织能力、人际关系处理能力以及多方面的才艺

等。

3.生活不适应　大学生的生活不适应表现在两方面：一是面临生活的独立，如从以前饭来张口，衣来伸手的生活方式要转变为起居生活自理；随时向父母要钱转变为有计划地管理自己的财政。二是与他人和谐的生活，如生活作息不再是随心所欲，而要考虑他人的生活习惯、学校的规章制度，学会互相适应忍让。

（二）大学生的考试焦虑

考试焦虑是大学生常见心理问题。面对考试，每个人都会出现不同程度的考试焦虑，适当的焦虑具有激活身体效能的作用，有助于准备复习，保证考试成功；过度焦虑则会引起个体出现一系列身心问题，不仅影响备考和应考，而且影响身心健康。

1.考试焦虑的表现　考试焦虑表现为：过分担忧而出现失眠、健忘、没有食欲、脾气暴躁、腹泻、频繁上厕所等症状；考前几天烦躁不安、记忆力减退、注意不集中、思维紊乱、看不进书、大脑一片空白；临考前紧张气闷、呼吸急促、手脚出冷汗、发抖，有些较为严重的还会出现视力障碍、手脚不听使唤，甚至昏厥。

2.考试焦虑产生的原因

(1)自信心不足，总觉得自己不如别人，总是感到自己的准备不够充分，还有很多知识点没有把握。

(2) 过于担心考试结果对未来的影响。面对一些影响人生的较为重大的考试，一些学生表现得忧心忡忡。

(3)考试成绩设定过高。给自己制订要考前几名的目标，而使在复习与考试期间紧张、焦虑。

(4)考试心态不对，担心考不好会影响自我形象。这种心态主要出现在一些平时成绩较好的学生身上，他们对于成绩的影响比平时表现一般的学生看得更为重要，害怕考不好会失面子，或者影响自己在老师同学心目中的形象，他们给自己设定的目标过高，因此在考试期间会因为巨大的心理压力而影响正常水平的发挥。

(5)还有些学生会受到考场情境的影响，担心考试规则没有掌握，是否违纪等。特别是那些曾经因为粗心而违反过考试纪律的学生，如迟到不能进入考场、错带了无关的工具而被取消考试资格等。他们会在考前反复检查，或者因担心睡过头而彻夜难眠，这也是考试焦虑的表现。

3.如何应对考试焦虑

(1)保证睡眠，合理用脑。大多数考生都喜欢临时抱佛脚，平时不注意复习和积累知识，到了临考前几天才准备复习，一连几天开夜车，以减少睡眠时间为代价。专家指出,大脑在睡眠过程中才能将白天所吸收的知识进行整合。因此要将知识内化于我们已有的知识结构中,睡眠是关键,睡得太少,大脑营养就跟不上,将不利于知识的内化。

(2)注意调节放松情绪。在复习备考过程中出现一些负面情绪时要注意调节。如因烦躁而看不进书时,就不要过于勉强自己,这时再继续学习不仅导致过低的学习效率,并可能对已经掌握的知识结构造成影响。在这种情境下,最好放下书本,进行一些休闲放松活动,如散步、听轻松的音乐、看电视、找朋友谈心等。考试感到紧张时,多做深呼吸,先长长吸一口气,再慢慢吐出,有利于减少紧张,放松情绪。

(3) 自我暗示,增强信心。尝试使用自我暗示,譬如,可自己在心中默念:这次考试我一定行,我已经准备得很充分;或者是:不用紧张,这只是一场考试,对我的人生影响并不大。反复多次,可在一定程度上缓解焦虑。

(4) 弱化考试动机。学习动机的强度高并不意味着学习的效果就好。耶基斯和多德森提出动机定律,他们认为,进行任何活动都有动机的最佳水平,动机过强或过弱都会影响活动的顺利完成。对于难度较低的活动来说,保持较高的动机水平有利于活动的顺利进行,而对于那些难度较高的活动则保持较低的动机水平比较有利。所以,考试动机要适度。

六、择业与心理卫生

(一)当代大学生择业的心理冲突

1.自负心理　有些大学生过于高估自己的能力。保持自信是成功的关键,但是盲目自信变为自负就可能导致失败。在自负心理的作用下,大学生会不屑于一些辛苦、工资较少、职位较低的工作,在择业的一开始就给自己定下了过高的目标,如非大城市不去,非大公司不进,非高职高薪不要等等。其实绝大多数大公司在看重学历、文凭的同时,更注重求职者的经验、能力与个性。过于自负,就可能给人目中无人、自我中心化、配合能力较差的感觉,这往往是求职中的大忌。自负的最终结果有可能就是高不成低不就,最终走入自负的反面——自卑。

2.自卑心理　当代大学生在择业时表现的自卑心理也较为突出,尤其是学校不好、专业较冷门或在校成绩较差的学生,在求职时只求能将自己推销出去,而不顾自己的兴趣、特长及是否与专业对口。目前有很多大学生本着"先求业、再择业"的原则选择工作,这种盲目得来的职业可能是与自己的意愿相悖,很难在工作中找到乐趣,干过一段时间之后就觉得枯燥乏味,心情压抑,想要摆脱只有选择跳槽,这时又回到当初毕业时的择业期,如此循环往复,白白浪费自己时间，又将所学专业弃于脑后，随着年龄增长压力越大，竞争力越弱，这时就会产生更严重的心理问题。

3.焦虑心理　焦虑心理也是大学生在择业期的心理反应。过了十几年象牙塔生活，如今要走入社会，有些学生会对自己能否适应而产生困惑。一方面担心自己找不到工作，当有工作选择时又患得患失，害怕自己找的单位不理想，到单位后不能胜任工作而遭受排挤，自己的理想不能实现等等。出现这些反应可能是大学生自我认识不足，信心不够。这此焦虑心理在一些成绩不好、性格内向的大学生身上表现得更为突现。焦虑心理会使他们背上沉重的心理负担，本能做好的事情会因紧张焦虑而发生错误，有些挫折承受力较差的学生，在受挫后易于产生自卑及恐惧，出现逃避行为，如呆在父母身边不就业。

4.动机冲突　在择业时，大学生会面临许多人生选择，是继续深造，出国留学还是工作就业；是去大城市工作还是回到自己的父母亲人身边；选择去企业还是进入国家机关部门。多种动机一起出现，就会引起冲突，从而导致无法做出决定，在一段时间内矛盾重重、左右徘徊，使心理上产生压力感。

（二）大学生择业的自我心理调适

1.正确认识自己，合理确定目标　要找到真实自我与理想自我之间的差距，才能更加理智地选择合适的方向。这首先要做的就是调整自己的认知，将问题从“我应干什么”转变为“我能干什么”，这样有利于找准自己的位置，发现自己的不足与所需，制订合理的日标。

2.将第一次就业当作自己人生历程的试金石　时代的变迁，使得当代大学生很少能够像其父母一辈子只从事一份职业。要想真正地认识了解自己，最好的办法就是不断地磨炼自己，通过实践去发现寻找自己，不断地积累经验。尝试说服自己，将自己的第一次就业当作是人生历程的第一块试金石，不要过于计较职位、薪水之类，应看重其他对自己更为重要的内在所需。

3.不要一味强调大公司　进入一家有名气、福利待遇好的企业单位是许多大学生求职的第一选择，其实大公司与小公司对于职业发展来说是各有利弊。大公司的福利待遇好，薪水高，管理比较正规，系统健全，而且还可能提供许多学习深造的机会。相比而言，小公司则较少存在这些优点，并且变动快，缺少职业稳定。但是大公司的分工较细，在一个岗位可能较难接触其他岗位的业务知识，更强调专业化，限制个人能力发展；小公司则因人手较少，往往需要一个职员身兼数职，这使他接触面较广，能够学到更多的社会知识。建议大学生要根据自己的当前需要进行理性选择。

(三)求职面试技巧

1.面试前要充分准备　面试前首先应熟悉所应聘职位的工作性质、要求及相关责任。对于公司的背景规模、主要业务等也要有所了解,这一点非常重要。可以通过网络、报纸、宣传媒介或询问他人等方式去搜集这些相关信息。最好能对公司和职位职责形成一些个人见解,很多公司都喜欢在这一点上向应聘者提问,如对于以后的工作你有什么打算,对于公司的未来发展你有何良策等。许多求职者在面试时因为盲目应聘,对于应聘公司的背景一点也没有了解,甚至是应聘职位也不熟悉,这是求职中的大忌,因为这说明求职者不负责任,招聘者会愿意选择那些希望与公司一起成长的职员。因此,大学生在求职时需充分了解并热爱应聘的公司。

2.备齐自荐材料　自荐材料要准备完整,如果对方需要的资料拿不出来,那么成功的机率就非常小。一份设计完美的个人简历是成功的一半,因为对方并不了解你,他对你的了解首先就是通过你的个人简历。个人简历不要过于花哨,有些求职者为了突出美的效果,故意在自己的个人简历上放置复杂的颜色线条,会引起反效果,当然一些艺术行业会有不同的需要。语言要精练,不要用过多的修饰词汇。

3.要有守时观念　守时是表现一个人的诚信。对于迟到的求职者,很少有公司会愿意给他第二次机会,除非有特殊原因,但是守时也不等于过早排队等候,一般提前10分钟左右比较好。

4.注意衣着整洁,仪容大方　根据工作性质选择衣着,保持整齐干净的穿着是基本,女性妆扮应针对职位性质来决定。一般来说,白领阶层需要化淡妆,尤其是一些需要经常与客户保持联系与接触的职位,妆容显得非常重要,对方会认为这是一种尊重。但切忌浓妆艳抹,香味扑鼻。

5.保持自信,落落大方,不卑不亢　回答对方问题时目光与提问者保持平视,切忌东张西望、故意回避对方视线,或者出现扭手指、玩饰品等小动作,表情自然大方,不要夸张大笑,也不要低头垂首面露羞色;切忌高谈阔论自己的优点,也不要贬低自己;对于不能回答的问题既不要胡乱回答,也不要支支吾吾不知所云,态度诚恳,明白表示自己的不足,并表示一定会努力赶上。不要谈过多的话,回答主考管的问话应尽量简洁,不要反问对方过多敏感问题,除非得到允许。

6.不要批评指责他人,或是抱怨自己怀才不遇　有些主考管会询问求职者的人际关系,在学校与老师同学如何相处,如果以前有工作经历,那么他们更有可能会问为何要离开原来的公司等等。这时切忌出现批评指责类的话语,即使你受了过多的委屈,也不要在陌生的主考官面前流露,因为他们并不了解情况,但是你与他人的相处方式是他们所关心的，如果讲述太多，反而会让他们觉得你不好相处。

七、性心理与心理卫生

大学生性生理发育日趋成熟，性腺、性激素水平都已接近成年人。但其在心理方面还不完全成熟，在正确对待自身的性需要方面有可能产生疑惑，而导致一系列生理及心理上的冲突。

（一）当代大学生不良性心理问题

1. 性知识缺乏　当代大学生普遍缺乏性知识，但性观念又较为开放。尤其是许多女大学生不了解必要的避孕保护措施，怀孕之后又不能进行正确处理，使得心身遭受巨大创伤。对于性传播疾病认识不足，产生过度焦虑或过度放松心理。因此进行必要的性知识教育是当代大学生教育中迫在眉睫的问题。同时也需加强性道德教育，防止出现性犯罪。

2. 泛性论与性恶论　年轻人对新鲜事物的好奇，易受外界思潮的影响，更容易接受“性自由”、“性解放”等观点，极端表现为对“性”持随便态度，男性较女性普遍。与此相反的另一个极端就是性恶论观念，将性看为丑恶肮脏的，极力回避，甚至是听到相关的“性”字眼，也面露惧色，这种想法会影响他们以后的正常婚姻生活。

3. 自身性别认同不足　性别认同是指对于自己的心理及行为表现与自己所属性别角色之间相吻合的认同。在性别认同中可能出现“认识过度”的情况。如通常认为男性应充满阳刚之气，坚毅不屈。有些男生为了追求男子气概，表现得过于粗犷而成为粗鲁，将打架斗殴、寻衅生事作为男儿本色的象征；一般认为，女性应该温柔贤淑，但有些女生为了表现女性温柔，说话时故意嗲声嗲气，将舞台上的模特步伐带入现实生活等，给人矫揉造作之感。这些都是不可取的。

（二）大学生常见性心理调适

1. 了解正常的性周期过程　人类正常的性活动一般包括四个阶段：①性欲期。在性刺激影响下激发性欲，性刺激可包括有视、听觉刺激或肉体接触等，性欲受年龄、工作或学习压力、身体状况、道德意识形态观念等诸多因素的影响。②兴奋期。性欲激发，全身心进入性紧张阶段。男性表现为阴茎充血变粗、变硬而勃起；女性阴道内产生润滑液体、充血扩张、乳头勃起；引起兴奋所需时间男女差异较大，男性一般能迅速达到性兴奋，而女性则需要较多时间，年轻女性一般在30秒左右，年纪大的时间则长些。③高潮期。全身性紧张得到完全释放，男性产生射精，女性阴道壁及周围肌肉节律性收缩，双方都表现为心率加快、呼吸急促、肛门括约肌发生节律性收缩，并伴随有释放后的性快感。④消退期。经历与性激发过程相反的过程，即由兴奋逐渐回复平静，全身肌肉放松，有满足与幸福感产生。大多数男性在消退期后不能立即进一步再次体验性高潮，而女性则有可能会在性刺激下再次产生性高潮，可有多次高潮体验。

要适当了解相关性知识，才能调节自身的性需要，真正享受性的乐趣。

2.性梦是正常现象　性梦是出现在梦中的情色内容，如梦中与他人亲吻、拥抱甚至是进行性活动。一般来说，人们更易于将那些自己在生活中所倾心爱慕的人作为性梦的对象。有些男性在性梦后会出现性高潮而遗精。几乎所有男性和大部分女性有过性梦经历。男性比女性的性梦多。因为生理发育特点，男性在20岁左右会出现性梦体验，大部分男性平均每个月有一次梦中性高潮。女性出现性梦的年龄较男性要迟，次数也较少，一般为每年3～4次。据研究发现，性梦及伴随的性高潮发生率还与受教育程度、年龄和生活中的真实性体验有关。文化程度较高、未婚和较年轻的男性梦中性高潮的次数和频率较高。霭理士等认为，当其他性宣泄途径减少，就引起性梦的发生率增加，这也是一种心理补偿作用。

有些大学生在出现性梦后疑惑不安，产生内疚自责情绪，认为自己放纵堕落、思想不纯洁，这大可不必。性梦是正常人生体验，无需刻意制止或强求，顺其自然最好。但如果性梦过于频繁，并影响到日常生活，就可能是一种病态表现，需要进行心理咨询与治疗。

3.手淫是正常性行为方式之一　手淫是自发性性行为，手淫者通过自己抚摸或借助外物刺激性器官来获得性快感及性满足。现代社会物资丰富、营养充足，使得个体的生理成熟年龄提前，但是婚育年龄的延迟也是现代社会的正常现象，这就构成矛盾，使得个体的性需要难以宣泄，自我安慰的需要增多。来自湖北省某高校的调查发现有85.9%的大学生有手淫行为，男女生的手淫率分别为90.5%和66.3%。

许多大学生对手淫的认识不足，受传统观念影响，认为手淫会引起多种疾病，因此手淫后产生罪恶感及焦虑心理。美国著名的性研究专家玛斯特斯与约翰逊通过实验室研究证实手淫与性交引起的生理反应没有区别，说明手淫对身体没有特殊影响。手淫是正常的性行为方式之一，许多人也会在正常的异性性活动中通过手淫来增加性刺激、获得性快感，是维持性系统正常所必需的刺激手段，适当的自发性性行为对人体无害。

4.正确对待同性性行为和同性恋　同性性行为是指同性别之间的性接触，如同性亲吻、抚摸等。根据来自国内某市的调查，有10.3%的大学生有过接吻等同性性行为。男生同性性行为是女生的2.24倍,调查发现近一成的学生认可同性性行为。同性性行为不等于同性恋,因为后者是一种性认同与性取向问题。同性性行为在大学生中较为多见的原因可能是与集体生活有关。

1973年,美国精神病学协会将同性恋从精神障碍的诊断条目中剔除,许多专业工作者也趋向于不再将同性恋看作是社会不容的现象。但在大多数国家,同性恋还没得到认可,同性恋者所承受的社会舆论和精神压力都是相当巨大的,尤其是在具有几千年传统思想的中国。因此,在对持不同性取向的人表示尊重与理解的同时,也不要因为追求新鲜刺激或好奇而刻意去尝试违背自己性取向的性活动,这样会给自己的心身带来多方面的压力,并导致心身疾病。

八、常见心理疾病

现代文明的发展使人类越来越脱离其原有的自然属性,污染、生活快节奏、紧张、信息量空前巨大、社会关系复杂、作息方式变化、消费取向差异、在公平的理念下不公平的事实拉大、溺爱等,都使心理疾病逐渐增多并恶化。大学生心理疾病的发生率也越来越高。以下介绍大学生中几种常见的心理疾病。

(一)神经症

1.神经症的含义　神经症是一组较轻的大脑功能障碍,主要表现为持久的心理冲突,患者觉察到或体验到这种冲突并因之而深感痛苦且妨碍心理功能或社会功能,但没有任何可证实的器质性病理改变基础。根据以上定义,神经症具有以下五个特点:

(1)意识的心理冲突:神经症患者意识到自己处于一种无力自拔的自相矛盾的心理状态。

(2)痛苦:神经症是一种痛苦的精神障碍,喜欢诉苦是神经症患者普遍而突出的表现之一。

(3)持久性:神经症是一种持久性的精神障碍,不同于各种短暂的精神障碍。

(4)妨碍患者的心理功能或社会功能:神经症性心理冲突中的两个对立面互相强化,形成恶性循环,日益严重地妨碍着患者的心理功能或社会功能。

(5)没有任何躯体疾病作基础:患者虽然体诉繁多,但确没有相应的躯体疾病与之相联系。

2.神经症的临床表现　神经症的临床症状繁多,其共有症状可以概括如下:

(1)疲劳和衰弱症状及情感障碍:容易出现精神疲乏、注意力不易集中、记忆力减退、工作或学习效率降低、头昏、眼花等症状。情感障碍主要为焦虑、恐惧、抑郁和情绪不稳。

(2)躯体症状:神经系统兴奋性增高、外感受器官和内感受器官的感受性也增高。因此,有头昏、头痛和触觉、痛觉等感觉异常。也有一系列的植物神经功能失调症状,如心慌、心跳、胸闷、气短、腹胀、便秘、出汗、阳萎、早泄、月经失调、性功能减退等。

(3)睡眠障碍:主要表现为失眠、睡眠过度、多梦易醒等。

3.神经症的临床分类

(1)焦虑症(焦虑性神经症) 是一种具有持久性焦虑、恐惧、紧张情绪和植物神经活动障碍的脑机能失调,常伴有运动性不安和躯体不适感。主要分惊恐障碍和广泛性焦虑两种。惊恐障碍是一种以反复发作(3次/月)为主要原发症状的神经症。主要表现为:①无明显诱因、无相关特定情境,不可预测;②间歇期,除害怕发作外,无明显症状;③发作时,表现强烈的恐惧、焦虑及明显的自主神经症状,常有人格解体、现实解体、濒死感或失控感等痛苦体验;④突然发作,迅达高峰,意识情绪,事后能回忆。广泛性焦虑是一种以缺乏明显对象和具体内容的提心吊胆及紧张不安为主的焦虑症。其主要表现为:①经常或持续的无明显对象和固定内容的恐惧和提心吊胆;②伴有自主神经症状或运动性不安。

焦虑症的病前性格大多为胆小怕事,自卑多疑,做事思前想后,犹豫不决,对新事物及新环境不能很快适应。发病原因为精神因素,如处于紧张的环境不能适应,遭遇不幸或难以承担比较复杂而困难的工作等。

(2)抑郁症(神经症性抑郁) 是由社会心理因素引起的,以持久的心境低落为主要症状的神经症性障碍。患者常伴有焦虑不安、躯体不适和睡眠障碍,常主动求治,日常生活能力不受显著影响,没有明显精神运动性抑制或精神病性症状,病程可迁延,治疗效果良好。

抑郁性神经症的临床表现:①情绪的改变:患者最突出的症状是持久的情绪低落,表现为表情阴郁,无精打采、困倦、易流泪和哭泣。患者常用“郁郁寡欢”、“凄凉”、“沉闷”、“空虚”、“孤独”、“与他人好像隔了一堵墙”之类的词来描述自己的心情。患者经常感到心情压抑、郁闷,常因小事大发脾气。② 认知改变:患者对日常活动缺乏兴趣,对各种娱乐或令人愉快的事情体验不到愉快,常常自卑、自责、内疚。常感到脑子反应迟钝,思考问题困难。遇事老向坏处想,对生活失去信心,自认为前途暗淡,毫无希望,感到生活没有意义,甚至企图自杀。③意志与行为改变:患者意志活动减低,很难专心致志地工作,尽管他们可能有远大理想和抱负,但很少脚踏实地去做。他们想参与社交,但又缺乏社交的勇气和信心。患者处处表现被动和过分依赖,心理上的症结在于不愿负责任。④躯体症状:约80%的病例,以失眠、头痛、身痛、头昏、眼花、耳鸣等躯体症状为主向医生求助。这些症状往往给人体诸多且易变的感觉，有些症状可以长期存在，但无明显加重或缓解。这些症状多随着抑郁情绪的解除而消失。

(3)恐怖症(恐惧症) 以恐怖症状为主要临床表现的神经症。所害怕的特定事物或处境是外在的，尽管当时并无危险。恐怖发作时往往伴有显著的植物神经症状。患者极力回避所害怕的处境，他本人也知道害怕是过分的、不应该的或不合理的，但并不能防止恐怖发作。

恐怖症的临床表现形式是多种多样的，常见的有：①场所恐怖症：在恐怖症中最为常见。患者对公共场所产生恐怖，因而害怕到各种公共场所中去，这些地方包括商店、百货店、剧院、餐馆、隧道、桥或乘坐的公共汽车、地铁、电梯、飞机等。②社交恐怖症：主要表现为在社交场合中出现恐怖。患者在大庭广众面前害怕被别人注视，害怕会当众出丑，因此当着他人的面不敢讲话、不敢写字、不敢进食，甚至不敢入厕，严重者可出现面红耳赤、出汗、心跳、心慌、震颤、呕吐、眩晕等。如果病情严重，患者可因恐怖而回避朋友，与社会隔绝而仅与家人保持接触，甚至失去工作能力。如果患者害怕与他人对视，则称为对视恐怖。如果患者害怕在与人相处时会面红或坚信自己有面红，则称为赤面恐怖。③ 物体恐怖症：患者主要表现为对某些特定的物体产生恐怖。患者可表现为对动物的恐怖，害怕猫、老鼠、狗、鸟类或昆虫等小动物。在青春期前，对动物恐怖的男女患者比例相近，成人后则以女性为多。有些患者表现为对尖锐物体的恐怖，而不敢接触尖锐物体，害怕自己或别人会受到这些物体的伤害。也有的患者可表现为害怕见到血液等。④自然现象恐怖症：打雷、闪电、波浪等。

(4)强迫症(强迫性神经症) 是一种以反复出现强迫观念和强迫动作为基本特征的一类神经症性障碍。强迫观念是指有反复而持久的观念、思想、印象或冲动念头。力图摆脱，但为摆脱不了而紧张烦恼、心烦意乱、焦虑不安和出现一些躯体症状。强迫观念可有下面几种表现形式：①强迫思想；②强迫意向；③强迫情绪。强迫动作，又称强迫行为，即重复出现一些动作，自知不必要而又不能摆脱。如：①强迫洗涤；②强迫检查；③强迫性仪式动作；④强迫计数。

强迫症状有时严重，有时减轻。当患者心情欠佳、傍晚、疲劳或体弱多病时较为严重。女性患者在月经期间，强迫症状可加重。而在患者心情愉快、精力旺盛或工作、学习紧张时，强迫症状可减轻。

(5)神经衰弱 是一种以脑和躯体功能衰弱为主的神经症。主要表现为：一是脑力易疲劳(没精力、自感迟钝、注意力不集中或不能持久、记忆力不集中或不能持久、思考效率低)和体力易疲劳，休息或娱乐不能恢复；二是至少有下列 2 项症状：①情感症状，如烦恼、紧张、易激惹，并感有困难或矛盾难以应对，可有焦虑或抑郁，但不占主导；②兴奋症状，精神易兴奋（如多想），但无言语运动增多，有时对声光敏感；③肌紧张性疼痛（紧张性疼痛、肢体肌疼痛）或头晕；④睡眠障碍，如入睡困难、多梦、节律紊乱、醒后不解乏；⑤其他，头晕眼花、耳鸣、心慌、胸闷、腹胀、尿频、多汗、阳萎、早泄、月经紊乱等。

一般认为神经衰弱是由于某些长期存在的精神因素引起脑功能活动过度紧张，从而产生了精神活动能力的减弱；不少患者病前具有某种易感素质或不良个性。大学生中，由于学习压力大，起居不正常，也可能出现神经衰弱症状。

（二）人格障碍与性心理障碍

1.人格障碍　人格障碍是指一个人所特有的人格特征持久显著地偏离正常，并由此引起较严重的痛苦状态或明显影响交往和职业功能。主要表现为自我评价、选择行为方式和情感控制方面的障碍，集中表现为社会适应不良，即不能根据外界环境所提供的反馈信息，调整自己的行为。其内心体验常背离社会常情，日常行为常违背社会准则，因此难以保持稳定的人际关系，不但给他人和社会带来伤害，患者自己也因此蒙受伤害和痛苦。

人格障碍常见的种类及其表现有：

(1)偏执型人格　这类人敏感多疑，心胸狭窄，对谁都不信任，无同情心，傲慢，妒嫉心强，看问题主观片面，同时又自我估计过高，对于工作上的不顺利、事业上的挫折和失败，从不反省自己有何缺点与过失，而总是归咎于别人有意与他作对所致。他们习惯于将功劳归于自己，将错误推给别人，听不进任何批评意见，总感到受人欺负，别人对他不忠实。

(2)分裂型人格　这类人行为怪僻而偏执，为人孤独，不合群。对人缺乏起码的温和与爱心，没有知心朋友，没有社会往来，别人对他的评价毫无感触。他们沉默好静，与世无争，对任何事情均兴味索然，但一般尚能认知现实。有繁多的白日梦或幻想，但一般未脱离现实。他们在表达攻击或仇恨上显得无力，在面对紧张情况或灾难时，显得漠不关心，无动于衷。

(3)癔症性人格　这类人好感情用事，表面上显得热情、讨人喜欢，但缺乏真诚，易变而幼稚。行为特点是自吹自擂，装腔作势。他们希望自己的言行能引起他人的关注，虚荣心强，自我中心，自我放纵，常对区区小事情绪反应过于强烈，有时无端发脾气。他们的要求特别多，依赖性强，总希望得到别人的照顾，而很少为别人着想。他们的生活，有时就如戏剧一般，寻求刺激，暗示性强。

(4)强迫型人格　这类人过分注意自己的行为是否正常，举止是否恰当，因此表现得特别死板。如走路时有数路旁电线杆的习惯，锁上门后反复查看。他们疑虑过分，自信心不足，总有一种不完善之感，过分谨慎小心，遇事循规蹈矩，墨守成规,很少标新立异或独创。由于他们事事都追求尽善尽美和完整精确,因此,不论做什么事都要反复检查核对,怕出差错。他们还常要求别人根据自己的思维方式和习惯行事,有时妨碍他人的自由。

(5)边缘型人格 以反复无常的情绪变化和行为不稳定为主要特点。这类人不能控制自己的感情,常发怒闹脾气。他们一会儿可以跟人好得不得了,一会儿则翻脸不认人。因此,常与周围人发生矛盾,以致人际关系紧张。他们时而情绪反常,时而恢复正常。常做出一些冲动行为,无法预料的破坏行为。他们不能正确地对待自己、判断自己,常感到孤独、抑郁及害怕独处。他们的不少行为类似于精神病的早期表现。

(6)反社会型人格 这类人最明显的行为特征是行为不符合社会规范,妨碍了公众利益,不负责任,撒谎、欺骗、伤害他人则习以为常,在做了违法乱纪的事情之后,缺乏内疚、罪责感,也无羞耻之心,却强词夺理,为自己的错误辩解。对人冷酷、粗暴、不诚实。有时挑起事端,斗殴、攻击别人。他们不能吸取教训,包括惩罚在内,都难以悔改。他们的智力一般正常,不少人表现得有见识、有才能,能赢得别人的好感和信任。在一个集体中他们人数极少,但危害性极大。

(7)暴发型人格 这类人情绪极不稳定,易激惹,好争吵,常为小事暴跳如雷,难以自控,甚至对人使用暴力攻击。

(8)自恋型人格 这类人主要表现为过分地自我关心、自夸自尊。比如自以为是了不起的人物,夸大自己的成就、能力与外貌。往往想入非非,沉湎于幻想之中。平时好出风头,喜欢得到别人的注意和称赞。不能接受别人的建议和批评,从不考虑别人的利益,要求别人都按自己的意愿去做,不择手段地占别人的便宜,从不考虑对自己名声有何影响。对人对事不能辩证地看,不是将人说得好似一朵花,就是将人说得一无是处。不能替别人着想,不理解别人的难处和苦衷。

2.性心理障碍 正常的性活动应是在成熟的异性之间,以阴茎和阴道为性交主体的行为。性心理障碍是指性爱对象或满足性欲的方式与正常人不同。常见的性心理障碍有:

(1)露阴癖 是指在不适当的环境中对异性公开裸露自己的生殖器引起异性的紧张性情绪反应,而获得满足或快感的一种性偏离现象,多见于男性。

(2)窥阴癖 指暗中窥视异性阴部、裸体或性行为,以获得性快感的一种性心理障碍。

(3)恋物癖 指对性的标志物,而不是性爱本身获得性满足的性心理障碍。恋物癖种类很多,如对异性贴身用品、异性身体的某一非性爱敏感部位的迷恋

(包括恋足癖、恋发癖)等。

(4)异装癖　指通过穿着异性服装而获得性满足的一种性变态形式。这种性变态患者以男性多见。

3.应激相关障碍　应激相关障碍是一组由心理、社会(环境)因素引起的异常心理反应。常见的有:

(1)急性应激障碍　是由剧烈的异乎寻常的精神刺激、生活事件等或在持续困境下引发的心理异常。大学生常见的直接原因有:交通事故、亲人死亡等精神刺激;同学纠纷、情感纠葛、学习严重受挫、长期与外界隔离等持久而沉重的情感创伤。当这些精神刺激因素达到一定强度,超过个人的耐受阈值,即可造成强烈的情绪冲击,使个体失去自控能力,产生一系列精神症状。急性应激障碍常在刺激后1小时之内发病,表现为强烈的恐惧体验、行为盲目、表情茫然;也有冲动、乱语、毁物而事后不能全部回忆;也有受刺激后出现情绪低落、抑郁、沮丧、绝望、自责、自杀、少眠、多梦,做事注意力不集中、对生活缺乏兴趣、对未来失去信心;少数可出现情绪兴奋、欣快、言语增多,并有夸张特点,有时出现伤人、毁物,多伴有失眠。

(2)创伤后应激障碍　因异乎寻常的威胁性或灾难性心理创伤,如恐怖活动受害者、被强奸受害者等,导致延迟出现和长期持续的精神障碍。反复发生闯入性的创伤体验重现、梦中反复再现创伤情境,或反复回想;持续的警觉性增高;持续的故意回避创伤话题和情境;偶尔可出现急性惊恐发作或攻击行为;常伴有失眠、焦虑、抑郁或自杀观念等。

创伤后应激障碍常在创伤后几周至6个月发病,病程有波动,大多数人可恢复,少数患者表现为多年不愈的慢性病程和转变为持久的人格改变。

(3)适应障碍　是指遭受日常生活的不良刺激,又由于具有易感个性,加之适应能力差,导致适应性障碍。其主要表现为:以出现情绪障碍为主,伴有适应不良的行为或生理功能障碍,而影响患者的社会适应能力,使学习、工作、生活及人际交往等受到一定程度的损害。适应障碍病程较长,表现多种多样。主要有以下类型:①抑郁型,表现为情绪低落、忧伤易哭、悲观绝望;②焦虑型,表现为焦虑、烦恼、害怕、敏感多虑、紧张颤抖、愿向别人倾诉痛苦等;③品行障碍型,表现为逃学、斗欧、粗暴、破坏公物、目无法纪、反社会行为等;④行为退缩型,表现为孤独、离群、不参加社会活动、不注意卫生、生活无规律等;⑤学习和工作效率下降等;⑥混合型:表现出的症状是综合性的,常伴有睡眠或食欲不佳等生理功能。

适应障碍的起病通常在应激事件或生活改变后1个月之内,除长期的抑郁性反映外,在应激源和困难处境消除后,症状持续一般不超过6个月。

社会的变迁和发展,大学生的心理问题呈上升和复杂的趋势,除以上这些问题外还有许多问题,如新型的网络成瘾问题。网络依赖对大学生的心身健康产生严重危害,譬如①荒废学业。大学生因迷恋网络造成学习成绩下降,甚至旷课、逃学的现象日趋增多。②道德失范。网络世界中,充斥着色情、暴力等不健康的内容,不可避免地出现不同的文化与道德冲突。大学生若长期痴迷于网络,极易淡化网络虚拟世界与现实生活的差异,产生道德认识的模糊,引发行为中的道德失范,甚至出现严重的品行障碍和人格障碍。③人际交往能力减退。在网络中,虽然虚拟的人际范围变大,但却缩小了现实社会人与人之间的交往,对现实的社会适应带来严重问题等等。

(黄　丽　张婧忻)

第三节　成年期心理特点及保健

成人,顾名思义,是指发育已经成熟的人,一般指 18 岁后那一部分人的总体。成人的年龄跨度很大,其中包括成人早期(青年晚期)、成人中期(中年期)和成人晚期(老年期)。不同时代、不同国家、不同民族对人的年龄划分标准不尽相同,受许多因素制约。

一、成年早期的心理特点及保健

成人早期是指处于 18~35 岁年龄阶段的个体,大学生也应属成人早期,但因其在校学习的特殊性,其相关内容已在上一节进行了讨论。本节所要涉及的个体既包括 18 岁后就独立于社会的个体,也包括大学毕业后独立于社会的个体。

(一)成年早期的心理特点

1.情绪特点　这一时期个体的情绪体验中正性体验占优势,逐渐趋于稳定,情绪的内向性增多而表现性相对减少,情绪饱满。

2.人格特点　自我意识的发展使自我同一性较稳定,表现为对自己的态度具有连贯性,不易受瞬间事物的影响,能够客观地看待成功与失败,对自己的能力有比较清晰的了解。逐步形成了比较稳定的价值观。具有强烈的社会责任感等。对自己的兴趣爱好进一步深入,并有所扩展。

3.认知特点　在逐步融入社会的过程中,青年人逐渐学会了理智现实地看待事物和问题。这时期的个体对自身关注逐渐转为对社会的关注,以使自己的行为与思想更符合现实需要。人际交往的需要比做学生时更为剧增,并具有目的性的特点。

(二)成年早期的主要心理问题及心理调适

1. 工作　许多刚步入社会走上工作岗位的青年,会发现理想与现实之间的差距很大,周围的朋友同事也会变得有些不可信任,人际关系变得非常复杂。在这种情况下会出现迷茫、困惑,以前的雄心壮志一下跌入低谷,个别适应不良者还会自暴自弃,扭曲人格。出现这种极端的原因可能是未进入社会前寄予过多的希望,对自己的能力太过高估,在学校时一帆风顺,没有或很少遇到挫折。

工作本身也会带来心理问题。工作除了能获得一定的劳动报酬,维持生活,还可以满足社会归属的需要,获得别人的正确评价,体现自我能力和实现自我价值。同时,工作也是一种社会紧张刺激,尤其是不良的工作环境、过强的工作压力、职业中职责不清等会引起个体各种心理行为反应。如,可使个体出现一些心理症状,对生活不满、失去自尊、焦虑、抑郁、人际关系紧张、强迫症状等;工作过度紧张还可引起吸烟、酗酒等不良行为;工作环境不当或工作超负荷等甚至会引起个体一系列的神经、精神症状,如长期高噪音环境下工作会引起神经性耳聋等。所以不仅要注意劳动环境卫生,而且应根据自身心理或生理状况选择工作。

2. 选择伴侣　成年早期是选择配偶的时期。一般来说,恋爱对象容易受外表吸引力的影响,而在选择配偶时人们往往会更加理智地去考虑双方是否在兴趣上相似或背景上相似。人们更愿意去选择那些在社会特征上与自己相似,而在人格特征上与自己互补的人作为结婚的对象。恋爱过程中容易出现消极心理,主要有:①嫉妒心理。由于爱情的排他性,所以嫉妒心理人人都有,但有一种变态性嫉妒却是变态心理的一种表现,它有三个基本特征:第一是猜疑,第二是敌意,第三是报复。一旦这种变态嫉妒产生,容易出现一些过激行为甚至违法行为。所以,对变态性嫉妒应给予矫正,如帮助建立恋爱双方是平等的观念;克服恋爱中的自私观念,把爱情当作私有品,就会要求对方成为自己的附庸而产生各种莫名的嫉妒;学会理智地考虑问题等。②逆反心理。逆反心理是指在一定条件下,某些人的言行给当事人产生了与其主观愿望相反的感觉,从而引起一种负向的要求和行为。恋爱中的逆反心理有两大类:一是逆父母的意愿,即父母越阻止,越激起恋爱双方在一起的愿望;二是在双方接触一段时间后,一方提出分手引起另一方强烈的占有欲。经验告诉人们,"冷处理"是解决逆反心理较为有效的方法。③月晕心理。月晕心理实际是一种以偏概全,以点概面的心理效应。"情人眼里出西施"就是一种对恋人评价的月晕心理。很多人在恋爱过程中,热恋时觉得对方各方面都很好,一旦有所挫折,就将对方全盘否认,这也是月晕心理的表现。帮助克服恋爱中的月晕心理可从两方面着手,第一要戒偏见,对自己、对他人要能做出全面的分析;第二要能分析、听取旁人的意见,使自己获得较正确的主见。④比较心理。初次恋爱的成功率要明显高于多次恋爱,双方的恋爱次数都比较多的人,成功率比较低。其原因就是比较心理在起作用。大部分人都觉得初恋是最美好的。多次恋爱的比较心理是常见的心理现象,但其效果是消极的。防治的关键在于要尊重自己的感情,明确自己的择偶标准,选择合适的伴侣。

3. 进入婚姻家庭生活 建立家庭以后,家庭生活的矛盾也是成人早期不可能回避的问题。夫妻家庭生活常见的矛盾主要有6种:①家务矛盾。②经济矛盾。双方经济权的掌握、购物的不同态度及消费水准的不同观念等都是产生经济矛盾的原因。③个性矛盾。夫妻双方个性太相近或差异太大都容易产生矛盾。④处理亲属关系的矛盾。与亲属关系处理的意见不一致也是夫妻矛盾的来源,比较难处理的是:婆媳关系、妯娌关系。⑤社交矛盾。⑥对子女教育方式、态度不同造成的矛盾。

4. 孩子的来临,做父母有个适应过程 进入婚姻家庭生活的夫妻,紧接着会面对生育扶养小孩的问题。孩子的到来打破了属于二人的小天地,虽然初为人父人母会给夫妻增添许多快乐和满足,但也会产生许多问题。母亲要面对没完没了的家务劳动,减少社交活动,经济开销增大;做父亲的也要面对一系列问题。由于妻子操持家务的时间成倍增加,注意重心放在小孩身上,因而只有很少的时间及精力能尽情地与丈夫在一起,他们的亲昵行为也只能在孩子入睡以后,而且很可能随时被小孩的哭闹所打扰。为此他们会感到懊丧。

孩子的诞生、养育会引起夫妻许多的矛盾,原因主要有三:第一是对孩子的亲子之情会削弱夫妻之情。小孩需要成人的照料,母亲常常为孩子花很多的精力,也转移了部分感情在孩子身上,做丈夫的应能理解及体谅。第二是对孩子的期望落空引起的夫妻矛盾。期望的落空,易造成心境不好而互相埋怨。第三是育子方法不一致也会使夫妻间产生冲突。

(二)成年早期的心理保健

成年早期的心理问题多是来自工作适应与婚姻关系的磨合方面,较成年中期的简单。

1. 寻找适合自己特点与兴趣的工作 根据自己的兴趣选择工作,是人生的一大乐事。研究也证明,从事与自己兴趣基本一致的工作,工作满意感比较高,工作成就也较大。但完全以兴趣作为标准,而不考虑其他因素,例如经济状态、能力等,并不完全合适自己,折中的方法就是尽可能培养对所从事工作的兴趣。

2. 多与年长的人沟通交流 年长的人经验丰富,生活阅历实践多,年轻人结交一、两个忘年交非常有益，有助于加强对未来生活的预见能力，有准备、有把握地去展望未来。

3.及时处理婚姻关系中的矛盾　夫妻之间产生矛盾与分歧时，要及时处理，不要以为没什么大不了，任其发展，裂痕会越来越大，最终不可弥补。

一般来说，夫妻矛盾可以通过夫妻双方的沟通，自行达到一种稳态，不需要进行专门的专业处理。但是，一旦这些矛盾严重干扰了正常的家庭生活，那么，就需要寻求专业人士的帮助。可根据家庭背景、夫妻双方各自的特点进行一些有效的帮助。具体的方法有：①帮助夫妻之间进行有效的沟通，让他们彼此更了解对方。两个来自不同社会、文化背景、家庭的个体，组成一个新的家庭，会有极不相同的夫妻角色期待，当现实的配偶角色与期待的配偶角色存在较大的差距时，易产生矛盾。②帮助夫妻发现对方的优点，即有意识地去发现配偶的优点，消除不良定势。夫妻间的不良定势包括行为定势、思维定势、情感定势等。③帮助夫妻双方不断地改变自己，包括改变自己看问题的角度及改变自己的不良行为习惯，使夫妻间的距离逐渐缩小。

二、成年中期的心理特点及保健

成年中期，即是我们通常所说的中年期，这时期的个体在生理与心理方面，都处于一生中发育、发展最完全的时期，事业的巅峰状态多出现在这个阶段。同时，中年人也是面对各种压力最多的时期，他们上有老，下有小，既要赡养老人，又要抚育自己的下一代。他们是社会的中坚力量，家庭的中流砥柱。因此，充分把握中年人的心理特点，妥善解决其心理压力，不仅是对个人家庭，对于整个社会也是至关重要。

成年中期的持续时间很长，中年人在生理功能上经历了由生命的最旺盛时期逐渐走向衰退的过程，但在心理功能方面他们则相对稳定并进一步获得发展。一个生理发育正常的人，其心智发展所能达到的最高阶段，不仅与社会环境有关，更重要的是来自于其自身的各方面因素，如个人的价值观、自我意识、个性特点、主观愿望与努力程度、意志力等。只有那些能够正确认识自己，努力向上，意志坚定，有积极追求目标的人，其心理功能才会在整个中年期继续增长，反之则会停滞，甚至过早衰退。

（一）成年中期的心理特点

1.整体心理状况较为稳定、平衡　成年中期个体的体力、精力、智力和性格都较稳定，其知识积累和思维能力发展到了最佳水平，他们善于联想，善于综合分析与判断，有自己的独特见解，有成败之经验。这一时期是事业成功的主要阶段。与青年人相比,虽然他们的精力、体力、记忆力及感知觉能力略有下降,但比较稳定。在心理功能方面,中年人更具优势。表现在:首先,中年人的神经系统和心理活动处于较稳定状态,已建立起来的条件反射不易因外界干扰而遭到破坏,情绪较为稳定,不似青年人情绪变化大,容易冲动;其次,中年人能冷静理智地分析问题,见解独到,面对重大的原则问题时,能主动排除情感因素,而不会像青年人那样在感情与理智发生冲突时,容易感情用事,偏激片面,甚至铸成大错;再次,中年人的心理承受能力较年轻人高,遇到挫折时,能够自我调适,以保证自己的神经系统不会因受到强大刺激而损伤;最后,中年人的自控能力较强,在遇到强烈刺激后,能够理性控制自己,驾驭自己的情绪,保持心理平衡。

2.自我意识明确,意志坚定　中年人的人生社会阅历较为丰富,他们能正确地认清目标,依据自身的特点,合理分析自己的优势与劣势,及时把握机遇,选择适于自己的外界社会环境,去实现人生的意义与价值。他们意志坚定,勇往直前,并且在外界环境产生变化时,又能适时进行修改调整,可塑性较强,与青年人相比,更为客观现实。

3.个性稳定　个性是个性倾向性和个性心理特征整合的统一体。个性倾向性包括兴趣、爱好、信念、动机等因素,代表了一个人对现实的态度与选择。个性心理特征包括气质、性格、能力三方面。气质更多的受遗传因素的影响,在个体的整个生命历程中较为一致,变化不大;性格则是体现了一个人对现实的稳定态度并表现于他习惯化了的行为方式之中,性格同时受遗传和环境两方面的影响,但后天的可塑性较强;能力是完成各种活动必须具备的心理因素,一般认为,对于生理发育正常的人,其能力发展的差异更多是受到后天的社会环境因素的影响,那些出生后得到更多培养的个体,其能力的发展空间将更为广阔。而自身的刻苦勤奋,即后天的努力,也是能力发展的最主要因素,“聪明决定于勤奋”无疑是正确的。

在多年的社会生活中,中年人已经发展出了较为稳定的兴趣与爱好,他们的人生观、价值观更为稳定成熟,人生追求也更加坚定。目的性强,做事情有计划、有程序。

4.担负多种社会责任,心理压力大,具有紧张性的特点　中年人是社会的中坚力量,同时担负着多种社会责任,面对家庭、社会、事业、生活等各种问题,具有较大的心理压力,心身疾病的发生率也较高。尤其是中年知识分子,其心身疾病发生率甚高。由于中年人具备一定的人生阅历,知识经验较为丰富,生理功能也比较稳定成熟,因此他们在工作中往往是身担要职,肩负改革发展的重担。同时新的一代又不断冲击着他们,要求他们不断地更新自己的知识结构以适应当前社会的发展变化,满足社会不断提出的新要求。在家庭中,他们既是子女又是父母,同时兼负着照顾老人与扶养小孩的责任,成为整个家庭的顶梁柱。多种责任同时聚集在一起,就容易带来超负荷的心理压力,从而导致身体上的多种疾病。中年人是各种心身疾病、神经症及各种适应性心理障碍的高发人群。

(二)成年中期的主要心理问题

1.错综复杂的人际关系,易于带来心理压力　在个体的一生中,中年人面对的社会关系最为复杂,他们既有父母又有小孩,既有过去的同学师长、邻居朋友,也有现在的同事领导、生意伙伴与关系客户,这些相互关系交织为一个错综复杂的网,处于这个网内的中年人,要同时处理好多方面的关系,协调各种矛盾,才能获得满足,稍有不慎,就会产生矛盾,造成心理压力。这对于中年人来说,是个巨大的考验,调适不当,就会引起多种心身疾病及并发症。

2.婚姻家庭问题

(1)父母与子女间的角色转换　在家庭中,中年人承担着双重角色,即父母与子女。身为父母,他们要给小孩树立高大威严的家长形象,但在面对自己的父母时,他们的权威又要完全收敛,表现出为人子女的恭敬与遵从。因此,他们需要在父母与孩子之间不停地转换角色。从心理角度来看,这将会给他们的心理功能带来额外的消耗。

(2)夫妻关系问题　家庭也是一个小社会,充满了多种矛盾与冲突。根据来自国内外的一些数据,中年人是离婚率最高的年龄群体,国内某市在对离婚人群的调查统计后发现,有一半的离婚夫妇是中年人。许多中年夫妻过去为了发展事业、照顾老人和抚养小孩,忙于奔波,忽视了夫妻关系及感情,夫妻之间缺乏沟通交流。待子女长大独立后,夫妻间反而有陌生感。有些夫妻关系仅靠小孩来进行维持,小孩长大离家后,再也不愿互相忍受,夫妻关系就此中止。也有一些夫妻因为性关系不和谐,未能及时调整,或者一方没有引起重视,使得对方婚姻的不满足感增加,而导致婚外恋情的发生。夫妻在对待小孩的问题上方法态度不一致,也是影响他们感情的相关因素。

(3)亲子问题　亲子问题也是影响中年人心理健康的关键。父母对子女的期望与现实之间的差距给中年人的心理带来影响。父母望子成龙,希望孩子能有所成就,成为有用的人才。他们在孩子小的时候就为其确立目标,有些父母甚至将自己未能实现的愿望寄托在自己孩子身上,期望他们能够完成。但是,理想与现实之间总有差距,并非人人都能满足愿望。随着孩子的成长,影响其人生的因素日益增多,他们逐渐树立起自己的人生观、价值观。父母的要求越多,而这些要求与孩子自己的愿望相悖时,他们就会反抗,尤其是处于青春期的少年,体内荷尔蒙分泌旺盛，心智发育又未成熟，较难控制情绪波动，心理冲击最为激烈，他们表现张扬，脾气暴躁，反抗心理也是最强，容易与父母产生直接冲突。因此，小孩步入青春期的中年父母，心理压力最大，一方面要担心孩子的人格发展与心理健全，另一方面又要承受与孩子的矛盾冲突所造成的心理负担。

中年人遭受的另一个心理冲击是孩子长大成人，离开家庭，开始了他们自己的生活或建立自己的家庭，夫妻又将再度过"无子女"的生活，成了"父母后"家庭。由父母到父母后的地位转换对许多人尤其是那些以自己的孩子来标明自己身份、体现自己价值的母亲是一种精神创伤，会产生很强的失落感。过去为孩子付出了大量的时间、精力与感情，现在自己不再被需要，使得他们产生一种空虚感、失落感，有些中年父母难以适应，会以较为激烈的情绪冲突表现，或者为子女的离家而感到焦虑。

(4)父母亡故带来的心理压力与冲击　中年人也是从年少不懂事逐渐长大成人，经历过与父母冲突争执，到了自己成为他人父母后，才体会到做父母的艰辛。许多人在为人父母后心态发生质的变化，与自己父母的关系会大为改善。但当认识到这点后，他们又往往因为繁重的工作与社会责任而没有时间精力与自己父母培养感情、体贴照顾，甚至是必须远离父母。当步入中年，父母年事已高，逐渐衰弱并最终离去，这会给中年人造成重大的心理打击，背负巨大的内疚与自责。而且随着父母的离去，许多中年人会逐渐感受到死亡的威胁而产生厌世感。

3.社会新生事物的出现，不断给中年人提出新的考验　社会日新月异的变化，不断涌现新生事物，要求人们不断地补充新知识，以适应社会的发展，并能够有所创新。他们要利用业余时间充电，中年人在记忆力、注意力等心理功能方面趋于下降，因此，在学习新知识的过程中，他们需要花费比青年人更多的时间与精力，防止自己落后于他人，但是他们同时也是自己家庭中的中流砥柱，需要照顾家庭，支撑家庭重担。那些在早年时曾经做出过重大贡献的中年人，对下岗、人事变动等更为敏感，感到困惑，难以接受。工作中，年轻一代不断涌现，在给企业注入生命活力的同时，也给中年人带来心理冲击，使他们提前感受到年龄老化的危机，这些都将给中年人带来心理问题。

4.身体健康与事业不可兼得的矛盾心理　与心理功能不同，个体的生理功能在青年期发育成熟，步入中年后各个系统、器官和组织的功能与结构开始走向衰退。一般认为，人在30岁之后，其生理功能的衰退以平均每年1%左右的速度递增。由于组织器官功能的衰退，就增加了罹患各种疾病的可能性。

中年期正是事业发展的巅峰时期，他们多担负要职，是主要的骨干力量。他们比青年人经验丰富、知识广博、立场坚定，更易把握复杂多变的外界环境，也不似老年人一般体弱多病，需要照顾，因此，他们成为整个社会向前发展的中坚力量。健康的身体是事业成功的保证，中年人希望身体健康以便去追求事业上的成功，但是他们又往往因为工作繁重，同时又要兼顾家庭而无暇顾及自身的身体锻炼以保持健康。

5. 更年期的到来，容易出现心身紊乱　中年女性在绝经前后一年，男性大约在55～60岁之间会出现更年期，这是个体从成熟走向衰老的过渡期。更年期不仅使个体生理上出现很多变化，而且心理也随之发生相应的反应。女性更年期综合症除了月经和生殖系统变化外，主要有植物神经功能紊乱导致的心血管运动性症状，如典型的潮红潮热、出汗和头晕三联症状；大脑皮层生理性调节失衡症状，如烦躁激动、心悸、失眠梦多、情绪低落等。更年期女性还会有孤独感，空虚、无聊、寂寞、敏感多疑、紧张、焦虑、恐惧等体验。

绝大多数男性能顺利度过更年期，仅少部分会出现“男性更年期综合征”症状，在心理变化方面表现为精力、注意力、记忆力下降，睡眠少而不稳定，兴趣狭窄，容易疲劳、乏力，情绪稳定性变差，易烦躁、易怒，多疑、孤独、不合群等。

（三）成年中期的心理保健

1. 学会调适情绪，保持情绪稳定而乐观　派克(1973)认为，中年时期情绪的适应特别重要，因为这一时期许多人际间的(如亲戚、朋友)关系减弱，儿女离家，同时中年人不易重新建立新的人际关系、不易变换工作、不易改变生活方式，因而在情绪上往往显得贫瘠。这种贫瘠易引起抑郁。因此，中年人首先应注意以主动积极的态度来对待上述这些变化，去适应这些变化；其次应有意地去结交新朋友，把精力放在工作及业余爱好上。处理好情绪的贫瘠问题，必会有益于心身健康。

2. 注意智力和体力的协调　派克将人分为两类，一类以体力为主要方式适应生活，另一类是以智慧或者说以智能的使用发挥来适应生活。他认为，当人到了中年后期，那些以体力为主要方式适应生活的人，由于体力的衰退可能会产生自我价值的丧失感而变得抑郁。因此，他告诫这些人要注意智能的使用和发挥。就是说从某种角度看，体力的不足是可以用智力来弥补的。故这一时期发挥自己的智慧，处理智力与体力的关系颇为重要。

3. 量力而行，淡泊名利，学会放松　中年人要权衡自己的精力和时间，停止超负荷运作，意识到自身适应能力和身体状况的下降；主动培养自身的业余爱好，切记不要总是对自己说：“这个项目完成了或这本书写完了或这个工程做完了，再注意休息……”，应该把心身的调整作为每天的事来做。在工作和精神压力大的情况下，要学会放松技巧，学会忙中偷闲，加强体育锻炼。

4.注意培养夫妻感情　中年夫妻很可能会以没有时间，工作劳累为借口来自我安慰，当出现夫妻矛盾时又喜欢把责任过失推托给另一方。这些都是不利的心理因素。中年夫妻因为多年的相处，加上中年人的情绪表达偏于内敛，不如年轻人热情开放，会给对方造成感情已逝、不再需要的错觉。因此，要了解到有意识地去培养夫妻感情的重要性，主动关爱体贴对方，学会说“爱”，最好能每间隔一段时间抽空摆脱其他束缚，过过二人世界，倾听对方的心曲，分担彼此的心灵重担，了解对方的内心世界。和谐的性关系也是维系夫妻感情的重要因素。

5.保持年轻心态，与子女建立良好的朋友关系　心理学家曾将父母与子女的关系分为民主型、放纵型和权威型进行研究，发现民主型家庭中小孩的心理最健康，成就机率也较其他两种家庭要高。中年人要注重与子女关系的建立，学习与他们相处，这也是一种考验，因为大多数父母都难以放下自己权威的思想，又害怕会过度放纵小孩，这是个度的问题。要与子女建立良好的朋友关系，首先就要学会保持年轻的心态，了解当代青年人的心态与爱好，不要一味地批评讽刺，这样会离他们越来越远。可以有选择地对他们倾诉自己的心事，让他们了解做父母的辛苦，并给予适当的权利让他们进入到日常家庭生活问题决策中，有助于加强他们责任感的形成。对待子女问题，夫妻要保持口径一致，“一方过严，一方过松”、“一方唱白脸，一方唱红脸”的方式不仅不利于孩子的健康发展，也会使他们对待父母的态度不一致。

6.注意“更年期”保健，平静渡过“更年期”　更年期是人生的“多事之秋”时期。更年期男女在生理和心理上会有巨大的变化，女性表现得更为突出。因此，要从知识和心理上作好准备以适应这一变化。①提前学习有关更年期的知识，了解更年期生理、心理变化规律，从而避免因轻视、疏忽或妄加猜测而导致的焦虑不安。②提高自我调节和控制能力，更年期的心身变化，容易使个体产生情绪不稳，烦躁不安。要善于自我宽解，适当调整。③生活要有规律，保持日常饮食、睡眠、社会活动等按时而有规律，注意劳逸结合，进行适当的体育锻炼，参加一些有意义的社会活动，使生活充实有乐趣。④家庭成员、邻居同事、单位领导等要理解更年期出现的心身变化，给予多方的体谅、关心、容忍和同情，建立更好的社会支持系统。⑤保持正常的性活动。虽然更年期性欲减退，但并不意味着更年期性活动的结束，适宜的性生活有益于身心健康。

三、成年后期的心理特点与保健

成年后期是指年龄在65岁以上的老年人，也称老年期。

(一)老年期的心理特点

老年期各器官的生理功能衰退,视力、听力、味嗅觉减退,疼痛的敏感性降低;骨质疏松,形体缩小,心血管系统的调节功能减退;肺容量降低;胃肠道的消化吸收功能减退;免疫力低下,易患各种疾病。老年人大脑皮质开始萎缩,功能减退,内脏功能和心血管功能下降。

老年人除了生理上的正常衰老,心理上也发生着巨大的变化。老年人的心理变化与生理变化密切相关。老年期的生理衰老涉及全身细胞、组织和器官的退行性改变,既有形态上的改变,又有功能上的下降;既有随年龄逐步出现生理性衰老的特点,又可能因老年性疾病影响而出现的生理性衰老的表现。

1.认知功能方面的变化　老年期的感知觉随着感觉器官生理功能的衰退而减弱,如视敏度降低,听力下降,味觉能力不敏感等。感觉功能的减退,容易使老人产生丧失感和衰老感。

老年人的记忆力具有以下一些特点:有意记忆占主导地位,无意记忆的应用较少;记忆内容方面机械记忆能力下降,意义记忆较好;远期记忆保存效果较好,对往事的回忆准确而生动,但近期记忆的保存效果差,忘性较大。总的来说,老年期的记忆能力是下降的,老年人的回忆能力较认识能力更易衰退,可见老年人的记忆力下降主要不是存储能力衰退而是难以提取。

注意力方面表现为注意力容易涣散,精神难以集中。

2.智力变化　老年期的流体智力能力下降非常明显。思维过程减慢,在解决问题时思维转变较困难,这些可能也与记忆力下降有关。但是老年人的心理承受能力与语言技能逐渐增强,这也与老年人的生活阅历和受教育程度有关。有研究表明,通过教育引导老年人正确面对衰老问题有助于减少因年龄引起的缺陷。

3.简单反应时间延长　简单反应时间可分为运动时间和反应时间。老年人运动时间延长,其原因是由于外周神经传导速度减慢,肌束减少,以及中枢神经系统功能的改变。老年人反应时间延长,这主要是由于感受阈提高和脑内神经纤维传导速度减慢。但是更主要的原因,可能是由于中枢信息处理减慢。

4.情绪改变　老年人情绪体验的强度和持久性随年龄的增长而提高,因而其情绪趋向不稳定,常表现为易兴奋、激动、喜欢唠叨、与人争论,一旦强烈的情绪发生后又需较长时间才能平静下来。

5.人格特征　个体的人格特征具有持续稳定性,但也有一定的可塑性。卡文(1949)认为:年龄的增长,会造成行为、情绪以下方面的变化:①健康及经济上的不安全感;②由生活上的不安全适应所造成的焦虑感;③在精神上由于兴趣范围变小而造成孤独感;④对身体舒适的兴趣增大;⑤活动性减退;⑥性冲动减少;⑦对新的情景学习和适应都有困难;⑧一个人孤零零地感到寂寞;⑨猜疑心、妒嫉心加重;⑩变得保守、性情顽固、喋喋不休、爱发牢骚等。

(二)老年人存在的心理问题

1.退休　退休意味着社会职能的变化,经济收入的下降及人际交往的减少。退休是对自己有没有存在价值和是否有用看法的一种挑战。在过去的几十年中,工作占去了他们的大部分时间,退休后会感到失去生活的重心,工作所带来的人际关系也同时中断,尤其是以前身居要职者,退休后还要面对人际关系的淡漠产生的心理不适感。退休的老人另外一个困惑就是感到失去人生的价值。在退休的一两年内,是老年人发病的高峰期,这段时间过后,会逐渐学会自我调整和适应。

退休是否会带来压力与退休前的工作性质有关。美国的一项研究发现:多数工人对脱离劳动感到高兴,他们的失落感大部分是来自于经济原因;而那些中上层的人,因为他们的高等职业为他们赢得尊重,赋予他们权力和责任感,这类人常为退休感到烦恼。退休的适应还与人格有关。那些情绪不稳定,易怒者常不易适应退休。他们要么将退休看作是社会对他们的抛弃,要么责怪自己无能。退休反应也与对退休的看法、态度有关。有些退休老人,当回首往昔,无论大小,只要自己觉得一生有所成就,他们就能带着满意感,逐渐退离工作,安享晚年。

2.婚姻家庭生活

(1)丧偶　随着子女的成长与独立,老年夫妻逐渐把注意力从集中于自己子女转变至相互之间,当子女离家之后,夫妻两人相互扶持,他们会更依恋对方。许多在工作时不太协调的夫妻关系也因相互的依赖而趋于协调。很多老人认为婚姻关系的质量随年龄增长而提高,夫妻恩爱是老年人心情愉快的一个重要条件,因而丧偶对老年人来说是一个重大的精神刺激。

丧偶的老人在一年左右时间有很高的精神紧张感,死亡率也急剧增加。丧偶所产生的心理反应主要是悲痛、孤独和焦虑。丧偶的头几个月以忧郁和失眠为主,老人会觉得生活兴趣突然降低,没有胃口、厌倦生活,不愿说话,对任何事物缺乏兴趣,还会出现自责的情绪。

(2)再婚　丧偶的老人大多希望再婚,一方面是生活需要,但更重要的是情感需要。对老人来说,子女的陪伴并不能代替自己的另一半。渴望再婚有性别差异,与女性相比,男性生活自理能力稍差,因此,希望再婚的男性比女性多;也有年龄差异,年纪越轻,就越盼望能找个老伴。

老人再婚不同于年轻时代的恋爱,他们往往需要考虑更多的因素,如经济、子女、社会舆论等。再婚的老人通常希望得到子女的支持,或者又要考虑双方的经济因素,诸如房产、工资收入、医疗问题等而顾虑重重,较难像年轻人一般享受爱情的甜蜜。还有些老人再婚动机不良,如希望找个老伴侍候自己、解决经济压力、为子女谋出路等等。也有些老人因为以上因素而选择同居不结婚的方式,但又因为社会舆论的压力而忧心忡忡,不利于身心健康。

3.衰老和疾病所产生的无助感　老年期随着生理功能的日益衰退,老年人的生活处理能力逐渐下降,需要他人照顾,许多老人会产生无助感。老年人常以能自己料理日常生活或给予别人帮助为生存的价值,一旦患病,病症本身会使老年人处于紧张焦虑状态,更会因为需要别人护理,而使自身价值感受挫产生烦躁不安的情绪。如果是多种疾病缠身,会同时伴随抑郁,一旦身体不适便会惴惴不安,老年人患病引起的心理挫折比身体障碍更严重,特别是那些需要别人护理的老人,老朽感、无价值感油然而生。由于健康不良的影响,老年人会自觉跟不上社会发展的步伐而自暴自弃。

4.直面死亡　在正常生理发展过程中,老年人是距离死亡最近的人群,许多老人会因死亡的可预见性而忧虑不安。尤其是患癌症之类的重症老人,表现为消沉、痛苦、抑郁、怕孤独。精神分析学家伊丽莎白·库布勒-罗斯研究了几百名濒死的患者,把临死过程分为五个阶段:①否认阶段。拒绝相信自己患病的事实,感到吃惊,并极力否认。②愤怒阶段。认清现实,表现出激烈情绪,这阶段会使得亲人和医护人员较难应付。③讨价还价阶段。寄希望于找到能延长自己生命的方法,对于延长生命表现积极。④忧郁阶段。这一阶段老人变得失落,整天哀叹,或者默不做声,此阶段是在为最后阶段做准备。⑤接受阶段。这一阶段的老人,心情已趋平静,能接受将要死亡的事实。

不能肯定所有临死患者都经历这五个阶段,有些可能一开始就接受,有些可能致死都不接受,但是死亡都会经历忧郁阶段已得到肯定。

(三)老年期的心理保健

从老年人自身来说,要保持心理健康,应该注意以下几点:

1.“动、静、乐、寿”相结合　“动”就是运动,体育锻炼是保持身心健康的最好方法,运动不仅可以促进血液循环保持身体活力,而且对于某些心理疾病也有较好的防治效果。但老年人的体育运动,不能过于剧烈,最好是早上及晚饭后散步,或打太极拳,体力好的可以慢跑。这样不但增加新陈代谢,同时可锻炼心脏并促进大脑活跃和思维运转。“静”就是安静,遇事冷静、不急躁。要静、首先要排除杂念,对人、对事、对生活要有正确的态度,不要过分追求生活待遇、职位高低,不要稍有不满就发牢骚、发脾气。“乐”就是乐观、开朗。“笑一笑十年少,愁一愁白了头”等俗语说明乐观对健康的重要性。老年人动、静、乐结合，才会健康长“寿”。

2.坚持用脑　已有研究发现，老年人智力衰弱的速度与受教育程度有关，学历越高，衰退速率就越慢，这也体现了“用进废退”的原则。老年人如能坚持学习，坚持用脑，不但有利于减慢心理衰老进程，而且能够学习各种新事物，为社会做好各种新工作。

3.培养兴趣爱好，扩大交际范围　健康的兴趣爱好是保持人体活力的源泉，老年人要有意识地培养业余爱好，如钓鱼、养花、书法绘画、集邮等。活动以休闲为主，一方面可以陶冶情操，另一方面有利于找到志同道合的朋友，扩大人际交往圈。

4.养成良好的生活习惯　生活饮食习惯对老年人的身心健康也非常重要，必须注意不吸烟、少饮酒、不偏食和食量适当。早睡早起，保持正常睡眠。

5.建立和睦的家庭关系　“少年夫妻老来伴”，自己的另一半是互诉衷肠的最佳人选，一起走过几十年的人生历程，双方的脾气性格爱好相互之间都非常了解，人生际遇也相似，许多情感体会能够产生共鸣，尤其是退休后老人以家庭生活为重心，大多时间是两个人相处，更要重视与对方沟通。对于丧偶的老人，如果条件允许，可选择再婚，其子女与社会也应该给予支持。

良好的亲子关系对老年人是非常重要的，家庭的和睦相处，需要老年人与晚辈的共同努力。有些老人在家庭中建立起多年的权威角色，子女对他只有敬畏尊重之情，缺少沟通与心灵交流，一味要求子女的顺从。到了晚年，这种角色没有转变，而子女大都建立起了自己的生活圈子，因此感到孤独。所以，老年人要有意识地尝试转换角色地位，保持心胸豁达，扩大知识面，多找些子女感兴趣的话题与其探讨；子女则应给予老人以体贴和照顾，增加与父母沟通的机会，精神上予以关心、安抚，老人有病及时诊治，多设身处地地为老人着想。

6.走出家庭，重新进入社会　老年人感到孤独的最大原因就是与社会失去联系，老年人要保持与社会接轨的方法很多，比如热心社会公益事业、参加老年大学等。现在社会上也比较重视老年人的心理健康问题，并为他们创造了一些机会进入社会，老年人可有选择性地参与，不要计较经济收入，主要是保持与社会的联系，重新找到人生的价值。

7.选择养老院等社会福利事业的帮助　中国人喜欢以家庭为单位，老人喜欢与自己的子女住在一起，体验家庭归属感。但是子女大都处于成年期，其生活重心较多地放在工作事业上，没有时间与父母谈心交流。特别是那些丧偶的老人，与人交流的机会贫乏，空巢老人综合征日益增多。走出家庭，进入养老院，与同龄人的沟通更为畅通。老年人可选择距离子女较近的养老院居住，目前家庭养老院兴起，这种方式为老年人的心理生活带来了益处，又减轻了中年人照顾老人生活起居的负担，值得推广，但最好选择硬件设施比较好的地方。

（黄　丽）

图书在版编目（CIP）数据

人体的奥秘与保健／卢洪煊主编．—杭州：浙江大学出版社，2005.8（2017.7 重印）
全国大学生素质教育规划教材
ISBN 978-7-308-04418-9

Ⅰ.人…　Ⅱ.卢…　Ⅲ.①人体—高等学校—教材②保健—高等学校—教材　Ⅳ.R32　R161

中国版本图书馆 CIP 数据核字（2005）第 094033 号

人体的奥秘与保健
卢洪煊　主编

责任编辑　阮海潮
出版发行　浙江大学出版社
（杭州市天目山路 148 号　邮政编码 310007）
（网址：http://www.zjupress.com）
排　　版　杭州中大图文设计有限公司
印　　刷　杭州杭新印务有限公司
开　　本　787mm×960mm　1/16
印　　张　14.5
字　　数　268 千
版 印 次　2005 年 8 月第 1 版　2017 年 7 月第 7 次印刷
书　　号　ISBN 978-7-308-04418-9
定　　价　20.00 元

浙江大学出版社发行中心联系方式：0571—88925591；http://zjdxcbs.tmall.com